职业技能培训教材

公共卫生辅助服务员
指导手册

人力资源社会保障部教材办公室　组织编写

中国劳动社会保障出版社

图书在版编目（CIP）数据

公共卫生辅助服务员指导手册/人力资源社会保障部教材办公室组织编写. -- 北京：中国劳动社会保障出版社，2020

ISBN 978-7-5167-4392-8

Ⅰ.①公…　Ⅱ.①人…　Ⅲ.①公共卫生-服务人员-职业培训-手册　Ⅳ.①R126.4-62

中国版本图书馆 CIP 数据核字（2020）第 052323 号

中国劳动社会保障出版社出版发行

（北京市惠新东街 1 号　邮政编码：100029）

*

北京市艺辉印刷有限公司印刷装订　新华书店经销

787 毫米×1092 毫米　16 开本　7.75 印张　159 千字

2020 年 4 月第 1 版　2020 年 4 月第 1 次印刷

定价：22.00 元

读者服务部电话：（010） 64929211/84209101/64921644

营销中心电话：（010） 64962347

出版社网址：http://www.class.com.cn

编审委员会

编审人员

主　编　李　娟　李　凡
副主编　刘雅文　叶　琳
编　者　周丽婷　王　娟　徐　坤　李　卉　李金华
齐　雯　宋秀玲　赵　超　何施羽　丁　爽
姚　硕　李　航　张月竹　史　记

前言

为深入学习贯彻习近平总书记重要讲话精神，提高应对突发重大公共卫生事件的能力水平，加强基层公共卫生人才培养，满足社会经济发展与应对突发公共卫生事件的需求，加快培养一批具有工匠精神和敬业风气的公共卫生领域实践技能型人才，依据《吉林省公共卫生辅助服务员职业技能评价规范（试行）》中公共卫生辅助服务员（防疫员、消毒员、公共场所卫生管理员）职业功能和技能要求，我们组织相关人员完成了此书的编撰工作。

本书兼顾理论知识的基础性与技术的可操作性，旨在帮助学员了解公共卫生辅助服务相关知识，加深对理论的理解与掌握，提高学员实践技能水平，运用所学知识与技能开展公共卫生辅助工作。本书以防疫员、消毒员、公共场所卫生管理员基本卫生知识和技能进行编排，图文并茂，在此基础上，辅以配套习题，便于学员掌握相关知识点。

本书的顺利完成是各位同仁通力合作的结晶。本书在编写中得到了吉林省人力资源和社会保障厅的支持，也得到了诸位专家的热心指导和帮助，在此一并致以衷心的感谢。

尽管编者们尽了较大努力，但由于新型冠状病毒肺炎疫情的突发，编写时间较短，书中难免存在疏漏，恳请读者批评指正。

目录

第一章　基础知识

第二章　防疫员基本卫生知识和技能

第三章　消毒员基本卫生知识和技能

第四章　公共场所卫生管理员基本卫生知识和技能

第一章　基础知识

第一节　健康和疾病

培训重点

1. 掌握健康的概念与影响健康的因素。
2. 掌握相关疾病的类型。

一、健康概念

追求健康是人类的共同愿望，在基本生存条件得到根本性改善之后，人们越来越崇尚健康、关注健康。1948 年世界卫生组织（World Health Organization，WHO）在成立宣言中明确提出了健康的概念：“健康不仅仅是没有疾病和不虚弱，而且是生理、心理以及社会适应能力的完好状态。”从这个意义上来说，健康是一个综合性的概念，超越了医学范畴，扩展到社会、自然、人文等多个学科，它涵盖了生理与心理的健康，还包括社会文明、和谐道德和社会适应的完好状态。健康强调人体的整体性，即人体的生理与心理的统一，人体与自然环境、与社会环境的统一。正确认识并处理好人与环境的关系，是健康科学观认识论的基础，也是探索健康的生态学基础。

二、影响健康的因素

21 世纪，人类健康与社会发展正面临前所未有的挑战：气候变化、生态失衡、环境污染、资源短缺、药物滥用、食品安全、传染病暴发以及其他突发事件频发。所有这些问题，已经成为制约人类健康与社会发展的瓶颈。目前通常把这些因素归结为四大类，即社会经济环境、物质环境、个人因素及卫生服务。

1. 社会经济环境

（1）个人收入和社会地位。研究表明，个人收入和社会地位是重要的健康影响因素。健康状态每一步的改进都与经济收入和社会地位（的提高）有关。

（2）文化背景和社会支持网络。文化背景包括人们的信仰、价值观、行为规范、历史传统、风俗习惯、生活方式、地方语言等，它通过潜移默化的作用影响着人们的健康。社会支持网络是一个人在社会中所形成的人际关系。通过社会网络或社会关系的建立带来具有互惠和信任特性的“资源”，有助于个体甚至群体健康水平的改善。

（3）教育。健康状况与文化程度有密切关系。文化程度增加了就业和收入的机会，提高了人们控制生活条件和自我保健的能力。

（4）就业和工作条件。拥有控制工作条件和较少担心失去工作的人，会有更健康的身体，而失业明显与不良的健康有关。工作条件还与下面介绍的物质环境有关。

2. 物质环境

物质环境包括生活和职业环境中的物理因素（如气温、气湿、气流、气压等气象条件，噪声和振动，电磁辐射和电离辐射等）、化学因素（各种有机和无机化学物质，如农药、苯、铅、汞、二氧化硅粉尘、二氧化硫等）和生物因素（如自然界环境中的各种生物因子，包括寄生虫、支原体、真菌、细菌、病毒等），以及建成环境。它们是影响人们健康的重要因素。

3. 个人因素

（1）健康的婴幼儿发育状态。良好而健康的人生早期阶段（围生期和婴幼儿期），包括良好的身体素质、幸福的家庭生活、良好的生活习惯和处理问题的能力，是未来健康生活的基础。

（2）个人卫生习惯。如吸烟、酗酒、不健康的饮食习惯、身体活动少等不良的生活行为方式是当今人类健康的重要威胁。

（3）个人能力和技能。人们具有健康生活的知识、态度和行为，处理健康问题的技能，从而在日常生活中能作出健康的选择，是影响健康的关键因素。

（4）人类生物学特征和遗传因素。人体的基本生物学特征如性别、年龄等是健康的基本决定因素。遗传因素影响不同个体的健康问题和疾病状况。

4. 卫生服务

卫生服务是指卫生系统借助一定的卫生资源，向居民提供的医疗、预防、保健、康复等各种活动的总称。

三、相关疾病概述

疾病是一个极其复杂的过程，许多情况下，从健康到疾病是一个由量变到质变的过程。疾病是机体在一定的条件下，受病因损害作用后，因自稳调节紊乱而发生的异常生命活动过程。目前与人类健康密切相关的疾病主要包括传染性疾病、慢性非传染性疾病等。这里主要介绍感染性疾病、传染病和食源性疾病。

1. 感染性疾病

感染性疾病是指感染了某种病原体而引起的一类疾病，病原体可能是病毒、衣原体、支原体、细菌、真菌或寄生虫。感染性疾病不仅包括传染病，还包括了许多非传染性的感染性疾病，如腹腔感染、呼吸机相关性肺炎等。

2. 传染病

传染病是指由病原体引起的，能在人与人、动物与动物以及人与动物之间相互传播的疾病。病原体（如细菌、病毒、立克次体、螺旋体、寄生虫等）通过感染的人、动物或其他宿主直接或间接地引起传播，感染易感者。传染病和感染性疾病都是由病原体引起的感染，传染病是感染性疾病的一种特殊类型。

世界卫生组织规定国际监测的传染病包括流行性感冒、脊髓灰质炎、疟疾、流行性斑疹伤寒和回归热，我国根据国情增加了登革热的监测。我国法定报告传染病为3类40种，其中甲类2种（鼠疫、霍乱），乙类27种，丙类11种。

我国对传染病防治实行预防为主的方针，坚持防治结合、分类管理、依靠科学、全社会参与。

3. 食源性疾病

食源性疾病是指通过摄食方式进入人体内的各种致病因子引起的通常具有感染或中毒性质的一类疾病。感染性是指食品污染致病微生物（如细菌、病毒、真菌等）和（或）其毒素、寄生虫或其虫卵所引起的感染性疾患；中毒性则主要指有害化学物质污染食品以及动植物毒素所致的急性或慢性中毒。

食源性疾病具有三个基本要素：食物是传播疾病的媒介；病因是食物中的致病因子；临床特征为急性中毒性或感染性表现。

引起食源性疾病的致病因子可分为三大类：生物性致病因子、化学性致病因子、物理性致病因子。

第二节　微生物与病原微生物

培训重点

1. 掌握微生物与人类健康的关系。
2. 掌握病原微生物的基本概念。

一、微生物与人类健康

1. 微生物概述

（1）微生物的定义。微生物（microorganism）是存在于自然界肉眼不能直接看到，必须借助光学显微镜或电子显微镜放大几百倍乃至几万倍后才能观察到的微小生物的总称。

（2）微生物的种类。微生物的种类繁多，有数十万种以上。按结构特点、化学组成及遗传特性等差异可分成三大类：非细胞型微生物（如病毒）、原核细胞型微生物（如细菌、支原体、衣原体等）、真核细胞型微生物（如真菌）。

（3）微生物的特点。微生物的个体微小，具有以下五个共同特性：代谢能力强、生长繁殖快、易变异、分布广泛、种类繁多。

（4）常见微生物

1）细菌。个体微小，通常以微米（μm）作为测量单位，必须借助显微镜放大数百倍或数千倍后才能观察到。细菌基本形态可分为球状、杆状和螺旋状，分别称为球菌、杆菌和螺旋菌。

细菌的基本结构有细胞壁、细胞膜、细胞质和核质。细菌的特殊结构有荚膜、鞭毛、菌毛和芽孢等，这些结构有的与细菌的致病力和抵抗力有关，有的有助于细菌的鉴定。

2）病毒。病毒是一类只能在活细胞内寄生的非细胞型微生物。它形体微小、结构简单，可以通过细菌滤器，必须在电子显微镜下才能看到，没有细胞结构，只含有一种核酸（DNA 或 RNA），测量单位为纳米（nm）。病毒主要有五种形态：砖形、子弹形、球形、蝌蚪形和杆形。病毒的基本结构有核心和衣壳，二者形成核衣壳。核心是位于病毒体中心的核酸，为病毒的复制、遗传和变异提供遗传信息；衣壳是包围在核酸外面的蛋白质外壳。

3）其他微生物

①真菌。真菌是一类不含叶绿素，无根、茎、叶，多数类群为多细胞，大多数呈分支或不分支的丝状体，能进行有性和无性繁殖，腐生或寄生生活的真核微生物。真菌根据形态可分为酵母菌、霉菌和担子菌三大类群。

②放线菌。放线菌是一类介于细菌和真菌之间，形态极为多样（杆状到丝状），多数呈菌丝状生长和以孢子繁殖的革兰阳性原核细胞型微生物。

③支原体。支原体是一类介于细菌和病毒之间，无细胞壁，能独立生活的最小的单细胞原核微生物。

④螺旋体。螺旋体是一类介于细菌和原虫之间，菌体细长，柔软，弯曲呈螺旋状，能活泼运动的单细胞原核微生物。

⑤立克次体。立克次体是一类介于细菌和病毒之间，菌体呈球状或杆状，专性寄生于真核细胞内的小型革兰阴性原核单细胞微生物。

⑥衣原体。衣原体是一类介于立克次体与病毒之间，具有滤过性，严格细胞内寄生，并形成包涵体的革兰阴性原核细胞微生物。

2. 微生物与人类健康的关系

绝大多数微生物对人类和动植物是有益的，而且有些还是必需的，对于维持生态平衡和促进人类健康具有重要作用。只有少数微生物可引起人和动植物的病害。有害微生物可以引发人类多种疾病，威胁人类生命健康，如禽流感、疯牛病、传染性非典型肺炎、新型冠状病毒肺炎等。

二、病原微生物

病原微生物是指可以侵犯人体，引起感染甚至传染病的微生物，或称病原体。病原体中，以细菌和病毒的危害性最大。病原微生物包括寄生虫（原虫、蠕虫、医学昆虫）、真菌、细菌、螺旋体、支原体、立克次体、衣原体、病毒。有些病原微生物可以通过空气、水、食品等介质从一个宿主转移到另一个宿主，引起传染病的暴发和流行，造成社会恐慌和经济损失。近年来新发传染病不断出现，已成为全球关注的焦点。

1. 细菌

能引起人类疾病的细菌称为病原菌，常见病原菌有脑膜炎奈瑟菌、大肠埃希菌等。病原菌的致病力与其毒力、入侵数量及入侵途径有关，致病菌可以通过侵袭或产生的毒素引起疾病。

2. 病毒

病毒主要通过皮肤、黏膜（呼吸道、消化道或泌尿生殖道）传播，但在特定条件下可直接进入血液循环（如输血、机械损伤、昆虫叮咬等）而感染机体。常见的病毒有流感病毒、肝炎病毒、呼吸道合胞病毒、麻疹病毒、腮腺炎病毒、柯萨奇病毒、狂犬病病毒、人乳头瘤病毒、脊髓灰质炎病毒和轮状病毒等。

3. 真菌

对人类致病的真菌分为浅部真菌和深部真菌，前者侵犯皮肤、毛发、指甲，对机体的影响较小，后者可侵犯全身脏器，严重的可引起死亡。真菌包括皮肤癣真菌、白假丝酵母菌、新生隐球菌和白色念珠菌等。此外，有些真菌可以污染粮食、饲料、食品等，产生毒素，引起中毒性真菌病。

4. 衣原体

引起人类疾病的常见衣原体主要包括肺炎衣原体、沙眼衣原体等。衣原体引起的疾病包括沙眼、包涵体性结膜炎、衣原体性肺炎、非淋菌性尿道炎、衣原体性宫颈炎、性病淋巴肉芽肿等。

5. 支原体

对人类致病的支原体主要有肺炎支原体、溶脲脲原体、人型支原体、生殖器支原体等。支原体引起的疾病包括上呼吸道感染、慢性支气管炎、泌尿生殖道感染等。

6. 螺旋体

对人类致病的螺旋体主要有回归热螺旋体、奋森螺旋体、梅毒螺旋体和钩端螺旋体等。螺旋体引起的疾病包括梅毒、钩端螺旋体病等。

7. 立克次体

对人类致病的立克次体主要有普氏立克次体、莫氏立克次体、Q 热立克次体等。由立克次体引起的疾病统称为立克次体病，不同的立克次体所引起的疾病各不相同，主要包括斑疹伤寒、恙虫病、Q 热、埃立克体病、巴通体病等。

第三节　预防医学基础知识

培训重点

掌握预防医学的基本概念以及疾病的三级预防内容。

一、预防医学概述

1. 预防医学的概念

预防医学（preventive medicine）是从预防的观点出发，研究人体健康和疾病发生、发展的规律，以及消除身体内外对健康的有害环境因素、利用有利因素的措施，达到预防疾病、保护和增进健康的目的。预防医学是公共卫生策略与措施的理论和实践基础。

2. 预防医学的研究对象

预防医学的研究对象是全社会所有人群，包括病人、亚健康及健康人群，通过研究人群的健康、疾病与环境的相互关系，着重研究环境因素（包括生物、物理、化学、社会及心理因素），评价致病因素对人群健康的影响，积极采取三级预防策略及相应的预防治疗、保健、康复、健康教育等措施，达到防止疾病发生与发展、维护和促进健康的目的。

3. 预防医学的主要内容

预防医学的研究内容较为广泛，归纳起来主要包括以下几个方面：

（1）分析疾病分布与健康水平的动态变化。采用人群健康研究的统计学和流行病学方法，分析特定人群疾病谱、死亡谱的变化，了解疾病的分布和消长规律、发生条件，阐明并评价健康危险因素。

（2）研究环境因素对健康的影响。采用宏观与微观相结合的研究方法，阐明人类生活环境、工作环境、社会环境和人的行为及生物遗传因素对人群健康和疾病的作用规律，改善和利用有益的环境因素，控制和消除有害的环境因素。

(3) 制定预防疾病与促进健康的策略和措施。针对健康危险因素制定防治对策，提出有效的个体和群体预防策略以及控制危险因素的具体措施，并对其效果进行考核与评价。

(4) 探讨卫生保健与疾病防治的组织和管理方法。研究如何充分利用、合理配置卫生资源和科学管理卫生服务系统，为卫生工作决策提供科学依据和咨询建议，通过临床预防服务和社区预防服务，达到预防疾病、促进健康、防止伤残和早逝、提高生命质量的目的。

二、疾病的三级预防

预防疾病和健康维护不仅是预防医学的工作目标，也是临床医学工作者的职责所在。预防疾病既包括防止疾病发生，也包括防止疾病的发展和阻止或减轻伤残，即分别在疾病的发病前（易感期）、病中（疾病前期）和病后（发病期和康复期）三个不同阶段采取预防保健干预措施，常称为“三级预防”。

1. 第一级预防

第一级预防又称病因预防或初级预防，是指在疾病前期或无病期，针对病因或危险因素采取综合性预防措施，目标是防止或减少疾病发生。

2. 第二级预防

第二级预防又称临床前期预防或“三早预防”，指在疾病早期做好早期发现、早期诊断和早期治疗，目标是防止或减缓疾病发展。

3. 第三级预防

第三级预防又称临床预防，即在临床期或康复期，采取积极的治疗和康复，目标是防止伤残，促进功能恢复，提高生命质量，延长寿命。第三级预防措施实质上也是一种“疾病管理”措施。

在实际工作中，针对不同类型疾病，应采取以不同级别为重点的综合性三级预防措施。对病因明确的疾病重点实施第一级预防，如公害病、营养不良、地方病、职业性病损、传染病等；对特定病因尚不清楚，但危险因素已经明确的疾病，如慢性非传染性疾病，则应第一级预防与第二级预防相结合，努力做好第一级预防；对病因或危险因素均不清楚的疾病，虽然以第三级预防为主，也应争取做好第二级预防。临床医师在医疗卫生服务中，应主动弥合临床医学与预防医学的“裂痕”，遵循三级预防策略，以第一级预防为重点，积极开展第二级预防和第三级预防。

第二章　防疫员基本卫生知识和技能

第一节　传染病及其防控

培训重点

1. 掌握健康监测和登记要求。

2. 掌握个人防护要求。

3. 熟悉公共场所预防性消毒措施和要求。

4. 熟悉传染病疫情处置措施。

5. 能开展传染病暴发期健康监测工作。

6. 能协助开展传染病健康教育。

7. 能进行个人一级防护并开展公共场所卫生清洁和预防性消毒工作。

8. 能开展传染病暴发期防护物资配备和办公场所应急区域设置工作，协助开展密切接触者追踪调查，实施隔离措施。

一、传染病概述

1. 传染病定义

传染病是指由病原微生物（如细菌、病毒、真菌、支原体、衣原体、立克次体、螺旋体）、寄生虫（如原虫、蠕虫）和医学昆虫感染人体后产生的有传染性、在一定条件下可造成流行的疾病。传染病的流行过程必须具备传染源、传播途径和易感人群三个基本环节。

在我国，虽然传染病已不再是引起死亡的首要原因，但是有些传染病，如病毒性肝炎、肾综合征出血热、狂犬病、结核病和感染性腹泻等仍然广泛存在，对人群健康危害很大。而且，新发传染病和变异病原体感染引起的传染病多次出现流行，如新型冠状病毒肺炎、传染性非典型肺炎和甲型 H1N1 流感的肆虐。因此，掌握传染病的相关知识和预防措施，对有效防控传染病、保障人群健康具有重要意义。

2. 传染病分类

为了预防、控制和消除传染病的发生与流行，保障人体健康和公共卫生，我国专门制定了《中华人民共和国传染病防治法》(以下简称《传染病防治法》，现行版本于 2013 年 6 月 29 日修订)。依据《传染病防治法》，我国对传染病防治实行“预防为主”的方针，防治结合、分类管理、依靠科学、依靠群众。

根据《传染病防治法》，传染病分为甲类、乙类和丙类。

(1) 甲类传染病。甲类传染病包括鼠疫、霍乱。

(2) 乙类传染病。乙类传染病包括新型冠状病毒肺炎、传染性非典型肺炎、艾滋病、病毒性肝炎、脊髓灰质炎、人感染高致病性禽流感、麻疹、流行性出血热、狂犬病、流行性乙型脑炎、登革热、炭疽、细菌性和阿米巴性痢疾、肺结核、伤寒和副伤寒、流行性脑脊髓膜炎、百日咳、白喉、新生儿破伤风、猩红热、布鲁氏菌病、淋病、梅毒、钩端螺旋体病、血吸虫病、疟疾。

(3) 丙类传染病。丙类传染病包括流行性感冒、流行性腮腺炎、风疹、急性出血性结膜炎、麻风病、流行性和地方性斑疹伤寒、黑热病、包虫病、丝虫病，除霍乱、细菌性和阿米巴性痢疾、伤寒和副伤寒以外的感染性腹泻病。

国务院卫生行政部门根据传染病暴发、流行情况和危害程度，可以决定增加、减少或者调整乙类、丙类传染病病种并予以公布。对乙类传染病中传染性非典型肺炎、炭疽中的肺炭疽和人感染高致病性禽流感，采取《传染病防治法》中甲类传染病的预防、控制措施。

2020 年 1 月 20 日，中华人民共和国国家卫生健康委员会发布公告，将新型冠状病毒肺炎纳入《传染病防治法》规定的乙类传染病，并采取甲类传染病的预防、控制措施。

二、常见和重大传染病

19 世纪以来，随着微生物学的创立、流行病学的发展、公共卫生体系的逐渐完善，历史上许多曾经猖獗一时的传染病得到了很好的控制，人类成功地消灭了天花。然而目前传染病仍然是危害人类健康的重要原因，尤其在发展中国家，每年全球死于传染病的人数约占总死亡人数的 25%。世界卫生组织把艾滋病、感染性腹泻、肺结核、疟疾和呼吸道疾病（如肺炎）列为 5 种主要的传染病。除此之外，常见的传染病还包括病毒性肝炎、脊髓灰质炎、麻疹、流行性出血热、流行性乙型脑炎、狂犬病、鼠疫等。表 2-1 对常见和重大传染病的名称、病原体、主要临床表现及流行过程的三个基本环节进行了介绍。

表 2-1　常见和重大传染病的名称、病原体、主要临床表现及流行病学特征

	名称	病原体	主要临床表现	传染源	传播途径	易感人群
病毒性传染病	病毒性肝炎	甲型肝炎病毒（Hepatitis A Virus，HAV）	疲乏、食欲减退、厌油、肝功能异常、黄疸	急性期病人和亚临床型感染者	主要为粪口途径传播	普遍易感
		乙型肝炎病毒（Hepatitis B Virus，HBV）		急、慢性患者和病毒携带者	主要为血液传播、母婴传播、性接触传播	
		丙型肝炎病毒（Hepatitis C Virus，HCV）		急性和慢性病人	主要为血液传播和性接触传播，母婴传播概率较小	
	脊髓灰质炎	脊髓灰质炎病毒	发热，全身不适，严重时肢体疼痛，弛缓性瘫痪，俗称小儿麻痹症	隐性感染和轻症瘫痪型患者	粪口途径为主要传播方式，也可通过空气飞沫传播	普遍易感
	人感染高致病性禽流感	禽流感病毒，以 H5N1 和 H7N7 为代表	上呼吸道感染症状，严重时可出现呼吸窘迫、毒血症乃至死亡	患禽流感或携带禽流感病毒的鸡、鸭、鹅等家禽	呼吸道传播为主，也可通过密切接触传播	普遍易感
	麻疹	麻疹病毒	发热、咳嗽等卡他症状，口腔麻疹黏膜斑、皮肤斑丘疹	患者	经呼吸道飞沫传播	普遍易感
	肾病综合征出血热	汉坦病毒属	发热，低血压休克，充血出血和肾脏损害	我国主要以黑线姬鼠、褐家鼠为传染源	经呼吸道和消化道传播、接触传播、垂直传播、虫媒传播	普遍易感
	流行性乙型脑炎	乙型脑炎病毒	高热，意识障碍，抽搐，脑膜刺激征	人、猪、牛、马等，其中幼猪是主要的传染源	主要通过蚊虫叮咬传播	普遍易感
	登革热	登革病毒	发热，全身肌肉、骨骼、关节疼痛，皮疹，淋巴结肿大	患者和隐性感染者	主要通过蚊虫叮咬传播	普遍易感

续表

	名称	病原体	主要临床表现	传染源	传播途径	易感人群
病毒性传染病	狂犬病	狂犬病毒	恐水，怕风，惊恐不安，咽肌痉挛，进行性瘫痪	携带狂犬病毒的动物，我国主要是病犬	咬伤传播，也可由带病毒犬的唾液经各种伤口入侵人体	普遍易感，兽医与动物饲养员易感
	艾滋病	人类免疫缺陷病毒（Human Immunodeficiency Virus，HIV）	免疫功能受损乃至缺陷，最终并发感染和肿瘤	HIV 感染者和艾滋病患者是唯一传染源	性传播、血液传播、母婴传播	普遍易感
	传染性非典型肺炎	SARS 冠状病毒	发热、头痛、肌肉酸痛，严重时出现呼吸窘迫	主要传染源是患者	呼吸道传播、消化道传播、直接传播	普遍易感
	手足口病	肠道病毒（以 EV71 和 CA16 型病毒为主）	手、足、口腔等部位皮肤黏膜的皮疹、疱疹、溃疡	患者和隐性感染者	粪口途径传播、呼吸道飞沫传播	普遍易感，多发于 10 岁以下婴幼儿
	新型冠状病毒肺炎	新型冠状病毒（SARS-CoV-2）	以发热、乏力、干咳为主要表现，严重者快速进展为急性呼吸窘迫综合征	主要传染源是患者和无症状感染者	飞沫传播和接触传播	普遍易感
细菌性传染病	伤寒	伤寒沙门菌	持续发热，玫瑰疹，严重时可致肠出血、肠穿孔	带菌者或患者是唯一传染源	粪口途径传播，被污染的水源是最主要的传播途径	未患过伤寒和未接种过伤寒菌苗的个体均易感
	霍乱	霍乱弧菌	剧烈的腹泻、呕吐，引发脱水、肌肉痉挛，严重时可致肾衰竭	患者和带菌者	粪口途径传播，被污染的水产品传播，日常生活接触传播和经苍蝇传播	普遍易感，阴性感染较多
	鼠疫	鼠疫耶尔森菌	高热，淋巴结肿痛，出血倾向，肺部炎症	自然感染鼠疫的动物，主要是鼠类和其他啮齿类动物	鼠蚤叮咬传播，经皮肤传播，呼吸道飞沫传播	普遍易感
	肺结核	结核分枝杆菌	长期低热、咳嗽、咯血	排菌的患者和动物	以空气传播为主	普遍易感

续表

	名称	病原体	主要临床表现	传染源	传播途径	易感人群
寄生虫病	疟疾	人类疟原虫	间歇性寒战、高热、多汗	患者和带疟原虫者	按蚊叮咬传播	普遍易感
	血吸虫病	血吸虫	虫卵肉芽肿，发热，腹水	患者和保虫宿主（如牛、猪、犬、羊等）	造成传播必须具备以下三个条件：带虫卵的粪便入水，钉螺的存在、滋生，人、畜接触疫水	普遍易感，以男性青壮年农民和渔民感染率最高

三、传染病的防控

1. 传染病的预防策略

（1）预防为主。我国对传染病防治实行“预防为主”的方针，坚持防治结合、分类管理、依靠科学、依靠群众、因地制宜、发展三级保健网和综合性防治的策略，重点是加强健康教育、强化人群免疫和改善卫生条件。

（2）传染病监测。传染病监测是疾病监测的一种，主要是对传染病的发生、流行以及影响因素进行监测，同时也对国外发生、国内尚未发生的传染病或者国内新发传染病进行监测。其监测内容包括传染病发病与死亡情况，病原体型别和特性，媒介昆虫和动物宿主种类、分布和病原体携带状况，人群免疫水平等。我国的传染病监测包括法定传染病病例报告和重点传染病的主动监测。

（3）全球化控制。传染病全球化控制需要各国政府作出迅速、有效的反应以及各国间深入有效的合作。应对传染病全球化的策略包括三个方面：

1）在国家层面上，各国政府需要改善其公共卫生体系，建立危机预警和应对机制。

2）在国际层面上，各国之间需要加强政策协调，确立相应的组织机构、规则和惯例，促进国际间的合作。

3）在全球层面上，除了各国政府的努力之外，必须调动所有相关的资源和力量，尤其是非政府组织的参与，共同防范传染病的传播与蔓延。

2. 传染病的预防措施

针对传染病流行的三个基本环节，传染病的预防措施主要包括管理传染源、切断传播途径和保护易感人群，同时应以综合性防疫措施为基础，认真贯彻“预防为主”的方针。

（1）管理传染源。传染源是指体内有病原体生长、繁殖并且能排出病原体的人和动物，包括病人、病原携带者和受感染的动物。针对传染源采取措施主要是为了消除或减少其传播作用，对不同类型的传染源需采取不同的措施。

1）病人。对病人的措施主要是早发现、早报告、早隔离、早治疗。甲类传染病病人必须实施隔离治疗；乙类传染病病人根据病情可在医院或家中隔离，隔离至病人痊愈为止。

2）病原携带者。对重要疾病的病原携带者要做好登记、管理和随访，直至其病原体检查2~3次阴性为止。在饮食行业工作的病原携带者需暂时离开工作岗位，久治不愈的伤寒或病毒性肝炎病原携带者不得从事有关直接入口食品的工作。艾滋病、乙型和丙型病毒性肝炎、疟疾病原携带者严禁做献血员。

3）接触者。凡与传染源有过接触并有可能被感染者应根据具体情况，按下列方法处理。

①留验。留验即隔离观察。对甲类传染病接触者应留验，在指定场所进行观察，限制其活动范围，实施诊察、检验和治疗。

②医学观察。对乙类和丙类传染病密切接触者按传染病的最长潜伏期进行医学观察，被观察者可正常工作、学习，但需接受体检、测量体温、进行病原学检查和必要的卫生处理等。

③应急接种和药物预防。对危害较严重且潜伏期较长的传染病的密切接触者可施行应急预防接种或药物预防。

4）动物传染源。对危害大且经济价值不大的动物传染源应予以彻底消灭；对危害大的病畜或野生动物应予以捕杀、焚烧或深埋；对危害不大且有经济价值的病畜可予以隔离治疗。此外，还要做好家畜和宠物的预防接种和检疫。

（2）切断传播途径。传播途径是指病原体从传染源排出后，侵入新的易感宿主前，在外界环境中所经历的全过程，主要包括经空气传播、经食物传播、经水传播、经接触传播、经节肢动物传播、经土壤传播、医源性传播和垂直传播等。

针对传播途径，主要是对传染源污染的环境和媒介生物采取去除和杀灭病原体的措施。依据不同的传播途径采取针对性措施，对大部分传染病的传播途径所采取的措施主要是消毒、杀虫以及灭蚊、蝇、蚤等。消毒是用化学、物理、生物的方法杀灭或消除环境中致病性微生物的一种措施，主要包括预防性消毒和疫源地消毒，具体概念见第三章第一节。

（3）保护易感人群。保护易感人群主要包括免疫预防、药物预防和个人防护三个方面。

1）免疫预防。免疫预防是提高机体免疫力的特异性预防措施，包括主动免疫和被动免疫。免疫规划是预防传染病流行的重要措施。

2）药物预防。药物预防是传染病发生流行时的一种应急预防措施。但药物预防作用时间短、效果不巩固，易产生耐药性，因此其应用具有较大的局限性。

3）个人防护。要养成良好的个人卫生习惯。在传染病发生流行时，易感者的个人防护措施是非常重要的。例如，对呼吸道传染病，尽量避免到人群密集的场所，工作和居住场所保持良好的通风，与患者接触时使用必要的个人防护用品，如口罩等。对蚊媒传播的传染病，可使用防护蚊帐、驱蚊剂等。

新型冠状病毒肺炎疫情防控期间，针对普通人群的防护措施主要是做好个人防护和手卫生。

普通群众去往人员相对密集的区域，建议使用医用一次性口罩。口罩连续佩戴 4 h 应更换，污染或潮湿后则应立即更换。口罩正确佩戴方法和注意事项如下：

①口罩有白色和蓝色两面，将白色面向内贴着口鼻，蓝色面朝外。

②将折面完全展开，将嘴、鼻、下颌完全包住；用两手食指压紧鼻夹，使口罩与面部完全贴合。

③戴好后自行检查是否完全包裹面部，鼻夹处是否贴合。

④摘口罩时，尽量不要触摸口罩的外侧，摘下口罩后应立即洗手。

正确洗手是预防呼吸道感染的最有效措施之一。从公共场所返回、咳嗽手捂之后、饭前便后，应随时保持手卫生，应用洗手液或香皂和流水洗手，或者使用速干洗手液洗手。不确定手是否清洁时，避免用手接触口、鼻、眼。打喷嚏或咳嗽时，应用纸巾或手肘、衣服遮住口鼻。国家疾病预防与控制中心及世界卫生组织等权威机构推荐用肥皂和清水（流水）充分洗手。正确洗手需掌握六步洗手法：

第一步，双手手心相互搓洗（双手合十，搓洗五下）。

第二步，双手交叉搓洗手指缝（手心对手背，双手交叉相叠，左右手交换各搓洗五下）。

第三步，手心对手心搓洗手指缝（手心相对十指交错，搓洗五下）。

第四步，指尖搓洗手心，左右手相同（指尖放于手心，相互搓洗五下）。

第五步，一只手握住另一只手的拇指搓洗，左右手相同，搓五下。

第六步，弯曲手指使关节在另一手掌心旋转揉搓，交换进行各搓五下。

注意揉搓的时间不少于 15 s，洗手后应用一次性纸巾或已消毒的毛巾擦手。

3. 传染病暴发的防控措施

（1）一般防控措施。传染病暴发时，应当立即针对传染病流行过程的三个基本环节采取综合性措施，防止传染病继续传播。

针对传染病疫情暴发期，各基层组织和单位应开展的日常一般性防控措施有：

1）保障防护物资配备。准备口罩、消毒剂、洗手液、速干手消毒剂、体温计等防控物资。

2）强化人员培训。安排专人进行消毒操作规程和疫情防控措施的培训，提升疫情防控和应急处置能力。

3）加强健康监测。员工在岗期间注意自身健康状况监测，按照“早发现、早报告、早隔离、早治疗”的原则做好自我管理。

4）预防性消毒。日常以通风换气和清洁卫生为主，同时对接触较多的公用物品和部位进行预防性消毒；必要时对地面、墙壁等进行预防性消毒。

5）设置应急区域。可在办公场所或公共场所内设立应急区域；当出现疑似症状人员时，应及时到该区域进行暂时隔离，再按照相关规定处理。

6）出现疑似病例应对。当员工出现可疑症状时，要及时安排就近就医，在专业人员指导下对其工作活动场所及使用的物品进行消毒处理；经营场所须及时向相关部门报告，在专业人员指导下对密切接触者开展排查，实施隔离观察。

（2）传染病暴发的紧急措施。根据《传染病防治法》的规定，在甲类和乙类传染病暴发、流行时，当地政府应立即组织力量按照预防、控制预案进行防治，切断传染病的传播途径。必要时，报经上一级人民政府决定，可以采取下列紧急措施并予以公告：

1）限制或停止集市、集会、影剧院演出或者其他人群聚集活动。

2）停工、停业、停课。

3）临时征用房屋、交通工具。

4）封闭被传染病病原体污染的公共饮用水源、食品以及相关物品。

5）控制或者扑杀染疫野生动物、家畜家禽。

6）封闭可能造成传染病扩散的场所。

在采用紧急措施防止传染病传播的同时，各级卫生防疫机构应积极实施有效的措施控制疫情，医疗部门应积极治疗病人尤其是抢救危重病人。

4. 个体防护

传染病疫情流行、暴发时，从事相关医疗活动、开展流行病学调查和消杀等工作应加强个人防护。根据相关技术规范和标准，不同个体防护分级、着装标准及适用范围见表 2-2。接触传染病病人、物品和环境的工作人员应严格遵守操作规程，配置和使用必要的个人防护用品，防护用品穿戴和脱卸流程应遵守相应规范，按一定顺序进行。

表 2-2　　个体防护分级、着装标准及适用范围

分级	着装标准	适用范围
一级	工作帽，医用口罩，隔离服/工作服（连体工作服），专用工作鞋，乳胶手套	发热门（急）诊的医务人员；疾控部门处理经呼吸道传播一般传染病
二级	防护帽，N95 口罩，护目镜，连体式防护服，防护鞋，乳胶手套	医院工作人员处理不明原因疾病、不明原因肺炎；疾控部门处理不明原因疾病、不明原因肺炎等卫生突发事件；接触从不明原因疾病或不明原因肺炎病人身上采集的标本，处理其分泌物、排泄物、使用过的物品和死亡病人尸体的工作人员；转运病人的医务人员和司机
三级	长管供气式面罩/正压头盔呼吸防护器，正压防护服，其余同二级	为病人实施吸痰、气管切开和气管插管的医务人员；疾控部门处理核污染类卫生突发事件；从事病毒分离检测的实验室工作人员

第二节　食源性疾病及其预防

培训重点

1. 掌握食品从业人员相关要求知识。
2. 掌握餐饮服务、食品安全、食品留样要求知识。
3. 了解食源性疾病的调查处理相关知识。
4. 能按照食品从业人员相关要求进行从事食品相关工作人员的健康档案管理。
5. 能按照餐饮服务、食品安全、食品留样要求进行食品留样处理。
6. 能协助进行疑似食源性疾病事件现场的保护工作。

一、食源性疾病概述

1. 食源性疾病概念

食源性疾病是当今世界上分布广泛、常见的疾病之一。世界卫生组织将食源性疾病定义为："通过摄食方式进入人体内的各种致病因子引起的通常具有感染或中毒性质的一类疾病。"

2. 食源性疾病分类

食源性疾病按照病症和病原物的性质，通常分为以下几种类型：

（1）食物中毒。细菌或细菌毒素、真菌或真菌毒素污染食品后，可引起细菌性和真菌性食物中毒。细菌性和真菌性食物中毒统称为生物性食物中毒。除此之外，还有化学性病原物如亚硝酸盐、农药或兽药残留引起的食物中毒和有毒动植物如河豚、毒蕈、发芽马铃薯引起的食物中毒等。

（2）食源性肠道传染病。引起食源性肠道传染病的病原菌主要有弧菌科的霍乱弧菌和肠杆菌科的沙门菌、志贺菌等。人食用被上述细菌污染了的食品后，可患肠道传染病，如霍乱、伤寒和副伤寒、痢疾等。

（3）食源性寄生虫病。食源性寄生虫病是一类通过饮食传播的人体寄生虫病，即食

（饮）用被感染期寄生虫污染的食物、水而引起人体感染的寄生虫病，如蛔虫病、绦虫病等。

（4）人兽共患传染病。人兽共患传染病是指人类和脊椎动物之间自然感染与传播的一类疾病。其病原体包括病毒、细菌、衣原体、立克次体、支原体、螺旋体、真菌、原虫和蠕虫等，这些病原体既可存在于动物体内，也可存在于人体内，既可由动物传染给人，也可由人传染给动物。大多数人兽共患传染病都是由动物传染给人，如炭疽、布氏杆菌病等，由人传染给动物的比较少见。

（5）食物过敏。食物过敏是指食物进入人体后，机体产生异常免疫反应，导致机体生理功能的紊乱和（或）组织损伤，进而引发一系列临床症状的过敏性疾病。引起过敏的食物主要有奶类、蛋类、坚果类、豆类、鱼类等。

（6）其他。由食物中有毒有害污染物所引起的慢性中毒性疾病，以及因膳食结构不合理、食物摄取方式不当和营养过剩等使人类罹患的糖尿病、心血管疾病、癌症等，也归属于食源性疾病范畴。

3. 食源性疾病的致病因子

食源性疾病的致病因子可分为以下三类：

（1）生物性致病因子。引起食源性疾病的生物性致病因子主要有微生物及其产生的毒素、寄生虫以及有毒动植物本身所含有的生物类毒素，其中以微生物尤其是细菌及其毒素最为常见。

（2）化学性致病因子。引起食源性疾病的化学性致病因子涉及范围广，污染情形复杂，所引起的食源性疾病也因污染物的性质与暴露剂量不同而有很大的差异，但不会引起传染性疾病。化学性致病因子包括非法添加、滥用的食品添加剂，农药，兽药，有毒金属，食品加工过程中产生的多环芳烃、N-亚硝基化合物、杂环胺、丙烯酰胺等。

（3）物理性致病因子。主要来源于放射性物质的开采、冶炼以及放射性核素在生产活动和科学实验中使用时，其废物不合理的排放及意外性的泄漏，通过食物链的各个环节污染食品，尤其是半衰期较长的放射性核素^{131}碘、^{90}锶、^{89}锶、^{137}铯。此外，还包括食品及其原料生产、加工、储藏、运输、销售过程中混入的杂物，如农作物中混入的坚硬锋利的铁钉、钢针、砂石，以及食品掺杂制假时加入的有毒有害异物等。

二、食品安全管理相关要求

1. 食品从业人员相关要求

（1）食品生产经营者应当建立并执行从业人员健康管理制度。食品生产经营从业人员（包括临时工）应接受健康检查，并取得体检合格证，方可从事食品生产经营活动。从业人员上岗前，要先经过卫生培训教育，方可上岗。上岗时，要做好个人卫生，防止污染食品。

（2）患有国家卫生行政部门规定的有碍食品安全的疾病的人员，不得从事接触直接入口食品的工作。

（3）食品生产经营从业人员应进行健康年度体检。从事食品生产经营的人员，每年至少进行一次体检，没有取得体检合格证书者，一律不得从事食品生产经营工作。

2. 餐饮服务、食品安全、食品留样要求

（1）学校（含托幼机构）食堂、养老机构食堂、医疗机构食堂、中央厨房、集体用餐配送单位、建筑工地食堂（供餐人数超过 100 人）和餐饮服务提供者（集体聚餐人数超过 100 人或为重大活动供餐），每餐次的食品成品应留样。其他餐饮服务提供者宜根据供餐对象、供餐人数、食品品种、食品安全控制能力和有关规定，进行食品成品留样。

（2）应将留样食品按照品种分别盛放于清洗消毒后的专用密闭容器内，在专用冷藏设备中冷藏存放 48 h 以上。每个品种的留样量应能满足检验、检测需要，且不少于 125 g。

（3）在盛放留样食品的容器上应标注留样食品名称、留样时间（月、日、时），或者标注与留样记录相对应的标识。

（4）应由专人管理留样食品、记录留样情况，记录内容包括留样食品名称、留样时间（月、日、时）、留样人员等。

三、食源性疾病的调查处理

1. 目的

食源性疾病暴发的调查与处理是疾病预防和控制的重点工作之一，调查的主要目的为辨别与暴发有关的病例，查明引起食源性疾病的中毒食品，确定该食源性疾病的致病因子，指出引起食源性疾病的致病因子的来源及其污染、增殖或残存的影响因素。

2. 调查

发生突发食源性疾病或疑似食源性疾病时，卫生行政部门应按照《食品安全事故流行病学调查工作规范》等的要求，及时组织县级以上疾病预防控制机构开展现场流行病学调查，并参与对可疑食品的控制、处理等工作，主要包括现场卫生学和流行病学调查、样品的采集和检验。

3. 现场处理

食品安全事件发生单位应当妥善保护可能造成事件的食品及其原料、工具、用具、设施设备和现场。任何单位和个人不得隐匿、伪造、毁灭相关证据。现场调查时，根据

实际情况，可采取以下措施：

（1）通过取样、拍照、录像、制作现场检查笔录等方法记录现场情况，提取相关证据材料。

（2）责令食品生产经营者暂停涉事食品、食品添加剂及食品相关产品的生产经营和使用，责令食品生产经营者开展全面自查，及时发现和消除潜在的食品安全风险。

（3）封存可能导致食品安全事件的食品、食品添加剂及食品相关产品，必要时立即进行检验，确属食品质量安全问题的，责令相关食品生产经营者将问题食品予以下架、退市，依法召回。

（4）查封可能导致食品安全事件的生产经营活动的场所。

（5）根据调查需要，对发生食品安全事件的有关单位和人员进行询问，并制作询问调查笔录。

第三节　饮用水卫生

培训重点

1. 掌握生活饮用水的感官性状指标。
2. 掌握二次供水的概念及基本卫生要求。
3. 掌握直饮水的基本卫生要求。
4. 掌握饮用水水样的采集方法。
5. 能对管网末梢水的常规理化性质进行初步判断。
6. 能定期清洗二次供水储水设备。
7. 能协助监测直饮水。
8. 能协助采集可疑水样。

一、生活饮用水水质标准

生活饮用水卫生标准是保证水质安全、保护民众健康的一项标准。它既是衡量供水部门供水质量的标准，也是卫生部门开展饮水卫生工作、监测和评价饮用水水质的依据。

1. 我国生活饮用水卫生标准

《生活饮用水卫生标准》（GB 5749—2006）适用于城乡各类集中式供水的生活饮用水，也适用于分散式供水的生活饮用水。根据各项指标的卫生学意义，将106项饮用水水质指标分为常规指标和非常规指标。

（1）常规指标

1）微生物指标。总大肠菌群、耐热大肠菌群和大肠埃希氏菌，每100 mL水样中不得检出；菌落总数≤100 CFU/mL（CFU为菌落形成单位）。

2）毒理指标。毒理指标包括砷、镉、铬、铅、汞、硒、氰化物、氟化物、硝酸盐、三氯甲烷、四氯化碳、溴酸盐、甲醛、亚氯酸盐、氯酸盐15项指标。

3）感官性状和一般化学指标

①感官性状

色度：不应超过15度。

浑浊度：浑浊度的限值为1 NTU，在水源与净水技术条件限制情况下浑浊度可为3 NTU。

臭和味：不得有任何异臭或异味。

肉眼可见物：不得含有肉眼可见的沉淀物、水生生物等令人厌恶的物质。

②一般化学指标。一般化学指标包括pH（6.5~8.5）、铝、铁、锰、铜、锌、氯化物、硫酸盐、溶解性总固体、总硬度、耗氧量、挥发酚类、阴离子合成洗涤剂。

4）放射性指标。总α放射性≤0.5 Bq/L，总β放射性≤1 Bq/L。

5）消毒剂指标。消毒剂指标包括氯气及游离氯制剂（游离氯）、一氯胺（总氯）、臭氧和二氧化氯。用氯气及游离氯制剂消毒时，在接触至少30 min情况下，出厂水中游离氯含量不超过4 mg/L，游离氯余量不低于0.3 mg/L，而管网末梢水中游离氯余量不低于0.05 mg/L。管网水出现二次污染时，游离氯会耗尽，故管网末梢水中的游离氯余量可作为在输配水过程中有无再次污染的信号。

（2）非常规指标。除常规指标外，《生活饮用水卫生标准》（GB 5749—2006）还规定了64项非常规指标及其限值。其中，感官性状和一般化学指标3项（氨氮、硫化物和钠），微生物指标2项（贾第鞭毛虫和隐孢子虫），毒理指标59项（农药、除草剂、苯化合物、微囊藻毒素-LR、氯化消毒副产物等）。

2. 卫生要求

生活饮用水的基本卫生要求包括：水中不得含有病原体，保证水在流行病学上的安全性；水中所含化学物质和放射性物质对人体健康无害；水的感官性状良好。

（1）集中式供水。集中式供水是指由水源集中取水，经统一净化处理和消毒后，通过输配水管送到用户的供水方式，所提供的水通常称为自来水。集中式供水的卫生要求必须符合《生活饮用水卫生标准》（GB 5749—2006）。

（2）分散式供水。分散式供水是指分散用户直接从水源取水，无任何设施或仅有简易设施的供水方式。分散式供水的卫生要求应符合《生活饮用水卫生标准》（GB 5749—2006），或部分指标参照该标准中的小型集中式供水和分散式供水水质指标及限值。

（3）二次供水。二次供水是指用水单位将来自市政供水或自备井的生活饮用水，储存于储水池或水箱中，再通过机械加压或凭借高层建筑的自然压差二次输送至用户的供水方式。在我国高层建筑的5层以上用水都需要二次供水系统才能输送到高层用户。

二次供水设施建设、设计必须符合国家标准《二次供水设施卫生规范》（GB 17051—1997），并符合以下卫生要求：

1）二次供水储水设施应与消防水池分建，不得与城市公共供水管网或自建供水管网直接连接。

2）严禁将自用的地下水和其他水源与二次供水管网连通，防止对城市供水管道造成二次污染。

3）二次供水设施应便于防护和清洗，并且水质应每年检测一次，排水应通畅，蓄水池周围10 m以内不得有渗水坑和堆放的垃圾等污染源，水箱周围2 m内不得有污水管线。

4）对二次供水污染的调查，应遵循先低位水箱、后高位水箱的原则。

（4）直饮水。直饮水是指对自来水进行深度处理后，再将符合直接饮用标准的自来水通过食品卫生级输水管道送入用户的水，水质优良，可以直接饮用。管道直饮水用户龙头出水必须符合《饮用净水水质标准》（CJ 94—2005）和《生活饮用水卫生标准》（GB 5749—2006）的规定要求。

二、水的净化和消毒

生活饮用水的净化处理有常规净化、深度净化、特殊净化三种。常规净化可除去原水中的悬浮物质、胶体颗粒和细菌等。若原水中含铁、锰、氟等，则需特殊处理。为生产优质饮用水，可对常规水厂的水质进行深度净化处理。

1. 集中式供水的净化和消毒

（1）常规净化和消毒。集中式供水由水源集中取水后，必须经过统一净化处理和消毒，再通过输水管网送到用户。以地表水为水源时，常规净化过程为：水源取水→水厂混凝沉淀（或澄清）→过滤→消毒。以地下水为水源且不受地表水影响出现浑浊时，可以直接进行消毒。

（2）管网末梢水的净化和消毒。对于集中式供水的管网末梢水，可以采用多种方法进一步提高饮用水水质。

1）安装使用净水器能在一定程度上净化水质、去除铁锈，但不能去除水垢。

2）煮沸自来水再饮用，水煮沸可杀死部分细菌，但对一些化学物质、耐高温的病毒和重金属等不能去除。

2. 分散式供水的净化和消毒

(1) 井水。常用漂白粉进行消毒，一般每天2次，一次在早晨用水前，另一次在午后。消毒应在取水前1~2 h进行，条件许可时测定余氯含量，应符合《生活饮用水卫生标准》(GB 5749—2006)。

(2) 泉水。利用泉水作为饮用水水源时，可修建集水池。如果集水池位置高，可利用压差，引水进村入户。必要时可在集水池中加氯消毒，防止污染危害。

三、生活饮用水的卫生管理

为确保生活饮用水卫生安全，保障居民身体健康，根据国家颁布的《生活饮用水卫生监督管理办法》，卫生行政部门从涉及饮用水安全的多个环节开展卫生监督工作，包括水源选择、水源卫生防护、供水单位调查、水质监测及饮用水卫生监督等。

1. 水样采集

根据我国《生活饮用水卫生监督管理办法》的有关规定，水质监测采样点的设置应有代表性。根据供水方式不同，采样点可设在管网末梢水处、二次供水蓄水池和分散式供水水源取水口等。

(1) 管网末梢水的采集。取样时应打开水龙头放水数分钟，排出沉淀物，采集3~5 L水样于聚乙烯容器，冷藏保存。每月采样不少于2次，每次采样不少于3个。

(2) 二次供水的采集。应在水箱（或蓄水池）进水、出水以及末梢水处进行采样。每月采样不少于2次，每次采样不少于3个。

(3) 分散式供水的采集。在每年的枯水期和丰水期采集用户家中储水器的水样各1次，每次采样不少于3个。

(4) 直饮水的采样。采样点的设置以每个独立供水系统为单位，每日采样1次，每次采样不少于3个。

2. 水质监测项目

每个水样应首先进行色度、臭和味、浑浊度、肉眼可见物和pH值的检测，其他指标可根据当地水质情况和需要而定。对有代表性的管网末梢水至少每半年进行一次常规检验项目的全面分析。

当饮用水出现异常情况时，应立即向卫生监督部门报告情况，并在其指导下妥当用水，或停止供水。同时用干净容器留取3~5 L水作为样本，提供给相关部门进行监测。

3. 二次供水水箱清洗操作规程

（1）确定清洗时间后，应告示停水，通知清洗所需要的时间和停水时间，便于用户做好储水准备。

（2）应了解供水系统的运转情况，掌握水箱的数量、材质和储水吨位，确定接电部位及清洗所需的人力、物力与设备，并相应做好一切准备工作，通知停止进水、放水。

（3）进入现场后，接好电源，检查是否通电或漏电，有无隐患与不安全，然后放置水泵抽水、排水，并随时观察排水情况。

（4）待水池的余水在 12~20 cm 时，清洗人员穿清洗工作服和雨鞋进入池内，严禁赤脚和穿自己的衣服进入池内。按照水池顶部→四周池壁（尤其是池壁接合有折隙的地方）→池底→池底水槽的顺序刷洗 3 遍，彻底清除蜘蛛网、泥沙、水渍，撤出清洗人员。用清水按上述顺序冲洗 2 遍，抽干脏水。

第四节　病媒生物的危害与防制

培训重点

1. 掌握各类病媒生物的防制基本要求。
2. 能进行病媒生物的滋生场所清理和疏通。
3. 能选择合适的病媒生物防制药械。
4. 能操作病媒生物杀灭常用器械。
5. 能进行病媒生物杀灭常用药剂的配制。
6. 能开展病媒生物一般杀灭工作。

一、病媒生物概述

1. 病媒生物的概念

病媒生物是指能直接或间接传播疾病（一般指人类疾病）的生物。病媒生物虽然种类众多，但是常见的病媒生物主要有鼠和昆虫纲的蚊、蝇、蟑螂、臭虫、蚤和虱等，以及蛛形纲的蜱、螨等，种类繁多，有640余种。

2. 病媒生物性疾病

病媒生物性疾病是指由病媒生物传播的疾病，主要包括由节肢动物传播的虫媒病（如疟疾、流行性乙型脑炎、鼠疫）和鼠类传播的鼠传疾病（如肾综合征出血热等）。

二、病媒生物的危害

病媒生物是多种传染病的传播媒介。我国法定的40种传染病中，鼠疫、疟疾等13种疾病是由病媒生物传播的。

三、病媒生物的防制

基于病媒生物种类繁多、空间分布范围广等特点，按照病媒生物对社会及环境造成的危害程度以及危害行为的发生频率，《传染病防治法》提出着重对鼠、蚊、蝇、蟑4类病媒生物采取防制措施。

1. 防制原则

（1）一般防制原则。一般防制原则是指非应急状态下病媒生物防制时所采用的原则，是以环境治理为主，化学、物理防制为辅的综合防制原则。

（2）应急防制原则。应急防制原则是指在病媒生物性疾病暴发流行和其他突发事件（如自然灾害等）发生时所采用的原则，是以化学防制为主，辅以滋生地处理和物理防制的综合防制原则。

2. 防制要求

需进行病媒生物防制的重点行业和场所涉及商品贸易类（农贸市场、超市、商场等）、餐饮食品加工类（大、中、小型餐饮企业，熟菜、卤菜加工店，食堂、宾馆、饭店，食品、酱品加工厂等）、公共卫生设施类（垃圾填埋场、垃圾中转站、公厕、化粪池、下水设施等）、窗口单位类（车站、机场、港口及口岸等），以及其他行业和场所（粮库、变电站、发电厂、医院、居民区、学校等）。

重点行业和场所的病媒生物防制需采取综合防制措施，其中最根本的是要清理、消除病媒生物的滋生场所，同时做好“四防”（防鼠、防蚊、防蝇和防蟑螂）设施建设，规范使用各类防制药械，不得使用国家禁用的药物。病媒生物防制操作人员须对各防制单位、场所的相关人员进行现场宣传，指导做好滋生地清理和食物、水源的管理工作，提高防制效果，防止污染食物和水源。

3. 防制方法

（1）环境治理。环境治理是指根据病媒生物的生态和生物学特点，通过改变环境来达到减少病媒生物的滋生、预防和控制病媒生物性疾病的目的。环境治理包括环境改造和环境处理两方面内容。环境改造是指通过公共场所、卫生基础设施的改造和修建，以及河道、阴沟、阳沟和污水沟等排水沟渠的改造等来减少或消除病媒生物滋生地。环境处理是指通过清理垃圾、翻盆倒罐、填堵孔缝洞等清除病媒生物滋生地。

（2）物理防制。物理防制是指利用机械方法以及声、光、电、温度等物理条件来捕杀、诱杀或驱除有害生物。物理防制主要有物理防护和机械捕杀两方面措施。物理防护是指利用各种物理因素如金属网、金属板等阻止病媒生物进入建筑物内。机械捕杀是指利用各种机械装置对病媒生物进行捕杀。

（3）化学防制。化学防制是指利用化学杀虫剂杀灭或驱赶病媒生物。化学防制的效果主要取决于杀虫药剂、施药器械和防制方法的合理配合与正确应用，三者是有机联系的统一整体，缺一不可。

（4）生物防制。生物防制是指利用某些生物或生物的代谢产物来控制有害生物的危害。它是一类安全、环保的病媒生物防制方法，用于生物防制的生物可分为两类，即捕食性生物和致病性生物。

四、常用防制药械的选择与使用

1. 常用杀虫剂、杀鼠剂及使用方法

（1）杀虫剂。目前，我国使用的杀虫剂种类主要有无机物、有机氯、有机磷、氨基甲酸酯、拟除虫菊酯、生物杀虫剂、昆虫生长调节剂等。市售卫生杀虫剂一般都以不同的剂型出现，如乳油、悬浮剂、可湿性粉剂、微乳剂、粉剂毒饵等，使用时一般都需要稀释，稀释比例根据防制对象、施药方式和使用场所不同而有所区别。不同剂型的杀虫剂需配合使用不同的施药器械采用适当的施药方式，可湿性粉剂和悬浮剂一般用常量喷雾器进行滞留喷洒和空间喷洒，防制蚊虫、苍蝇和蟑螂等；微乳剂和乳油可使用超低容量喷雾器进行空间喷洒，防制蚊虫、苍蝇等；灭幼缓释剂一般用于蚊虫幼虫和苍蝇幼虫的防制，可根据使用说明的推荐剂量直接撒布于滋生地；家庭用的气雾剂、蚊香等杀虫剂产品均可直接使用，对人体较为安全。

（2）杀鼠剂。目前常用的杀鼠剂主要是慢性抗凝血类的蜡块、颗粒剂等，一般投放于鼠洞内、鼠洞口、鼠道上等老鼠容易接触到的地方。毒饵站应布放于有鼠迹的区域和鼠类容易滋生的重点场所，无鼠迹和非重点滋生场所可不布放或少布放。

2. 常用病媒生物防制器械及使用方法

防制器械在病媒生物防制中占有极其重要的地位，一般来说，防制器械包括施用杀虫剂的施药器械和阻挡、杀灭病媒生物的物理防制器械。

（1）施药器械。常用的施药器械有喷雾器、喷粉器、烟雾机等。根据喷雾时携带方式可分为背负式喷雾器、手提式喷雾器、轮式喷雾器和车载式喷雾器等，如图 2-1～图 2-4 所示。具体使用方法见器械操作说明。

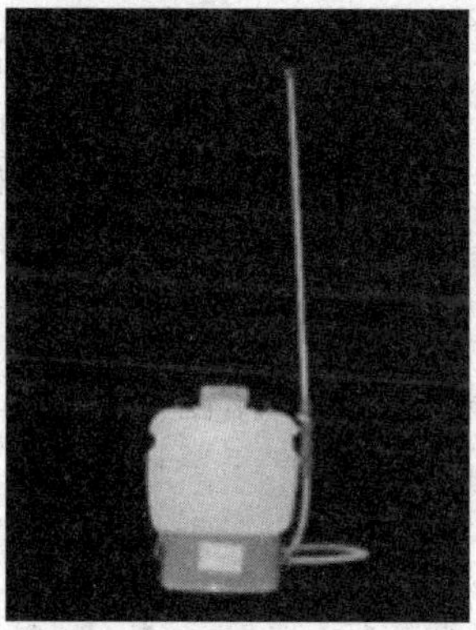

图 2-1 背负式手动储压式常量喷雾器

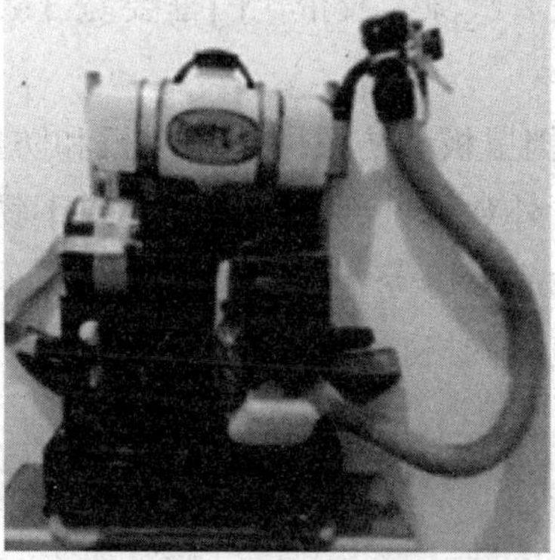

图 2-2 背负式机动超低容量喷雾器

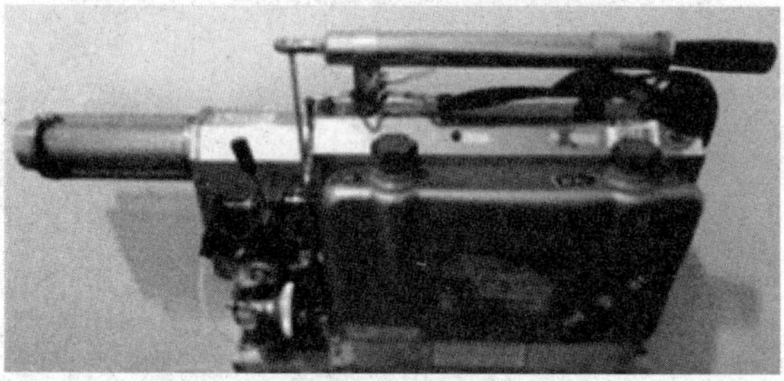

图 2-3 烟雾机

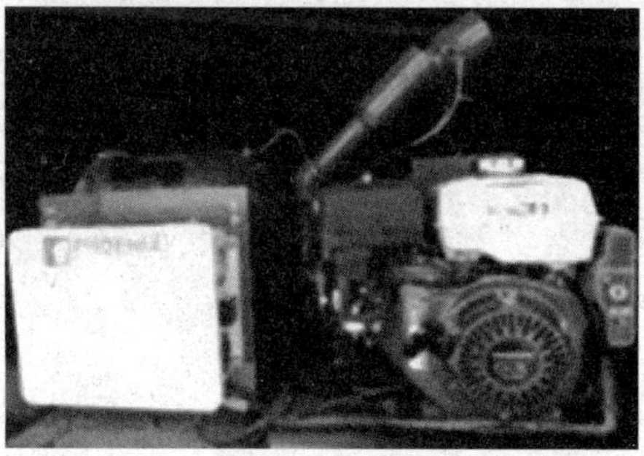

图 2-4 车载式超低容量喷雾器

（2）物理防制器械。常用的物理防制器械包括用于预防、阻挡病媒生物侵入的器械和用于杀灭病媒生物的器械。用于预防、阻挡病媒生物侵入的器械包括纱门、纱窗、风幕机、胶帘、防鼠网、挡鼠板、防蝇罩等；用于杀灭病媒生物的器械包括灭蚊蝇灯、鼠夹、鼠笼、粘鼠板、粘蟑纸、电蚊拍、粘蝇条（纸）、捕蝇笼等。

1）粘鼠板和粘蟑纸等防制器械。使用时先揭开保护层，放置于老鼠、蟑螂出没的地方，放置地点应避免水、高温、低温和灰尘。粘鼠板和粘蟑纸上可放置少量防制对象喜食的食品以提高粘捕效率。及时取走粘捕成功的器械并进行处理，未粘捕到防制对象的可继续放置。

2）鼠夹、鼠笼等防制器械。使用时应将器械置于鼠道或老鼠活动的场所，鼠笼开口应朝向老鼠可能过来的方向，鼠夹的击发端应垂直并朝向鼠道，诱饵应根据不同地区和场所选择老鼠喜食的食物。

3）电击式灭蚊蝇灯。布放时高度要求离地 1.8～2 m，离墙 0.3 m 以上或与墙壁成 90°角，粘捕式灭蚊蝇灯可直接安装于墙壁上。灭蚊蝇灯须定期进行清洗和维护，及时更换老化灯管并及时清理被击倒的昆虫和积尘等。

4）风幕机和胶帘。风幕机和胶帘用以防止飞虫进入室内。风幕机应安装在门框上，略宽于两门门框 5～8 cm，出风口向外倾斜 30°。胶帘一般由宽 10～30 cm 的胶条做成，胶条要有一定的柔韧性，不容易变形，胶条依次悬挂。胶条之间须有 2～3 cm 的重叠，相互贴合没有缝隙。胶帘比门框要宽 3～5 cm，胶帘下端离地在 0.5 cm 以内，不能触及地面。

5）挡鼠板和防鼠网。挡鼠板和防鼠网用以阻挡老鼠进入室内。挡鼠板由主板面和下槽构成，外观可见部分由铝合金或不锈钢制成。挡鼠板的高度一般为 30 cm 以上，重点场所如食品库房等，高度须达到 60 cm。防鼠网是一种应用于下水道、室内排水沟等物理隔离通道的网格状防鼠设施，用铁丝网或不锈钢网制成，网眼孔径小于 6 mm。

第三章　消毒员基本卫生知识和技能

第一节　概　　述

培训重点

1. 掌握消毒的相关概念和基本原则。
2. 掌握物理与化学消毒、灭菌的基本原理和基本要求。
3. 能执行高温、压力、紫外线等常见的物理消毒、灭菌程序和操作方法。

一、消毒、灭菌常用术语

1. 灭菌

灭菌是指杀灭物体上所有微生物的方法，包括杀灭细菌芽孢、病毒和真菌等在内的全部病原微生物和非病原微生物。经过灭菌的物品称为“无菌物品”。

2. 消毒

消毒是指杀死物体上或环境中的病原微生物，但不一定杀死细菌芽孢或非病原微生物的方法。用于消毒的化学药品称为消毒剂。一般消毒剂在常用的浓度下，只对细菌的繁殖体有效，对细菌芽孢无效。

3. 防腐

防腐是指防止或抑制微生物生长繁殖的方法（细菌一般不死亡）。防腐剂的选择应安全有效。常用的防腐剂有醇类、碘伏、氯已定等。

4. 清洁

清洁是指通过除去尘埃和污秽以减少微生物数量的过程。清洁除广泛应用于医院环境外，也是物品消毒、灭菌前必须经过的处理过程，有利于提高消毒、灭菌的效果。

5. 无菌和无菌操作

无菌是不存在活菌的意思，多是指灭菌后达到的效果。防止微生物进入人体或其他物品的操作技术，称为无菌操作。

二、消毒种类

一般将清毒分为疫源地消毒和预防性消毒。

1. 疫源地消毒

疫源地，又称疫区或疫点，是指存在或曾经存在传染源的场所，传染源可能播散病原体的范围或场所。疫源地消毒是指对存在或曾经存在过传染源的场所进行的消毒，其目的是杀灭或清除传染源排出的病原体。疫源地消毒又分为随时消毒和终末消毒。

（1）随时消毒。随时消毒是指有传染源存在时，对其排出的病原体可能污染的环境和物品及时进行的消毒。

（2）终末消毒。终末消毒是指传染源离开疫源地后进行的彻底消毒。只有发生对外界抵抗力较强的致病性病原微生物所引起的疾病才需要进行终末消毒，如霍乱、鼠疫、伤寒、病毒性肝炎、结核、炭疽、白喉等。仅发生对外界抵抗力较弱的病原微生物所引起的疾病，如水痘、流感、麻疹等，一般不需要进行终末消毒。

2. 预防性消毒

预防性消毒是指在没有明确的传染源存在时，对可能受到病原微生物污染的场所和物品进行的消毒，如乳制品消毒、饮用水消毒、公共场所消毒等。

三、消毒水平

1. 概念

（1）低水平消毒。低水平消毒是指仅杀灭一般细菌繁殖体和亲脂性病毒的消毒处理。

（2）中水平消毒。中水平消毒是指杀灭细菌繁殖体、分枝杆菌、真菌和病毒的消毒处理。

（3）高水平消毒。高水平消毒是指杀灭一切细菌繁殖体、分枝杆菌、病毒、真菌和致病性细菌芽孢的消毒处理。

2. 物品危险度分级

(1) 高度危险性物品。高度危险性物品是指穿过皮肤或黏膜而进入无菌的组织或器官内部的器材，或与破损的组织、皮肤、黏膜密切接触的器材和用品。例如，手术器械和用品、穿刺针、输血器材、输液器材、注射的药物和液体、透析器、血液和血液制品、导尿管、膀胱镜、腹腔镜、脏器移植物和活体组织检查钳等。

(2) 中度危险性物品。中度危险性物品是指仅和破损皮肤、黏膜相接触，而不进入无菌的组织或器官内部的器材和用品。例如，呼吸机管道、胃肠道内窥镜、气管镜、麻醉机管道、子宫帽、避孕环、压舌板、喉镜、体温表等。

(3) 低度危险性物品。低度危险性物品是指虽有微生物污染，但在一般情况下无害，只有当受到一定量的病原微生物污染时才造成危害的物品。这类物品仅直接或间接地和健康无损的皮肤相接触，包括生活卫生用品及病人、医护人员生活和工作环境中的物品。例如，一般诊断用品（听诊器、听筒、血压计袖带等）、餐（饮）具、毛巾、面盆、痰盂（杯）、便器、桌面、床面、墙面、地面等。

3. 消毒水平选择原则

(1) 根据物品污染后导致感染的风险高低选择相应的消毒水平。

1) 高度危险性物品。高度危险性物品采用灭菌方法处理。

2) 中度危险性物品。中度危险性物品采用达到中水平消毒以上效果的消毒方法。

3) 低度危险性物品。低度危险性物品采用低水平消毒方法。

(2) 受到病原微生物污染时，根据物品上污染微生物的种类、数量选择相应的消毒水平。不同微生物的化学组成及结构不同，对外环境的抵抗力也不同。一般而言，微生物对外环境的抵抗力由高到低依次为：细菌芽孢（如枯草杆菌芽孢）→真菌孢子→分枝杆菌（如结核分枝杆菌）→亲水性病毒（如甲型肝炎病毒、脊髓灰质炎病毒等）→真菌（如念珠菌和发癣菌属）→细菌繁殖体（铜绿假单胞菌、金黄色葡萄球菌）→亲脂性病毒（如乙型肝炎病毒、流感病毒等）。

1) 对受到致病菌芽孢、真菌孢子、分枝杆菌和经血液传播病原体（乙型肝炎病毒、丙型肝炎病毒、艾滋病病毒等）污染的物品，应采用高水平消毒或灭菌处理。

2) 对受到真菌、亲水性病毒、螺旋体、支原体、衣原体等病原微生物污染的物品，应采用中水平消毒以上的消毒方法。

3) 对受到一般细菌或亲脂性病毒等污染的物品，应采用达到中水平或低水平消毒的消毒方法。

4) 杀灭被有机物保护的微生物时，应加大消毒剂的使用剂量和（或）延长消毒时间。

5) 消毒物品上微生物污染特别严重时，应加大消毒剂的使用剂量和（或）延长消毒时间。

四、消毒方法

根据消毒物品的性质选择消毒或灭菌方法：耐热、耐湿的诊疗器械、器具和物品应首选压力蒸汽灭菌；耐热的油剂类和干粉类应采用干热灭菌；不耐热、不耐湿的物品宜采用低温灭菌，如环氧乙烷灭菌、过氧化氢低温等离子体灭菌或低温甲醛蒸汽灭菌等；物体表面消毒宜考虑表面性质，光滑表面宜选择合适的消毒剂擦拭或紫外线消毒器近距离照射；多孔材料表面宜采用浸泡或喷雾消毒法。

1. 物理消毒法

物理消毒与灭菌是利用各种物理因子对传播媒介进行处理，达到清除或杀灭传播媒介上的微生物的目的，是人类历史上最早使用的消毒与灭菌方法。

物理消毒与灭菌具有效果可靠、不残留有害物质等优点，是消毒工作中的首选方法。最常用于消毒灭菌处理的物理因子有热力、紫外线、电离辐射等。常用的物理消毒法有热力灭菌法和辐射消毒法。

（1）热力灭菌法。各种微生物都只能在一定温度范围内生长繁殖，温度过高或过低均影响微生物的活性。热力消毒与灭菌是通过加热使介质上的微生物升温，最终杀灭微生物。湿热和干热是热力杀菌的两大作用因子，两者的区别在于灭菌处理时加热环境和微生物细胞的湿度水平有所不同。

1）湿热消毒与灭菌法。湿热对物品的穿透力强。常用的湿热消毒与灭菌方法有煮沸消毒、常压蒸汽消毒、巴斯德消毒和压力蒸汽灭菌等。

①煮沸消毒。煮沸消毒是最早使用的消毒方法之一，具有简便、经济、实用的特点，是一种家庭卫生消毒中的常用方法。煮沸消毒时，将需要消毒的物品置于容器内，加水淹没，然后加热煮沸，从水沸腾开始计时，持续作用 10~30 min。该法适合于餐（饮）具、食物、棉织品、金属、玻璃等耐热耐湿物品，但塑料、化纤等忌热物品不能采用煮沸法消毒。

②常压蒸汽消毒。常压蒸汽消毒又称流通蒸汽消毒，是在正常气压下采用约100℃的水蒸气进行 15~30 min 消毒处理，其杀菌效果强于煮沸消毒。

③巴斯德消毒。巴斯德消毒简称巴氏消毒。目前，巴氏消毒主要用于牛奶的消毒，常规的牛奶巴氏消毒采用 62. 8~65. 6℃保持 30 min，也可以 71. 7℃保持 15 s 以上。巴氏消毒可以杀灭牛奶中的大多数细菌繁殖体，但不能有效杀灭细菌芽孢和嗜热脂肪芽孢杆菌。该法也可用于对血清、疫苗等进行消毒处理，但是处理温度应降至 56~60℃，作用时间需要相应延长。

④压力蒸汽灭菌。通过较高的压力提高蒸汽的温度和穿透力，能有效地杀灭各种微生物达到灭菌要求，效果可靠、杀灭速度快。压力蒸汽灭菌必须采用压力蒸汽灭菌器进行。压力 103. 4 kPa、温度 121. 3℃，保持 15~20 min，可杀灭包括细菌芽孢在内的所有

微生物。灭菌器中空气的存在会显著降低蒸汽的穿透力，影响灭菌效果，所以必须预先排除灭菌器中的冷空气。

2）干热消毒与灭菌法。干热对物品的穿透力与杀菌作用不及湿热，所需温度高（>160℃），时间长（1~3 h），适用于忌湿耐热物品的消毒与灭菌。常用的干热法有烘烤、红外线照射、烧灼、焚烧等。

①烘烤（又称干烤）。烘烤灭菌法是利用干烤箱加热，维持相应的时间以达到灭菌要求。该法适用于耐高温忌湿物品的灭菌处理，如玻璃制品、金属制品、陶瓷制品、油剂（如甘油）等。烘烤灭菌的温度和维持时间视被处理的对象而异。

②红外线照射。使用方法同烘烤法。在使用烘烤法或红外线照射法时，物品上的有机物会被炭化，从而影响物品的使用，所以烘烤或红外线照射前必须将物品洗净。

③烧灼。烧灼是将待处理物品置于火焰上烧灼以杀灭物品上的微生物。该法主要用于微生物学实验室中对接种针、接种环等的灭菌，在没有其他灭菌方法可以使用的时候，也可用于外科手术器械的灭菌。

④焚烧。焚烧对废弃物可兼有消毒与销毁的作用，适用于对患者尸体、无用的衣物和纸张、垃圾等的无害化处理。

（2）辐射消毒法

1）紫外线消毒。紫外线的主要杀菌机制是破坏微生物的核酸。日晒是一种简单的紫外线消毒方法，其主要杀菌作用就是依靠自然日光中的紫外线。

人工紫外线消毒操作方便、杀菌谱广，但因穿透性差、反射率低、影响因素多（如灯管质量和清洁程度、空气灰尘含量、大气湿度、照射距离、水中溶质等），使其应用受到一定限制。此外，紫外线无法穿透普通玻璃，有机玻璃或聚氯乙烯可阻挡70%~90%的紫外线，紫外线对其照射阴影部位的微生物不具有杀灭作用。因此，紫外线只适用于对平坦光滑的表面或流动的空气和水的消毒，一般不用于灭菌处理。

紫外线对人体的眼睛、皮肤等有伤害，使用时应避免照射到眼睛和皮肤。

2）电离辐射灭菌。电离辐射是一切能引起物质电离的辐射总称，包括 α 粒子辐射、β 粒子辐射、质子辐射、X 射线辐射和 γ 射线辐射等。电离辐射具有较高的能量和穿透力，可直接或间接破坏微生物的核酸、蛋白质和酶系统，从而对其产生致死效应。电离辐射时不使物品升温，且穿透力强，适用于忌热物品，如塑料制品、生物制品、食品、药品（中药）、皮毛等的消毒或灭菌，尤其对一次性使用医疗卫生产品（包装后）的消毒和灭菌具有重要意义。目前，常用的电离辐射灭菌装置有 ^{60}Co 辐射装置（主要依靠 γ 射线杀灭微生物）和电子加速器照射装置（主要依靠产生的高能电子束杀灭微生物）。

（3）滤过除菌。滤过除菌法是用物理阻留的方法除去液体或空气中的细菌、真菌，以达到无菌目的，但不能除去病毒和支原体。其中液体除菌所用的器具是滤菌器，空气除菌采用生物洁净技术。

（4）干燥抑菌。有些细菌的繁殖体在空气中干燥时会很快死亡，如脑膜炎奈瑟菌等。但有些细菌的抗干燥力较强，如结核分枝杆菌在干痰中数月不死。细菌芽孢的抵抗力更强，如炭疽芽孢杆菌的芽孢耐干燥 20 余年。干燥法常用于保存食物，形成生理性干燥，使细菌的生命活动停止，从而防止食物变质。

2. 化学消毒法

一些化学药物能影响细菌的化学组成、物理结构和生理活动，从而起到消毒甚至灭菌的作用。利用化学药物杀灭病原微生物的方法称为化学消毒灭菌法。用于消毒或灭菌的化学药物称为化学消毒剂。

化学消毒剂使用方便，应用广泛，但只有达到消毒剂规定的剂量和作用时间才能取得预期消毒杀菌效果。消毒剂应用时的有效浓度和作用时间，两者缺一不可。

消毒剂有效浓度的计算，应统一按所含主要杀菌成分的浓度进行换算，不能以商品原药作为 100%计算稀释浓度。例如，含氯消毒剂应以含有效氯量计算其浓度，碘消毒剂应以含有效碘量计算其溶液浓度。还应注意药物在保存期中有效成分的下降，特别是对稳定性差的次氯酸类和过氧化物类消毒剂，有的在 3 个月内有效成分即下降 10%以上。配制不稳定的消毒剂，最好用化学滴定法或用浓度试纸进行监测。

作用时间是消毒剂与被消毒物品接触的时间。消毒时不得任意缩短规定的作用时间。通过提高浓度来缩短作用时间的方法是可行的，但必须经过一定的试验确定，而且也应有一定限度。时间过短，药物未能进入物品深处与微生物接触，或接触未达必需的时间，均难达到预期效果。一般达到灭菌所需时间要远比达到消毒的时间长。

此外，还应注意若直接将实验室试验测定的杀菌剂量作为应用剂量，往往会造成消毒或灭菌的失败。因为实验室的条件是人为设定的，是有利于对比而设计的，而现场应用时的条件（温度、有机物含量、药物穿透时间等）往往变化较大，微生物的抵抗力也可能超过试验菌株。因此，实际使用剂量需在实验室试验结果上再加安全系数，使灭菌与消毒的成功更有保证。安全系数的设定视消毒剂种类、处理对象、实施条件和实验室试验的代表性而定。

第二节　常用化学消毒药械的使用

培训重点

1. 掌握常用消毒剂的种类、适用范围、使用方法和注意事项。
2. 熟悉消毒喷雾器的使用规则和维护保养基本知识。

3. 能区分并合理使用 3~5 种常用化学消毒剂。
4. 能操作常用的消毒喷雾器。

一、消毒剂概述

1. 消毒剂的概念和杀菌机制

（1）消毒剂的概念。消毒剂是采用一种或多种化学的杀灭微生物因子制成的用于消毒的制剂。

（2）消毒剂的杀菌机制。消毒剂的种类繁多，但其杀灭微生物的机制主要有以下四种：

1）使微生物体内蛋白质变性或凝固。

2）干扰微生物的酶系统和代谢。

3）改变微生物细胞膜的通透性。

4）破坏微生物的核酸。

2. 消毒剂的分级

按杀灭微生物的能力，一般将消毒剂分为三级。

（1）低水平消毒剂。低水平消毒剂仅能杀灭一般细菌繁殖体和亲脂性病毒。达到低水平消毒要求的消毒剂包括氯己定、苯扎溴铵、来苏尔、新洁尔灭等。

（2）中水平消毒剂。中水平消毒剂能杀灭细菌繁殖体、分枝杆菌、真菌和病毒。达到中水平消毒的消毒剂包括乙醇、氯代二甲苯酚、含碘类消毒剂等。

（3）高水平消毒剂。高水平消毒剂能杀灭一切细菌繁殖体、分枝杆菌、病毒、真菌及其孢子等，对致病性细菌芽孢也有一定的杀灭作用。达到高水平消毒要求的消毒剂包括过氧乙酸、二氧化氯、含氯消毒剂等。提高此类消毒剂浓度或延长作用时间用于灭菌的称为灭菌剂。

3. 消毒剂的类型

消毒剂按其化学成分与特性可分为含氯类、含碘类、过氧化物类、醛类、醇类、酚类、季铵盐类和其他类的消毒剂。常用的消毒剂有含氯消毒剂、二氧化氯消毒剂、过氧化物类消毒剂、含碘消毒剂和醇类消毒剂等。

（1）含氯消毒剂。含氯消毒剂的有效成分为有效氯，是指溶于水中产生次氯酸，以次氯酸为主要杀菌因子的消毒剂。含氯消毒剂杀菌谱广，对各种类型的微生物均具有杀灭作用。其价格低廉，作用迅速，在预防性消毒、疫源地消毒方面均有广泛应用。含氯消毒剂的缺点包括：稳定性较差（尤其是配制成消毒剂溶液后）、容易受有机物影响、有刺激性、对物品有漂白作用、能与水中的一些有机物反应形成对健康有害的氯化副产物。

（2）二氧化氯消毒剂。二氧化氯消毒剂是用亚氯酸钠或氯酸钠为主要原料生产的制剂（商品态），其通过物理化学反应操作能产生主要有效杀菌成分游离二氧化氯（应用态）。二氧化氯含量用 mg/L 或%表示。二氧化氯活化剂是一种加入到商品态二氧化氯制剂中，通过化学作用激发二氧化氯制剂产生游离二氧化氯的辅剂。二氧化氯消毒剂可用于环境和物体表面的消毒，食品加工器具、餐（饮）具、蔬菜和水果等的消毒，生活饮用水（包括二次供水）、游泳池水、医院污水、城市中水的消毒处理和非金属医疗器械等的消毒。

（3）过氧化物类消毒剂。过氧化物类消毒剂包括过氧乙酸、过氧化氢、过氧戊二酸等。最常用的是过氧乙酸和过氧化氢，适用于一般物体表面消毒、食品用工具和设备消毒、空气消毒、皮肤伤口冲洗消毒、耐腐蚀医疗器械消毒。过氧化物类消毒剂具有杀微生物谱广、杀微生物能力强、作用时间短、分解后生成无毒成分、无残留毒性、易溶于水等优点；其缺点是性质不稳定、易分解，未分解前有刺激性或毒性，对物品有漂白或腐蚀作用。

（4）含碘消毒剂。含碘消毒剂是一类广谱消毒剂，对细菌繁殖体、真菌、病毒等均有较好的杀灭作用。含碘消毒剂在医疗卫生领域、日常生活中均有广泛的应用，也应用于农牧养殖业等。常用的含碘消毒剂有碘酊和碘伏。碘酊适用于手术部位、注射和穿刺部位皮肤以及新生儿脐带部位的皮肤消毒，不适用于黏膜和敏感部位皮肤消毒。碘伏适用于外科手及前臂消毒，手术切口部位、注射及穿刺部位皮肤以及新生儿脐带部位皮肤消毒，黏膜冲洗消毒，卫生手消毒。

（5）醇类消毒剂。醇类消毒剂常用于注射前皮肤消毒、外科手消毒及器械表面消毒。消毒领域常用的醇类主要是乙醇和异丙醇。常用的乙醇消毒剂为 70%~75%的乙醇溶液，主要用于手和皮肤消毒，也可用于体温计、血压计等医疗器具、精密仪器的表面消毒，不宜用于空气消毒及医疗器械的浸泡消毒。异丙醇的杀菌作用强于乙醇，且稀释后不易失效，但其毒性比乙醇高一倍，常用于物品表面和环境消毒、手消毒以及部分医疗用品的消毒，也用于制备消毒湿巾等，常用的消毒剂含异丙醇 50%~70%。

二、常用消毒剂的使用

1. 含氯消毒剂

（1）有效成分。含氯消毒剂有效成分以有效氯计，含量用 mg/L 或%表示。其中，漂白粉≥20%；二氯异氰尿酸钠≥55%；84 消毒液依据产品说明书，常见为 2%~5%。

（2）应用范围。适用于物体表面、织物等受污染物品以及水、果蔬和餐（饮）具等的消毒，还可用于室内空气、二次供水、设备设施表面、皮肤和黏膜的消毒。

（3）使用方法。用于物体表面消毒时，使用浓度 500 mg/L；用于疫源地消毒时，物体表面使用浓度1 000 mg/L；有明显污染物时，使用浓度10 000 mg/L；用于室内空气、水及其他消毒时，依据产品说明书使用。

（4）注意事项

1）含氯消毒剂为外用消毒剂，不得口服，置于儿童不易触及处。

2）配制和分装高浓度消毒液时，应戴口罩和手套；使用时应戴手套，避免接触皮肤。如不慎溅入眼睛，应立即用水冲洗，严重者应就医。

3）对金属有腐蚀作用，对织物有漂白、褪色作用。金属和有色织物慎用。

4）为强氧化剂，不得与易燃物接触，应远离火源。

5）置于阴凉、干燥处密封保存，不得与还原物质共储共运。

6）注意包装标示的相应安全警示标志。

7）依照具体产品说明书注明的使用范围、使用方法、有效期和安全性检测结果使用。

2. 二氧化氯消毒剂

（1）有效成分。活化后二氧化氯含量≥2 000 mg/L；无须活化产品依据产品说明书数据。

（2）应用范围。适用于水（饮用水、医院污水）、物体表面、餐（饮）具、食品加工工具和设备、瓜果蔬菜、医疗器械（含内镜）和空气的消毒处理。

（3）使用方法。用于物体表面消毒时，使用浓度50～100 mg/L，作用10～15 min；用于生活饮用水消毒时，使用浓度1～2 mg/L，作用15～30 min；用于医院污水消毒时，使用浓度20～40 mg/L，作用30～60 min；用于室内空气消毒时，依据产品说明书使用。

（4）注意事项

1）二氧化氯消毒剂为外用消毒剂，不得口服，置于儿童不易触及处。

2）不宜与其他消毒剂、碱或有机物混用。

3）有漂白作用，对金属有腐蚀性。

4）使用时应戴手套，避免高浓度消毒液接触皮肤和吸入呼吸道。如不慎溅入眼睛，应立即用水冲洗，严重者应就医。

3. 过氧化物类消毒剂

（1）有效成分

1）过氧化氢消毒剂。过氧化氢（以H_2O_2计）质量分数3%～6%。

2）过氧乙酸消毒剂。过氧乙酸（以$C_2H_4O_3$计）质量分数15%～21%。

（2）应用范围。适用于物体表面、室内空气、皮肤伤口、耐腐蚀医疗器械的消毒。

（3）使用方法

1）物体表面消毒。喷洒或浸泡消毒，使用0.1%～0.2%过氧乙酸或3%过氧化氢，作用 30 min，然后用清水冲洗去除残留消毒剂。

2）室内空气消毒。气溶胶喷雾消毒，使用 0.2%过氧乙酸或 3%过氧化氢，用量按 10~20 mL/m^3（1 g/m^3）计算，作用 60 min，然后通风换气；也可使用 15%过氧乙酸加热熏蒸，用量按 7 mL/m^3计算，作用 1~2 h，然后通风换气。

3）皮肤伤口消毒。直接冲洗皮肤表面，使用 3%过氧化氢消毒液，作用 3~5 min。

4）医疗器械消毒。耐腐蚀医疗器械的高水平消毒，使用 6%过氧化氢浸泡，作用 120 min，或 0.5%过氧乙酸冲洗，作用 10 min，消毒结束后应使用无菌水冲洗去除残留消毒剂。

（4）注意事项

1）液体过氧化物类消毒剂有腐蚀性，对眼睛、黏膜和皮肤有刺激性，有灼伤危险，若不慎接触，应用大量水冲洗并及时就医。

2）在实施消毒作业时，应佩戴个人防护用具。

3）如出现容器破裂或渗漏现象，应用大量水冲洗，或用沙子、惰性吸收剂吸收残液，并采取相应的安全防护措施。

4）易燃易爆。遇明火、高热会引起燃烧爆炸，与还原剂接触、遇金属粉末有燃烧爆炸危险。

4. 含碘消毒剂

（1）有效成分

1）碘酊。有效碘 18~22 g/L，乙醇 40%~50%。

2）碘伏。有效碘 2~10 g/L。

（2）应用范围

1）碘酊。适用于手术部位、注射和穿刺部位皮肤及新生儿脐带部位的皮肤消毒，不适用于黏膜和敏感部位的皮肤消毒。

2）碘伏。适用于外科手及前臂的消毒、黏膜冲洗消毒等。

（3）使用方法

1）碘酊。用无菌棉拭或无菌纱布蘸取，在消毒部位皮肤擦拭 2 遍以上，再用棉拭或无菌纱布蘸取 75%医用乙醇擦拭脱碘。使用有效碘 18~22 g/L，作用 1~3 min。

2）碘伏

①外科术前手及前臂消毒。在常规洗手基础上，用无菌纱布蘸取使用浓度碘伏，从手指尖至前臂部位和上臂下 1/3 部位皮肤均匀擦拭。使用有效碘 2~10 g/L，作用 3~5 min。

②黏膜冲洗消毒。用含有效碘 250~500 mg/L 的碘伏稀释液直接对消毒部位冲洗或擦拭。

（4）注意事项

1）含碘消毒剂为外用消毒液，禁止口服。

2）置于儿童不易触及处。

3）对碘过敏者慎用。

4）密封、避光，置于阴凉通风处保存。

5. 醇类消毒剂

（1）有效成分。乙醇的体积分数为70%～80%，含醇手消毒剂的乙醇的体积分数>60%，复配产品依据产品说明书数据。

（2）应用范围。主要用于手和皮肤消毒，也可用于较小物体表面的消毒。

（3）使用方法

1）卫生手消毒。手部均匀喷雾或涂擦揉搓1～2遍，作用1 min。

2）外科手消毒。擦拭2遍，作用3 min。

3）皮肤消毒。涂擦皮肤表面2遍，作用3 min。

4）较小物体表面消毒。擦拭物体表面2遍，作用3 min。

（4）注意事项

1）醇类消毒剂为外用消毒液，不得口服，置于儿童不易触及处。

2）易燃，远离火源。

3）对酒精过敏者慎用。

4）避光，置于阴凉、干燥、通风处密封保存。

5）不宜用于脂溶性物体表面的消毒，不可用于空气消毒。

三、常用消毒喷雾器的使用

常用的消毒喷雾器有背负式和机动式等。

1. 背负式手动喷雾器（见图3-1）

（1）安装。按照使用说明书将各部分装合，安装时注意各部分的正确位置，塑料喷雾器各连接部位不要旋得过紧，以免破裂。

（2）试喷。在液桶内加少量清水，打气到一定压力试喷，检查各连接处有无漏气漏水，喷雾是否正常。

（3）装药液。将配好的药液过滤后倒入桶内，药液不能超过标准线，以保持桶内有一定的空间储存压缩气体。

（4）打气。装好泵体并旋紧至不漏气、不漏水时即可打气，有的喷雾器压力达到一定程度会自动排气，没有排气设备的，气压不宜太大。

（5）喷雾。液滴大小与压力强度有关，可根据灭杀对象和环境调整喷头进行喷洒。

（6）维护保养

1）作业完毕应将桶内余气放掉、药液倒出，桶内及打气筒用清水清洗，并清洗打气

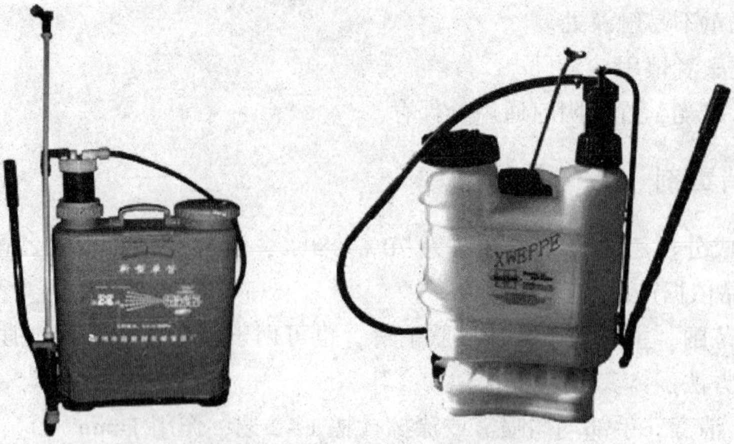

图 3-1　背负式手动喷雾器

喷雾软管、喷杆和喷头。

2）清除喷雾器表面的灰尘、污物、药液并晾干。

3）放置在阴凉、干燥、通风的地方。

2. 机动式喷雾器（见图 3-2）

（1）启动前的准备。检查各部位安装是否正确、牢固，检查油路系统是否通畅。

（2）启动。在油箱内加入按规定配制并经沉淀过滤的混合油，首次或夏季使用汽油与机油的比例为 15：1。打开燃料油门开关，启动拉线门开关至 1/3～1/2 位置，适当调节阻风门，冷机及新机应关闭 2/3，热机可全开。按压加油针直至出油，启动拉绳将启动轮向上缓拉 3～5 次，使混合油进入汽缸，最后迅速拉动即可启动。启动后将阻风门打开。

（3）试喷。确认发动机及风门正常运转之后，应先加清水试喷，检查各连接处有无渗漏，喷雾功能和各个部位工作是否正常。

（4）喷雾操作。将药液加入药箱内，药液量不要太满，盖好盖子。加药液时可使发

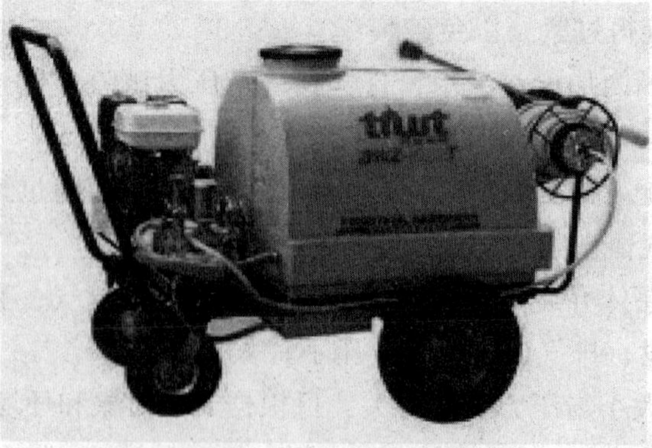

图 3-2　机动式喷雾器

动机低速运转。适当调整发动机油门，使其达到额定转速并稳定工作。打开喷液开关，药液呈雾状喷出。

（5）维护保养。每日工作结束后，应将箱内残存的药液倒出，用清水清洗药桶和管道。清理机器表面的尘土、浊污。检查各连接处有无漏水、漏油，各部位连接螺钉有无松动。机器应放置于干燥通风及清洁的地方，避免日晒和高温。

第三节 公共场所的消毒

培训重点

1. 掌握公共场所环境和物品的预防性消毒方法。
2. 掌握拟消毒环境和物品的预处理方法。
3. 能识读消毒操作规程，能对公共场所和其他场所的环境和物品表面进行预防性消毒。
4. 能检查并确认拟消毒环境的密闭和通风情况，按要求准备消毒用品和污染物收集用品，消毒处理常见污染物。
5. 能按要求制作现场操作记录表，并进行现场记录。

正常情况下，公共场所以清洁卫生为主，预防性消毒为辅，当面临传染病威胁或者人群密集性活动时才有必要进行消毒。根据不同公共场所人群密集程度的不同，所采取的消毒方式略有不同，对候车（机、船）室、公共交通工具等人员密集的场所应采取级别更高的消毒方式。

一、室内空气清洁与消毒

普通公共场所的室内通风以开窗通风为主，每日开窗通风2~3次，每次30 min，并注意人员保暖。对于飞机、高铁、地铁等相对密闭环境，建议适当增加空调换风功率以提高换气次数，并注意定期清洁处理空调滤网；短途客车、公交车等有条件开窗的公共交通工具，有条件时可开窗低速行驶，也可在停驶期间开窗通风，保持空气流通。

当公共场所出现疑似或确诊传染病病例时，在上级消毒人员指导下，在无人条件下选择过氧乙酸、含氯消毒剂、二氧化氯、过氧化氢等消毒剂，采用超低容量喷雾法进行消毒，并做好清洁消毒记录。

二、地面及物体表面消毒

地面以保持清洁干燥为主，可不定时用250~500 mg/L的含氯消毒剂进行湿式拖地，后用清水擦拭。当公共场所出现疑似或确诊传染病病例时，地面和可能被污染的墙壁等表面可用有效氯为1 000 mg/L的含氯消毒剂擦拭或喷洒消毒，消毒顺序由外向内，消毒作用时间不少于30 min。呕吐物、排泄物及分泌物等污染物直接污染地面时，可用一次性吸水材料（如纱布、抹布等）蘸取5 000~10 000 mg/L含氯消毒剂（或能达到高水平消毒的消毒湿巾）小心移除，用1 000 mg/L含氯消毒剂擦拭被污染表面及其周围可能污染的表面。处理污染物时应戴手套与口罩，处理完毕后应洗手或手消毒。

对公共卫生场所高频接触的物体表面（如收银台、柜台、休息区、服务台、游戏机、电梯间按钮、扶手、公共桌椅座椅、门把手、临时物品存储柜、购物篮、购物车等）应保持环境物品整洁卫生，可于每天营业前和营业结束后用含有效氯250~500 mg/L的含氯类消毒剂擦拭消毒，并做好清洁消毒记录。

三、公共交通工具消毒

对于交通工具，日常情况下应保持公共交通工具上的环境整洁卫生，并采取预防性消毒措施。飞机、火车、地铁、公交车、轮船等公共交通工具运行结束后，对内部物体表面（如车身内壁、司机方向盘、车内扶手、桌椅等），采用含有效氯250~500 mg/L的含氯消毒剂进行喷洒或擦拭，也可采用有效的消毒湿巾进行擦拭；座椅套等纺织物应保持清洁，并定期进行洗涤、消毒处理。当公共交通工具上出现人员呕吐时，应立即采用消毒剂（如含氯消毒剂）或消毒干巾对呕吐物进行覆盖消毒，清除呕吐物后，再使用新洁尔灭等消毒剂进行物体表面消毒处理。当有疑似或确诊传染病病例出现时，应在专业人员指导下，有肉眼可见污染物时应先完全清除污染物再消毒；无肉眼可见污染物时可用1 000 mg/L的含氯消毒剂或500 mg/L的二氧化氯消毒剂擦拭或喷洒消毒。地面消毒先由外向内喷洒一次，喷药量为100~300 mL/m^2，待室内消毒完毕后，再由内向外重复喷洒一次。消毒作用时间应不少于30 min。

四、公用卫生间消毒

公用卫生间应及时收集卫生间厕纸，保持清洁。便池及周边可用1 000~2 000 mg/L的含氯消毒剂擦拭消毒，作用30 min。卫生间内的表面应以消毒手经常接触的表面为主，如门把手、水龙头等，可用有效氯含量为500~1 000 mg/L的含氯消毒剂或其他可用于表面消毒的消毒剂擦拭消毒，作用30 min后用清水擦拭干净。对公用坐便器垫圈、按钮等表面的消毒可以采用有效氯含量为500~1 000 mg/L的含氯消毒剂喷雾消毒，作用30 min后，用清水冲洗干净。

五、公共场所物品消毒

对拖布和抹布等卫生用具消毒，应按照房间分区专用，避免交叉感染。使用后以有效氯含量为500~1 000 mg/L的含氯消毒剂进行浸泡消毒，作用30 min后用清水冲洗干净，晾干存放。

定期对垃圾桶等垃圾盛放容器进行清洁消毒处理。可用有效氯含量为500 mg/L的含氯消毒剂进行擦拭，也可用消毒湿巾进行擦拭。

餐（饮）具消毒首选煮沸消毒15 min，也可用有效氯含量为250~500 mg/L的含氯消毒剂溶液浸泡15 min后，再用清水洗净。

日常使用的织物（如毛巾、衣物、被罩等）可用有效氯含量为250~500 mg/L的含氯消毒剂浸泡30 min，然后用清水洗净（注意：含氯消毒剂对织物有漂白作用）。

对于表面不光滑物品（如拖鞋和洁具等）可以使用有效氯含量为250~500 mg/L的含氯消毒剂浸泡30 min进行消毒，再用清水洗净。

重复使用的手套、工作服等需每天清洗消毒，可用流通蒸汽或煮沸消毒30 min，或先用有效氯含量为500 mg/L的含氯消毒剂浸泡30 min，然后常规清洗。

六、其他场所的消毒

居民家庭、一般单位等普通场所的环境和物品以清洁卫生为主，预防性消毒为辅。预防性消毒的方法与公共场所相同。

第四节　个人防护

培训重点

1. 掌握手卫生方法和防护用品的使用方法。
2. 能按要求准备防护用品，做好个人手卫生和个人防护。

个人防护是为了防止化学、生物等环境有害物质对消毒人员造成危害所采取的措施，包括手卫生及个人防护用品的穿戴。

一、手卫生

手卫生是指从事职业活动过程中的洗手和手消毒。

1. 洗手

洗手是用流动水和洗手液（肥皂）揉搓冲洗双手，去除手部皮肤污垢、碎屑和部分微生物的过程。洗手是控制病原体感染最简单、最有效、最方便、最经济的方法。当手部有肉眼可见的污染时，或者可能接触艰难梭菌、肠道病毒等对速干手消毒剂不敏感的病原微生物时，应进行洗手。

洗手时，应在流动水下淋湿双手；取适量洗手液（肥皂）均匀涂抹整个手掌、手背、手指和指缝；认真揉搓双手至少 15 s，注意清洗双手所有皮肤，包括指背、指尖和指缝，具体揉搓步骤如图 3-3 所示；揉搓完成后再在流动水下彻底冲净干净，用干手巾或纸巾擦干。用洗手液（肥皂）正确洗手可以减少手部 90%的细菌。

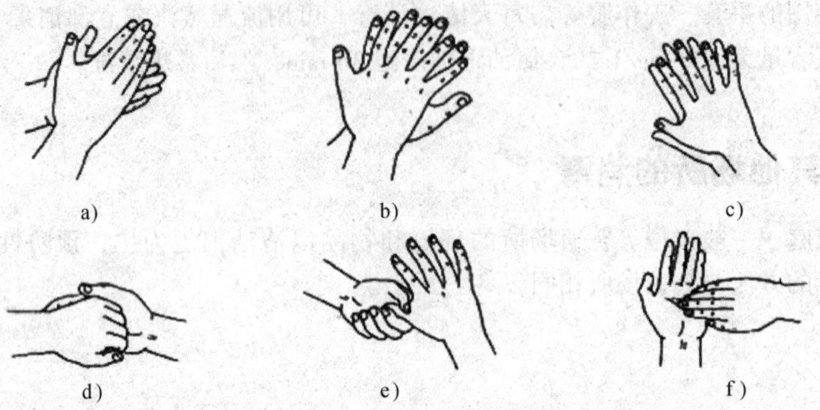

图 3-3　洗手揉搓步骤

a）掌心相对，手指并拢相互揉搓　b）手心对手背沿指缝相互揉搓
c）掌心相对，手指交叉指缝相互揉搓　d）弯曲手指关节在掌心旋转揉搓
e）大拇指在掌心旋转揉搓　f）五指并拢，指尖在掌心旋转揉搓

2. 手消毒

手消毒是指杀灭或清除手部病原微生物并达到消毒要求的过程，可分为卫生手消毒和外科手消毒。消毒员在从事职业活动过程中需做好卫生手消毒。

卫生手消毒是指手的预防性消毒过程。当手部没有肉眼可见污染时，宜使用速干手消毒剂进行卫生手消毒。当接触传染病患者的血液、体液和分泌物以及被传染性病原微生物污染的物品后或处理传染病患者污物之后，应先洗手，然后进行卫生手消毒。

（1）卫生手消毒方法

1）取适量的手消毒剂于掌心，均匀涂抹双手。

2）按洗手方法的揉搓步骤进行揉搓。

3）揉搓至手部干燥。

（2）手消毒剂。卫生手消毒时首选速干手消毒剂，过敏人群可选用其他手消毒剂；针对某些对乙醇不敏感的肠道病毒感染时，应选择其他有效的手消毒剂。特殊条件下，也可使用含氯或过氧化氢的手消毒剂。

（3）卫生手消毒注意事项。戴手套不能代替手卫生，摘手套后应进行手卫生消毒。

（4）卫生手消毒效果应达到的要求：检测的菌落数≤10 CFU/cm^2。

二、防护用品的穿戴

1. 一般防护

对公共场所及居民家庭、普通单位等普通场所的物品采用消毒剂进行擦拭消毒时，应采取一般防护措施。穿戴的防护用品有：医用外科口罩、乳胶手套、工作服。

正确佩戴方法和注意事项如下：

（1）医用外科口罩有白色和蓝色两面，将白色面向内贴着口鼻，蓝色面朝外。

（2）佩戴时，将折面完全展开，将嘴、鼻、下颌完全包住；用两手食指压紧鼻夹，使口罩与面部完全贴合。

（3）戴好后自行检查是否完全包裹面部，鼻夹处是否贴合。

（4）不可用污染的手触摸口罩的外侧，摘下口罩后应立即洗手。

（5）医用外科口罩只能一次性使用，口罩受到消毒剂污染后，应立即更换。

（6）一次性使用手套不可重复使用，破损后应及时更换。

（7）对公共场所、居民家庭、普通单位的地面和空气进行喷洒消毒时，应在一般防护的基础上佩戴护目镜，并穿专用工作鞋。

2. 一级防护

对存在发热与不经呼吸道传播的感染性疾病人群的场所的物品、地面和空气进行化学消毒时，应采取个人一级防护。穿戴的防护用品有：工作帽、医用防护口罩、隔离服/工作服（连体工作服）、专用工作鞋、乳胶手套。

佩戴医用防护口罩时，应用两只手按压鼻夹固定；进入工作区域之前，还应进行密合性检查。工作帽应遮住全部头发。

第五节　消毒效果评价及残留消毒剂处理

培训重点

1. 掌握压力蒸汽灭菌效果评价基本知识。
2. 了解常用残留消毒剂的处理方法。
3. 能识别各种指示剂的特点和消毒达标要求。
4. 能进行简单的无害化处理。

一、消毒效果评价

对不同消毒方法进行消毒效果评价的方法和标准也不同。通常用于评价消毒效果的指标包括生物学指标和化学指标。

生物监测法是压力蒸汽灭菌设备灭菌效果监测最可靠的方法。将两个嗜热脂肪杆菌芽孢菌片分别放入灭菌小纸袋内，置于标准试验包中心部位。经一个灭菌周期后，在无菌条件下，取出标准试验包中的指示菌片，投入溴甲酚紫葡萄糖蛋白胨水培养基中，56℃培养 48 h，观察培养基颜色变化情况。每个指示菌片接种的溴甲酚紫葡萄糖蛋白胨水培养基全部不变色，判定为灭菌合格。在物品包外，用化学指示胶带作为物品是否经过灭菌的处理标志。在物品包内，中心部位用化学指示剂作为物品是否灭菌的参考标志。化学指示剂的颜色变为与灭菌合格标准色相同或熔化时，判定为灭菌合格。

二、残留消毒剂处理

去除残留消毒剂的方法很多，根据使用的消毒剂不同应采用不同的方法去除残留消毒剂。

1. 化学中和法

化学中和法又称中和剂法，是指在消毒剂与微生物作用到达规定时间的终点时，取样加入到适宜种类和浓度的中和剂中，将残留消毒剂迅速中和，使其不再持续抑制或杀灭微生物的方法。本法同时有稀释作用效果（至少 1∶1 稀释，常用 1∶10 稀释），是最为普遍使用的方法。其优点是方法简单、使用方便、效果可靠。

2. 稀释法

稀释法是指将经消毒剂作用过的微生物样本，用稀释液稀释，降低残留消毒剂浓度，以消除对微生物的抑制作用。但若稀释过多，微生物浓度下降，可出现假阴性结果。本法可单独使用，但更常见的是与其他方法同时使用。单独使用时，一般多用于浓度系数较高的消毒剂（如醇类消毒剂）。

第四章　公共场所卫生管理员基本卫生知识和技能

第一节　概　　述

培训重点

掌握公共场所的概念、分类及卫生学特点。

一、公共场所概念

公共场所是根据公众生活活动和社会活动的需要，人工建成的具有多种服务功能的封闭式（如宾馆、展览馆、电影院等）、开放式（如公园、体育场等）、移动式（如小型游乐场）的公共建筑设施，供公众进行学习、工作、休息、交流、购物、美容等活动之用。

二、公共场所分类

我国公共场所种类很多，根据《公共场所卫生管理条例》规定，目前依法进行卫生监督的公共场所有：

1. 宾馆、饭馆、旅馆、招待所、车马店、咖啡馆、酒吧、茶座。
2. 公共浴室、理发店、美容院。
3. 影剧院、录像厅（室）、游艺厅（室）、舞厅、音乐厅。
4. 体育场（馆）、游泳场（馆）、公园。
5. 展览馆、博物馆、美术馆、图书馆。
6. 商场（店）、书店。

7. 候诊室、候车（机、船）室、公共交通工具。

三、公共场所卫生学特点

1. 人员密集，流动性大

公共场所常在一定的空间和时间内接纳众多人群，不同性别、不同年龄、不同职业、不同身体状况（健康和非健康）的人员密切接触，给疾病传播提供了机会。此外，由于人群多为短暂停留，流动性大，保洁意识差，也给卫生管理带来了一定难度。

2. 设备及物品容易被污染

由于公共场所的设备和物品供公众长期反复使用，极易造成致病微生物污染，如不消毒或消毒不彻底，就会通过交叉污染危害人群健康。

3. 涉及面广

无论是在城市或在乡村，只要有人群居住的地方，都会有大小不一、数量不等、建筑各异及功能不同的公共场所，因而涉及面广。

4. 从业人员素质参差不齐

随着市场经济的不断发展，公共场所不断增多，从业人员数量也随之增加，这些人员素质参差不齐，其中一些人员卫生知识缺乏，给卫生制度的落实和卫生监督工作的开展带来了一定的困难。

第二节　公共场所基本卫生要求

培训重点

1. 能根据公共场所基本卫生要求协助开展公共场所相关卫生工作。
2. 能协助完成公共场所卫生设施的维护与保养。

根据《公共场所卫生管理规范》（GB 37487—2019）的内容，公共场所基本卫生要求包括以下 16 项。

一、物品配置

1. 公共场所配置的卫生相关产品（如消毒产品、涉水产品、杀虫剂、灭鼠剂、避孕套和供顾客使用的洗发液、沐浴液、烫发剂、染发剂、美容护肤类化妆品）应执行进货验收制度，保证产品质量，标签标识规范。

2. 采购、出入库宜有记录，做到先进先出。索证、验收、出入库记录等资料保存 2 年。

3. 公共用品用具的配备数量应能满足经营需要。常见公共用品用具配备基本要求可参考《公共场所卫生管理规范》（GB 37487—2019）。

二、物品储存

1. 公共用品用具应存放在储藏间或场所内符合卫生要求的区域。

2. 物品应分类、分架存放，距墙壁、地面 10 cm 以上。

3. 清洗消毒过的公共用品用具应分类存放于保洁设施内。

4. 消毒剂、杀虫剂、灭鼠剂等有毒有害物品应储存于阴凉、干燥、通风处，专间存放或设置专柜，有专人负责管理。

三、公共用品用具

1. 公共场所应严格执行公共用品用具换洗消毒规定，清洗消毒后的公共用品用具应符合《公共场所卫生指标及限值要求》（GB 37488—2019）的要求。

2. 公共场所常见公共用品用具换洗消毒管理基本要求可参考《公共场所卫生管理规范》（GB 37487—2019）。

3. 公共场所可重复使用的杯具、拖鞋、美容美发工具、修脚工具等公共用品用具应每客用后清洗消毒，未经清洗消毒的用品用具不得供顾客使用。

4. 公共用品用具存放、运输应有效防止交叉污染和二次污染，已清洗消毒的用品用具存放容器和污染物品回收容器应分开专用，有标志标识。

四、通风换气

1. 公共场所应充分利用门窗进行自然通风，保持室内空气清新、无异味。

2. 使用集中空调的场所，空调运行期间新风系统、排风系统或设施应正常使用。

3. 人群密度大、自然通风条件不良、营业期间不便于采用自然通风方式的场所应安装机械排风系统或设施，营业期间保持正常使用，新风量应符合《公共场所卫生指标及限值要求》（GB 37488—2019）要求。

4. 使用燃气热水器提供热水的场所，热水器、燃气瓶设置地点宜与使用热水的房间隔室安装。

5. 热水器应具有强排风功能，燃烧产生的气体应直接排到室外，保证场所空气质量符合《公共场所卫生指标及限值要求》（GB 37488—2019）要求。

6. 公共场所禁止吸烟。禁烟管理应符合国家相关法律法规的规定。

五、空调设施

1. 使用集中空调的场所，卫生指标及卫生管理应符合《公共场所卫生指标及限值要求》（GB 37488—2019）和《公共场所集中空调通风系统卫生规范》（WS 394—2012）的要求。

2. 使用壁挂式、吸顶式、柜式、窗式、分散式空调设施的场所，宜设置与经营规模相适应的机械通风系统或设施，营业期间正常使用。

3. 分散式空调设施室内机组的滤网和散流罩应定期保洁，不得有积尘。

六、生活饮用水

1. 宜使用集中式供水单位供应的生活饮用水。

2. 自建供水设施使用单位应有专人负责卫生管理，水源卫生防护和供水过程卫生管理应符合《生活饮用水集中式供水单位卫生规范》的要求，水质符合《生活饮用水卫生标准》（GB 5749—2006）的要求，有日常管理记录和水质年度检测合格报告。

3. 二次供水设施使用单位应有专人负责卫生管理，设施的设计、管理和水质应符合《二次供水设施卫生规范》（GB 17051—1997）的要求，有日常管理记录和水质年度检测合格报告。

4. 公共交通工具上提供的生活饮用水水质应符合《生活饮用水卫生标准》（GB 5749—2006）的要求。

5. 采用分质供水方式的公共场所，制水工艺应符合卫生要求，水质符合《生活饮用水卫生标准》（GB 5749—2006）和相应的标准规定，使用的水质处理器应取得卫生许可批件，做好设备、管道日常管理和维护工作。

七、游泳池水、沐浴用水

1. 人工游泳场所、沐浴场所使用的原水水质应符合《生活饮用水卫生标准》（GB

5749—2006）的要求。

2. 人工游泳场所池水循环净化、消毒、补水等设备、设施应正常运行，每日补充足量新水，发生故障时应及时检修。游泳池水质应符合《公共场所卫生指标及限值要求》（GB 37488—2019）的要求。儿童池营业期间应持续供给新水。

3. 游泳场所设置的强制通过式浸脚消毒池应正常使用，池水每 4 h 更换一次，游离性余氯含量应保持在 5~10 mg/L。

4. 沐浴场所淋浴水、浴池水供应管道、设备、设施等系统的运行应避免产生死水区、滞水区，淋浴喷头、热水龙头应保持清洁。

5. 沐浴场所浴池水应循环净化处理，循环净化装置应正常运行，营业期间每日补充足量新水。池水水质符合《公共场所卫生指标及限值要求》（GB 37488—2019）的要求。

八、卫生相关产品

1. 公共场所配置、使用的消毒产品、涉水产品、杀虫剂、灭鼠剂、避孕套、洗发液、沐浴液、烫发剂、染发剂和美容护肤类化妆品等产品质量应符合国家相关规定，不得配置、使用过期、劣质产品。

2. 美容店、美发店等场所供顾客使用的唇膏、眉笔等美容用品应个人专用，不得共用、混用。

九、卫生专间

1. 公共用具清洗消毒间要求

（1）应做到专间专用，不得擅自停用或更改房间用途，在清洗消毒间内不得从事与清洗消毒无关的活动。

（2）清洗、消毒、保洁设施应正常使用，并保持整洁。

（3）有清洗消毒操作规程，配备消毒剂定量配制容器（化学法消毒）、洗消器材和工具。

（4）不得放置饮水机、制冰机、清扫工具、个人生活用品、杂物及其他无关物品。

2. 清洁物品储藏间（备用品库房）要求

（1）公共场所应根据场所种类、规模合理设置清洁物品储藏间，或在场所内清洁区域设置清洁物品储藏区，数量和规模应能满足经营需要。

（2）公共用品宜与一次性拖鞋、牙刷、牙膏、肥皂、卫生纸、洗发液、沐浴液等耗损品分间存放。

（3）不得放置污染物品、清扫工具、个人生活用品、杂物及其他无关物品。

（4）环境应保持整洁，通风良好，室内无霉斑和积尘，设置病媒生物防制设施并正常使用，保证无病媒生物滋生。

3. 公共用品洗涤房间（洗衣房）要求

（1）公共用品洗涤房间应专室专用，保持环境整洁。

（2）公共用品的洗涤、消毒、烘干设备和洗手、更衣、通风、照明、保洁设施应正常使用，做好日常维护工作。

（3）公共用品洗涤应做到分类清洗。清洁用品应及时存放到保洁设施内，清洁物品和污染物品的存放容器应严格分开，运输过程应有效防止交叉污染和二次污染。

4. 烫染发间（区）要求

（1）烫染发操作应在烫染发工作间（区）内进行。

（2）烫染发工作间（区）内机械排风设施应保持正常使用。

5. 卫生间要求

（1）公共卫生间应及时清扫保洁，做到无积水、无积垢、无异味，上下水系统、洗手设施、机械排风设施应定期维护，保证正常使用。

（2）公共卫生间设置坐便器的应提供一次性衬垫。

（3）住宿场所客房卫生间应使用专用清扫工具对相应的洁具（脸池、浴缸、坐便器）进行清扫，并采用合适的方法对洁具表面进行消毒，消毒效果应符合卫生要求。

（4）应根据物品、用具的污染程度合理清扫，防止交叉污染和二次污染。

十、公共用品用具清洗消毒

1. 公共用品用具消毒应选择合适的方法，清洗消毒过程规范，保证消毒效果。

2. 采用化学方法进行物品消毒时，消毒池的容量、深度应能满足浸泡消毒的需要，保证消毒液有效浓度和浸泡时间，消毒后的用具应充分冲洗。

3. 采用消毒柜消毒应按照使用说明操作，采用蒸汽、煮沸方法消毒应保证消毒时间、消毒温度。

4. 清洗消毒后的公共用品用具应采取保洁措施，防止二次污染。

5. 公共用品用具清洗消毒过程应有记录，包括消毒时间、人员、方法和消毒物品的种类、数量。

十一、卫生清扫工具

1. 公共场所应配备吸尘器、拖把、抹布等用于卫生清扫的工具、设施、设备，数量充足，能满足清扫保洁工作需要。

2. 卫生间清扫应配备专用工具、抹布和用于洁具（脸池、浴缸、坐便器）消毒的器材，并分别配备相应的存放容器。工具种类和抹布数量应与台面、墙面、地面、洁具（脸池、浴缸、坐便器）清扫相对应，工具、抹布的用途明确。

3. 应合理设置清扫工具存放房间或区域。卫生间清扫工具、抹布和存放容器应有明确的用途标识，清扫过程应有效防止交叉污染，不得混用、乱用。

十二、工作车管理

1. 住宿场所宜配备工作车，配置数量与场所经营规模相适应。

2. 客房数量50间以上的住宿场所应配备工作车，按每层楼或每20间客房设置1辆的比例配置。

3. 工作车内清洁的公共用品用具与一次性拖鞋、牙刷、牙膏、肥皂、卫生纸、洗发液、沐浴液等耗损品应分类、分层存放。

4. 使用过的公共用品用具（床单、枕套、被套、毛巾、杯具、拖鞋等）和废弃物应配置专用存放设施。

5. 工作车应采取卫生防护措施，合理设置清扫工具存放容器、抹布的存放位置，有效防止交叉污染和二次污染。

十三、外送清洗管理

1. 公共场所不具备床单、枕套、被套、毛巾、浴巾、浴衣等用品清洗消毒条件的，应选择为社会提供洗涤服务的单位进行清洗消毒。

2. 应选择持有工商营业执照、配备专业洗涤烘干设备、洗涤操作规程符合卫生要求的单位洗涤公共用品。

3. 应与洗涤服务单位签订洗涤合同，建立外送管理台账，有交接验收记录。

4. 洗涤后的公共用品应符合《公共场所卫生指标及限值要求》（GB 37488—2019）的要求，储存、运输应有保洁措施。

十四、病媒生物防制

1. 提倡使用物理方法防制。应根据当地病媒生物特点采取相应防治措施，消除病媒生物滋生地，定期对场所内病媒生物防制设施进行检查维护，保证正常使用。

2. 公共场所应配备垃圾桶（箱）、垃圾房、垃圾车等废弃物存放设施，数量充足，使用坚固、防水、防腐、防火材料制作，内壁光滑，便于清洗。废弃物收集、存放、运输设施应采取加盖、装门等密闭措施，防止不良气味逸散和病媒生物侵入。

十五、环境清扫保洁

1. 公共场所应开展经常性卫生清扫，保持场所环境整洁。

2. 公共场所卫生清扫应采取湿式清扫或其他合适的清扫方式，避免扬尘。

3. 公共场所内物品摆放应整齐有序，无乱堆乱放情形。

4. 地面无积尘、积水、污物，墙壁、天花板无蛛网、霉斑、脱落等情形。

5. 室内物品无积尘和不洁物。

6. 室内空气清新，无霉味、烟味和其他异味。

十六、标志标识

1. 公共场所应在场所醒目位置设置禁烟标志，符合国家控烟管理机构的相关规定。

2. 住宿场所配备的脸盆、脚盆应有标识，明确标示用途。

3. 沐浴场所应在前厅吧台、更衣室入口等醒目处设置“禁止性病、传染性皮肤病患者沐浴”警示性标志。标志应符合固定耐用的要求。

4. 游泳场所应在入口、更衣室等醒目处设置“禁止甲型病毒性肝炎、戊型病毒性肝炎、性病、传染性皮肤病、重症沙眼、急性结膜炎、中耳炎、肠道传染病、心脏病、精神病患者、酗酒者及其他不宜人群游泳”的警示性标志。标志应符合固定耐用的要求。

5. 美发场所应设置头癣、皮肤病患者专用工具，独立存放，存放容器标示“头癣、皮肤病患者专用工具”字样。

6. 清洗消毒间、清洁物品储藏间、公共卫生间、烫染发间、洗衣房等功能房间宜设置固定标牌，明确房间用途。

7. 清洗消毒设施（消毒柜除外）、清洁物品存放设施、污染物品回收设施、有毒有害物品存放设施等应有相应的标识，明确用途。

8. 客房卫生间清扫工具及其相应的存放容器应有标志标识，明确用途。

9. 经过清洗消毒的公共用品用具宜采用适当的方式进行标示，使其与污染物品易于区别。

第三节　公共场所的卫生管理

培训重点

1. 掌握从业人员健康管理的基本内容。

2. 了解突发公共卫生事件的定义及突发公共卫生事件等级。

3. 掌握传染病的定义及分类，了解传染病的主要预防措施。

4. 能依据公共场所卫生管理员岗位职责，协助开展相关管理工作。

5. 能依据公共场所卫生许可证基本信息、有效期、变更与延期、信誉等级等内容，协助公共场所开展卫生许可管理工作。

6. 能依据公共场所卫生档案管理的基本内容，协助开展档案管理相关工作，完成公共场所从业人员卫生健康档案整理。

7. 能了解公共场所从业人员健康状况。

8. 能协助开展公共场所传染病管理工作。

9. 能依据公共场所常用消毒方法，协助公共场所进行消毒工作管理。

一、卫生管理岗位职责

1. 制定并落实各项卫生监管制度

依据《公共场所卫生管理条例》的规定，结合公共场所的分类、卫生学特点、人员及卫生设施设备等实际情况，承担公共场所的卫生管理工作，建立卫生责任制度、档案管理制度、卫生培训制度、人员考核制度、卫生设施设备维护制度等；开展公共场所卫生状况的经常性检查、卫生监测和卫生技术指导工作，对检查中发现的不符合国家卫生标准和要求的行为及时制止并提出处理意见。

2. 组织从业人员开展卫生知识教育与相关技能培训

对公共场所从业人员进行卫生知识的培训和考核，组织从业人员学习相关卫生法律知识和公共场所卫生知识，包括公共场所常用消毒方法、防疫基本知识、常见传染病传播途径及预防措施、突发公共卫生事件应急方法、从业人员岗位责任及相关的法律法规等，并进行考核。

3. 开展公共场所卫生宣传教育

制作公共场所卫生注意事项及卫生安全防范知识等卫生宣传材料，积极组织公共场所各类人员开展卫生宣传及健康教育、健康促进等工作，及时、准确公示卫生许可、检测、消毒等信息，设立意见箱、接待窗口等接收顾客的有关信息反馈。

4. 协助卫生行政部门开展卫生监管工作

协助卫生行政部门开展公共场所卫生监测和卫生技术指导工作，接受上级卫生行政部门的监督检查，如实提供有关情况；对卫生监督检查中发现的问题予以整改，并确保整改措施符合国家卫生要求；建立完善的卫生管理档案，为上级卫生行政部门的监管提供依据；协助开展公共场所突发公共卫生事件应急处理工作。

5. 管理从业人员健康状况

组织从业人员定期进行健康检查，监督从业人员健康状况及卫生操作规范情况，建立从业人员健康档案。依据持健康证上岗的原则，患有痢疾、伤寒、病毒性肝炎、活动期肺结核、化脓性或渗出性皮肤病以及其他有碍公共卫生的疾病的从业人员，治愈前不得从事直接接触顾客的服务工作。

二、公共场所卫生制度管理

1. 卫生许可

（1）许可管理。各类公共场所均应按照规定向县级以上地方人民政府卫生行政部门申请卫生许可证。根据 2016 年《国务院关于整合调整餐饮服务场所的公共场所卫生许可证和食品经营许可证的决定》规定，取消餐饮服务场所（饭馆、咖啡馆、酒吧、茶座 4 类）的公共场所卫生许可证，而由食品药品监管部门统一发放食品经营许可证。公共场所卫生许可证有效期限为四年，每两年复核一次。公共场所卫生管理员应提醒公共场所经营者进行卫生许可证信息复核，并应当在卫生许可证有效期满 30 日前，向卫生行政部门提出申请。

（2）变更与延期。公共场所经营者变更单位名称、法定代表人或者负责人的，应当向原发证卫生行政部门申请办理变更手续。公共场所经营者变更经营项目、经营场所地址的，应当向卫生行政部门重新申请卫生许可证。被许可人依法需要延续卫生行政许可有效期的，应当在该卫生行政许可有效期届满 30 日前向作出卫生行政许可决定的卫生行政部门提出申请，并按照要求提供有关材料。

（3）卫生信誉度等级。公共场所卫生信誉度等级是卫生监督部门依据卫生法律、法规、规章和标准、规范要求对场所功能间布局、卫生设施等硬件条件和卫生管理等软件条件进行综合评价得出的等级，通过量化等级评定客观公正地反映其卫生状况，分为卫生信誉度A级（示范单位）、B级（规范单位）、C级（合格单位）和不予评定等级（需整改单位）。各类场所应在门口、前台等醒目位置公示卫生信誉度等级。

（4）法律责任。对违反国家有关卫生法律法规的，由卫生行政部门按照有关卫生法律、行政法规规定进行处罚。

2. 卫生档案

公共场所应建立卫生管理档案，下列内容应归档管理：

（1）卫生管理组织、岗位职责和卫生管理制度。

（2）卫生许可证、从业人员健康合格证明和卫生知识培训材料等管理资料。

（3）空气质量、微小气候、水质、采光、照明、噪声、公共用品用具、集中空调通风系统等检测报告。

（4）公共用品用具的清洗、消毒、更换记录和集中空调通风系统清洗、消毒记录。

（5）公共场所健康危害事故应急预案及事故处理情况记录。

（6）卫生设施的运行、维护、维修记录。

（7）卫生相关产品配置、索证、验收、出入库记录等资料。

（8）日常卫生检查记录和卫生质量投诉处理记录。

（9）选址、设计、竣工验收资料。

（10）其他应归档管理的资料。

公共场所卫生管理档案应当有专人管理，分类记录，至少保存两年。各类归档管理的资料应有相关人员签名。

3. 从业人员健康管理

（1）人员培训。公共场所经营者应当建立卫生培训制度，组织从业人员学习基本的消毒、灭杀等卫生知识与操作方法以及相关卫生法律法规等，并进行考核，考核合格后方可上岗。应有相应的培训、考核资料和记录，在岗人员每两年复训一次。

（2）健康证明。从业人员上岗前应进行健康检查，体检内容包括既往病史、皮肤病、血尿常规、肝肾功能及传染性疾病检测等，取得合格健康体检证明后方能安排上岗，并组织从业人员每年进行健康检查。同时，应认真核对、检查从业人员的健康合格证明，并进行存档管理。

（3）“五病”调离。痢疾、伤寒、病毒性肝炎、活动期肺结核、皮肤病（化脓性、渗出性、接触性）患者必须立即调离直接为顾客服务的工作岗位，治愈后方可恢复从事原工作。

三、突发公共卫生事件管理

1. 突发公共卫生事件定义

突发公共卫生事件是指突然发生，造成或可能造成社会公众健康严重损害的重大传染病疫情、群体性不明原因疾病、重大食物和职业中毒以及其他严重影响公众健康的事件。

2. 突发公共卫生事件分级

根据突发公共卫生事件性质、危害程度、涉及范围，突发公共卫生事件划分为特别重大（Ⅰ级）、重大（Ⅱ级）、较大（Ⅲ级）和一般（Ⅳ级）四级。

3. 突发公共卫生事件应急制度

为及时调查、处理公共场所突发公共卫生事件，查清事件原因，减少对人体健康造成的危害，公共场所卫生管理员应协助制定突发公共卫生事件应急制度。制度主要内容包括：制定突发公共卫生事件应急预案；建立防治组织与机构，明确职责分工；开展突发公共卫生事件应急培训；及时上报并配合卫生行政部门开展事故调查与处理等。

四、传染病管理

公共场所应执行各项卫生管理制度，定期检查各项卫生制度、操作规程落实情况，及时消除健康危害隐患。

1. 传染病概述

传染病概述详见第二章第一节。

2. 传染病的主要预防措施

公共场所传染病的预防是传染病防治工作的重要方面，应针对构成传染病流行过程的基本环节采取综合性措施，并且根据各类传染病特点，针对传播的主导环节采取适当的预防措施，防止传染病继续传播。

（1）管理传染源。应对患者和病原体携带者实施管理，要求早发现、早诊断、早隔离、积极治疗。将传染源控制在流行的范围内，以防传染到其他区域。控制传染源的主要措施为隔离传染源（传染源包括病人、疑似病人或可能传染疾病的动物等），一旦发现传染源就必须尽快隔离。对传染病接触者，应分别按具体情况采取检疫措施，密切观察，必要时进行预防接种或药物预防。对病原携带者进行管理与必要的治疗。对动物传染源中有经济价值的野生动物及家畜，应隔离治疗，必要时应宰杀，并加以消毒，无经济价值的应设法消灭。

（2）切断传播途径。根据传染病的不同传播途径，采取不同防疫措施，消除环境中的病原体。例如，肠道传染病应做好床边隔离、吐泻物消毒、水源及粪便管理，加强饮食卫生及个人卫生；呼吸道传染病应进行室内开窗通风、空气消毒，个人戴口罩；虫媒传染病应有防虫设备，并采用药物杀虫、防虫、驱虫。

（3）保护易感人群。保护易感人群的措施包括非特异性和特异性两个方面。非特异性措施有改善营养、锻炼身体和提高生活水平等，可一定程度提高机体免疫力；特异性措施是通过预防接种提高人群的主动或被动特异性免疫力。

3. 公共场所传染病防控制度

公共场所是预防、控制传染病流行、暴发的关键所在，公共场所卫生管理员应协助制定公共场所传染病防控制度。制度主要内容包括：制定公共场所传染病防控措施；建立公共场所传染病防治组织与机构，明确职责分工；开展预防传染病的健康教育；及时上报并配合卫生行政部门开展传染病防治工作。

五、消毒管理

通常情况下，公共场所以清洁卫生为主，预防性消毒为辅，当面临传染病威胁或人群密集性活动时才有必要进行消毒。根据不同公共场所人群密集程度的不同，所采取的消毒方式略有不同，如对候车（机、船）室、公共交通工具等人员密集的场所应采取级别更高的消毒方式。

公共场所消毒方法详见第三章第三节。

第四节　公共场所的卫生宣传

培训重点

1. 掌握健康教育的基本内容，协助开展公共场所健康教育工作。
2. 能协助执行公共场所禁烟制度，开展吸烟危害健康宣传及控烟管理工作。

一、健康教育

健康教育是公共场所卫生宣传的工作内容之一，旨在增强从业人员及公众的健康意识，形成健康的生活方式，从而保障公共场所健康管理工作能够科学化、规范化实施。

1. 健康教育概念

健康教育指通过有计划、有组织、有系统的社会教育活动，使人们自觉地采纳有益于健康的行为和生活方式，消除或减轻影响健康的危险因素，预防疾病、促进健康，提高生活质量，并对教育效果作出评价。健康教育的核心是教育人们树立健康意识、促使人们改变不健康的生活方式，养成良好的生活方式，以降低或消除影响健康的危险因素。通过健康教育，能帮助人们了解哪些行为是影响健康的，并能自觉地选择有益于健康的生活方式。

2. 健康教育对象

公共场所健康教育的对象主要分为两大类：一类是生产经营者，即公共场所从业人员；另一类是消费者，即到公共场所活动的公众。

3. 健康教育内容

（1）从业人员健康教育的内容

1）公共场所卫生监督与管理的意义。

2）《公共场所卫生管理条例》《公共场所卫生管理条例实施细则》的内容。

3）公共场所基本卫生要求。

4）消毒、杀虫、灭鼠的知识与技能。

5）公共场所易传播的疾病，如肠道传染病、呼吸道传染病等的防治知识。

6）常见突发性事故的现场救护知识等。

（2）消费者健康教育的内容

1）相关政策及法律法规。

2）公共卫生道德教育及健康生活方式普及。

3）各种常见病、多发病和传染病防治知识。

4）结合公共场所特点进行有针对性的教育。

二、公共场所卫生管理员控烟职责

1. 执行本单位禁止吸烟的制度。

2. 开展吸烟危害健康的宣传。

3. 在禁止吸烟场所设置醒目的禁止吸烟警语和标志。

4. 不得在本单位禁止吸烟区内设置烟灰缸等器具或设置附有烟草广告的标志或物品。

5. 配备专（兼）职禁烟劝导员和巡查员，对禁烟区的吸烟者进行劝阻。

公共场所卫生管理员可以根据需要在本单位非禁止吸烟场所划定吸烟区或设置吸烟室。吸烟区或吸烟室应当远离人员密集区域和行人必经的主要通道，并应当设置明显的指引标识以及吸烟有害健康的警示标识。

第五节　公共场所卫生风险与监督

培训重点

1. 掌握公共场所危害健康事故的定义、公共场所潜在环境因素与致病因素，并及时发现公共场所卫生安全隐患。

2. 掌握卫生监督的定义、分类及基本内容，协助监督公共场所卫生状况。

3. 了解各类场所经常性卫生监督的重点及公共场所卫生管理员卫生监督的职责，配合卫生行政部门进行公共场所卫生监督与管理工作。

一、公共场所卫生潜在风险因素

1. 公共场所危害健康事故

公共场所危害健康事故是指公共场所内发生的传染病疫情或因空气质量、水质等不符合卫生标准以及用品用具或卫生设施受到污染导致的危害公众健康的事故。

2. 公共场所潜在环境因素与致病因素

（1）物理性因素。物理性因素包括气温、湿度、气流、辐射、采光、照明、噪声、振动等。

（2）化学性因素。化学性因素包括颗粒物（尘、烟、雾）、一氧化碳、二氧化碳、臭氧、甲醛、合成洗涤剂、消毒剂等。

（3）生物性因素。生物性因素包括细菌、病毒、真菌、病媒生物（苍蝇、蚊子、蟑螂、螨虫、老鼠）等。

二、公共场所卫生监督

1. 卫生监督定义

公共场所卫生监督是指督促公共场所经营单位履行《公共场所卫生管理条例》《公共场所卫生管理条例实施细则》规定的职责，检查其履行的情况和存在的问题。对发现的卫生问题，责令公共场所经营单位制定改进措施，迅速贯彻落实，对违反相关规定的行为，进行行政处罚。

2. 卫生监督的分类与内容

公共场所卫生监督分为经常性卫生监督和预防性卫生监督两大类。

（1）经常性卫生监督。经常性卫生监督是指在公共场所经营过程中卫生监督机构及卫生监督员对其卫生状况定期或不定期地进行卫生监测、检查、技术指导、行政处罚等工作的总称。主要包括以下内容：

1）卫生组织、卫生制度是否建立、健全。

2）公共场所内外环境卫生状况。

3）基本卫生设施是否具备。

4）消毒设施是否健全、完好及其运行情况。

5）有关公共场所卫生标准执行情况以及对各项指标要求进行监督。

6）通风换气设施的运行情况、从业人员健康体检、卫生知识培训及患有禁忌证的从业人员调离情况。

7）抽查部分从业人员健康合格证和培训合格证。

8）检查卫生许可证情况，即是否获得卫生许可证及卫生许可证是否在有效期内。

（2）预防性卫生监督。预防性卫生监督是指对建设项目，即新建、扩建、改建工程的选址和设计进行卫生审查，并参加工程验收的步骤和方式的总称。主要包括以下内容：

1）公共场所设计审查。

2）施工监督。

3）建设竣工的卫生验收。

相关链接

公共场所相关法律法规及卫生标准

卫生监督执法依据包括公共场所相关卫生法律法规和卫生标准。

1. 公共场所相关卫生法律法规

(1)《中华人民共和国传染病防治法》。

(2)《突发公共卫生事件应急条例》。

(3)《公共场所卫生管理条例》。

(4)《公共场所卫生管理条例实施细则》。

2. 公共场所相关卫生标准

(1)《公共场所卫生管理规范》(GB 37487—2019)。

(2)《公共场所卫生指标及限值要求》(GB 37488—2019)。

(3)《旅店业卫生标准》(GB 9663—1996)。

(4)《文化娱乐场所卫生标准》(GB 9664—1996)。

(5)《公共浴室卫生标准》(GB 9665—1996)。

(6)《理发店、美容店卫生标准》(GB 9666—1996)。

(7)《游泳场所卫生标准》(GB 9667—1996)。

(8)《体育馆卫生标准》(GB 9668—1996)。

(9)《图书馆、博物馆、美术馆、展览馆卫生标准》(GB 9669—1996)。

(10)《商场（店）、书店卫生标准》(GB 9670—1996)。

(11)《医院候诊室卫生标准》(GB 9671—1996)。

(12)《公共交通等候室卫生标准》(GB 9672—1996)。

(13)《公共交通工具卫生标准》(GB 9673—1996)。

(14)《饭店（餐厅）卫生标准》(GB 16153—1996)。

(15)《公共场所用品卫生标准》(WS 205—2001)。

(16)《公共场所集中空调通风系统卫生规范》(WS 394—2012)。

(17)《生活饮用水卫生标准》(GB 5749—2006)。

(18)《二次供水设施卫生规范》(GB 17051—1997)。

附录 1　防疫员练习题

一、单项选择题

1. 新型冠状病毒肺炎的密切接触者，需要集中或居家隔离（　　）。

A. 3 天　B. 7 天　C. 14 天　D. 不需要隔离

2. 下列属于新型冠状病毒肺炎病毒传播途径的是（　　）。

A. 飞沫传播　B. 食物传播　C. 节肢动物传播　D. 经水传播

3. 新型冠状病毒肺炎的易感人群是（　　）。

A. 小孩　B. 成年人　C. 老人　D. 所有人

4. 下列不符合新型冠状病毒肺炎病例治疗场所要求的是（　　）。

A. 疑似及确诊病例应在具备有效防护条件的定点医院隔离治疗

B. 疑似病例应收治在同一隔离室治疗

C. 确诊病例可多人收治在同一病室治疗

D. 危重病例应当尽早收入 ICU 治疗

5. 新型冠状病毒肺炎流行期间，普通居民一般个人防护推荐戴的口罩是（　　）。

A. 普通面纱口罩　B. 一次性医用口罩

C. 医用防护口罩　D. N95 口罩

6. 关于咳嗽和打喷嚏的礼仪，做法错误的是（　　）。

A. 可用纸巾遮掩口鼻

B. 没有纸巾可用手直接遮掩口鼻

C. 没有纸巾时，可以使用手肘或者上衣袖遮掩口鼻

D. 用过的纸巾丢弃到垃圾桶

7. 下列防护用品不适用于二级防护的是（　　）。

A. 普通外科口罩　B. 护目镜　C. 连体式防护服　D. 双层防护手套

8. 下列不属于疫源地消毒的是（　　）。

A. 普通办公场所垃圾桶消毒

B. 轻症新型冠状病毒肺炎患者的方舱医院消毒

C. 疑似新型冠状病毒肺炎患者转运车消毒

D. 传染病隔离病房消毒

9. 决定传染病病人隔离期限的重要依据是（　　）。

A. 潜伏期　B. 临床症状期　C. 传染期　D. 恢复期

10. 下列属于垂直传播的是（　　）。

A. 胎盘传播　　B. 血液传播　　C. 性传播　　D. 医源性传播

11. 可降低人群易感性的因素是（　　）。

A. 预防接种　　B. 新生儿增加

C. 新型病原体出现　　D. 免疫人口减少

12. 我国对传染病防治实行的方针是以（　　）为主。

A. 预防　　B. 治疗　　C. 卫生监督　　D. 报告

13. 针对新型冠状病毒肺炎病人的“四早”措施包括（　　）。

A. 早发现、早报告、早隔离、早治疗

B. 早预防、早发现、早报告、早隔离

C. 早体检、早隔离、早报告、早治疗

D. 早发现、早隔离、早治疗、早康复

14. 甲类传染病暴发时，疾控中心工作人员开展流行病学调查的时限是（　　）h。

A. 24　　B. 48　　C. 72　　D. 96

15. 下列（　　）不是针对易感人群开展的传染病控制措施。

A. 预防接种　　B. 药物预防　　C. 个人防护　　D. 污染场所消毒

16. 新型冠状病毒肺炎属于（　　）法定传染病。

A. 甲类　　B. 乙类　　C. 丙类　　D. 尚未确定

17. 我国传染病疫情信息实行的报告方式为（　　）。

A. 网络直报　　B. 口头报告　　C. 当面报告　　D. 书信报告

18. 下列属于传染病暴发、流行时采取的紧急措施是（　　）。

A. 配备防护物资　　B. 封闭可能造成传染病扩散的场所

C. 加强人员健康监测　　D. 开展公共场所预防性消毒

19. 下列消毒措施正确的是（　　）。

A. 对外环境进行空气预防性消毒

B. 用 2 000 mg/L 的含氯消毒剂对公共场所地面做预防性消毒

C. 用 75%乙醇消毒手机和钥匙

D. 用喷雾消毒方式对物体表面进行消毒

20. 下列不能有效灭活新型冠状病毒的消毒剂是（　　）。

A. 75%乙醇　　B. 含氯消毒剂　　C. 氯己定　　D. 过氧乙酸

21. 环境、物体表面消毒的一般原则是（　　）。

A. 先清洁，再消毒　　B. 先消毒，再清洁

C. 先灭菌，再清洁　　D. 先灭菌，再消毒

22. 新型冠状病毒肺炎防控期间，医院隔离区工作人员推荐使用的口罩是（　　）。

A. 纱布口罩　　B. 医用外科口罩

C. 一次性使用医用口罩　　D. N95 口罩

23. 下列关于新型冠状病毒肺炎等呼吸系统传染病的防控，家庭防护和日常消毒的措施，正确的是（　　）。

A. 每天开窗通风2~3次，每天开窗通风至少30 min

B. 每天用1 000 mg/L含氯消毒剂擦拭桌面、地面

C. 每天用75%乙醇对厨房、卫生间喷雾消毒

D. 饭前便后用戊二醛对手消毒

24. 新型冠状病毒肺炎疫情防控期间，复工单位食堂餐厅采取的做法正确的是（　　）。

A. 分时段用餐或分餐

B. 用一次性餐具

C. 反复使用的餐（饮）具应"一人一具一用一消毒"

D. 以上都是

25. 传染病的传播途径是指（　　）。

A. 病原体从传染源排出后，侵入新的易感宿主前，在外环境中所经历的全过程

B. 病原体从传染源排出到侵入宿主的过程

C. 病原体侵入新的宿主的过程

D. 病原体从传染源排出到环境中的过程

26. 从病原体侵入机体到临床症状出现这段时间称为（　　）。

A. 传染期　　B. 潜伏期　　C. 隔离期　　D. 非传染期

27. 下列不属于预防性消毒的是（　　）。

A. 餐具消毒　　B. 传染病医院污水消毒

C. 理发工具消毒　　D. 卫生间消毒

28. 配制500 mg/L消毒液5 L，需用有效氯5%的84消毒液的量是（　　）mL。

A. 10　　B. 25　　C. 50　　D. 100

29. 对于新型冠状病毒肺炎低风险区采取的防控策略是（　　）。

A. 外防输入　　B. 外防输入，内防扩散

C. 内防扩散，外防输出　　D. 外防输入，内防扩散，严格管控

30. 各单位复工后，针对新型冠状病毒肺炎防控开展的处置措施不包括（　　）。

A. 开展预防性消毒　　B. 加强病人管理

C. 加强人员健康监测　　D. 配备防护用品

31. 无须开展预防消毒的对象是（　　）。

A. 交通工具座椅　　B. 箱式电梯按钮

C. 室外空气　　D. 卫生间地漏

32. 下列传染病按甲类管理的是（　　）。

A. 新型冠状病毒肺炎　　B. 乙肝

C. 流感　　D. 感染性腹泻

33. 不能引起肺炎的病原体是（　　）。

A. 支原体　　B. 结核杆菌　　C. 新型冠状病毒　　D. 流感病毒

34. 一般不用于物体表面消毒的消毒方法是（　　）。

A. 擦拭　　B. 喷洒　　C. 熏蒸　　D. 紫外线

35. 针对新型冠状病毒肺炎疫情防控，当前我国实施分级分区的精准防控策略，而划分高、中、低风险等级的最小单位是（　　）。

A. 省　　B. 市　　C. 县　　D. 乡镇

36. 易于发生聚集性疫情的交通工具及场所不包括（　　）。

A. 飞机　　B. 邮轮　　C. 公交车　　D. 轮船码头

37. 在疾病或伤害尚未发生时针对病因或危险因素采取措施属于（　　）。

A. 第一级预防　　B. 第二级预防　　C. 第三级预防　　D. 第四级预防

38. 通过及早发现并诊断疾病，及时给予适当的治疗属于（　　）。

A. 第一级预防　　B. 第二级预防　　C. 第三级预防　　D. 第四级预防

39. 属于第一级预防的措施是（　　）。

A. 对易感人群进行预防接种　　B. 对病人开展心理辅导

C. 对病人实施治疗措施　　D. 积极治疗，预防伤残，做好康复工作

40. 根据《中华人民共和国传染病防治法》要求，城镇发现甲类传染病时，网络直报的时限是（　　）h。

A. 1　　B. 2　　C. 4　　D. 6

41. 下列传染病可经空气传播的是（　　）。

A. 艾滋病　　B. 肺结核　　C. 狂犬病　　D. 疟疾

42. 传染病的流行过程三环节是指（　　）。

A. 病因、宿主、环境　　B. 传染源、传播途径、易感人群

C. 生理因素、心理因素、社会因素　　D. 病人、传播途径、易感人群

43. 我国对传染病管理实行的方针是（　　）。

A. 预防为主、防治结合、统一管理、依靠群众

B. 预防为主、防治结合、分类管理、依靠科学、依靠群众

C. 预防为主、防治结合、划区管理、依靠科学

D. 预防为主、防治结合、健康教育、依靠群众

44. 二级防护的标准着装是（　　）。

A. 防护帽、医用外科口罩、工作服

B. 防护帽、N95 口罩、工作服

C. 防护帽、N95 口罩、护目镜、工作服

D. 防护帽、N95 口罩、护目镜、连体式防护服、防护鞋、乳胶手套

45. 对甲类传染病疑似患者在明确诊断前，应在指定的场所进行（　　）。

A. 医学观察　　B. 留验　　C. 隔离　　D. 访视

46. 下列人员应进行一级防护的是（　　）。
A. 处理痢疾病人呕吐物的相关工作人员
B. 为病人实施吸痰、气管切开的医务人员
C. 疾控部门处理核污染类卫生突发事件人员
D. 从事病毒分离检测的实验室工作人员
47. 一级防护的标准着装是（　　）。
A. 工作帽、工作服
B. 工作帽、医用口罩、工作服
C. 工作帽、医用口罩、隔离服/工作服
D. 工作帽、医用口罩、隔离服/工作服、专用工作鞋、乳胶手套
48. 下列情形不需要进行二级防护的是（　　）。
A. 医院工作人员处理不明原因疾病、不明原因肺炎
B. 疾控部门处理不明原因疾病、不明原因肺炎等卫生突发事件
C. 接触从不明原因疾病或不明原因肺炎病人身上采集标本的工作人员
D. 发热门诊医务人员
49. 下列属于物理消毒法的是（　　）。
A. 紫外线消毒　B. 碘酊消毒　C. 戊二醛消毒　D. 过氧乙酸消毒
50. 下列属于化学消毒法的是（　　）。
A. 煮沸消毒　B. 高压蒸汽灭菌　C. 巴氏消毒　D. 75%乙醇消毒
51. 下列属于乙型肝炎传播途径的是（　　）。
A. 空气传播　B. 粪口途径传播　C. 蚊虫叮咬　D. 血液传播
52. 下列选项中关于艾滋病的说法，错误的是（　　）。
A. 病原体是人免疫缺陷病毒
B. 艾滋病可以导致免疫功能受损乃至缺陷，最终并发感染和肿瘤
C. 传染源是 HIV 感染者和艾滋病患者
D. 目前有预防艾滋病的特效疫苗
53. 下列选项中属于手足口病病原体的是（　　）。
A. 肠道病毒 71 型　B. 人免疫缺陷病毒
C. 乙型肝炎病毒　D. 人巨细胞病毒
54. 下列选项中关于肺结核的说法，错误的是（　　）。
A. 肺结核属于自限性疾病，不需要治疗
B. 病原体是结核分枝杆菌
C. 主要临床表现是长期低热、咳嗽、咯血
D. 人群普遍易感
55. 病原体经空气传播的方式主要有（　　）。
A. 飞沫、飞沫核、尘埃　B. 飞沫、飞沫核、水蒸气

C. 飞沫、水蒸气、尘埃　　D. 风、飞沫、飞沫核

56. 介水传染病一般多见于（　　）。

A. 中毒性疾病　B. 肠道传染病　C. 呼吸道传染病　D. 皮肤病

57. 饮用水消毒的主要目的是（　　）。

A. 保持水中的余氯　　B. 改善水体物理性状

C. 消灭大肠杆菌　　D. 杀灭病原菌，预防介水传染病

58. 关于传染病的定义，下列说法正确的是（　　）。

A. 传染病是由病毒引起的疾病

B. 传染病是由细菌引起的疾病

C. 传染病是只能在人与人之间相互传播的疾病

D. 传染病是能在人与人、动物与动物以及人与动物之间相互传播的疾病

59. 我国法定报告传染病分为（　　）类。

A. 2　B. 3　C. 4　D. 5

60. 下列灭鼠措施正确的是（　　）。

A. 大量使用杀鼠剂和毒饵

B. 合理使用灭幼缓释剂杀鼠

C. 切断鼠类迁徙通道，破坏其栖息场所，利用器械灭鼠

D. 清理河道、阴沟和阳沟

61. 经空气传播形式流行的传染病是（　　）。

A. 流感　B. 疟疾　C. 艾滋病　D. 丙肝

62. 下列关于三级预防的描述，正确的是（　　）。

A. 第一级预防指临床前期预防　　B. 第二级预防指临床期预防

C. 第三级预防指病因预防　　D. 第二级预防指临床前期预防

63. 不适合采取第一级预防的疾病是（　　）。

A. 职业病　　B. 心血管疾病

C. 病因不明，难以觉察预料的疾病　　D. 糖尿病

64. 预防医学的主要目的是（　　）。

A. 预防疾病，促进健康　　B. 预防疾病，治疗疾病

C. 治疗疾病，促进健康　　D. 发现疾病，治疗疾病

65. 属于第三级预防的是（　　）。

A. 卫生教育

B. 对密切接触者进行严密医学观察或隔离留验

C. 对疫源地采取相应的消毒防范措施

D. 积极治疗，预防伤残

66. 预防医学的研究对象是（　　）。

A. 亚健康人群　　B. 全社会人群

C. 对环境变化敏感的人群　　D. 对致病因素抵抗力较低的人群

67. 属于肾综合征出血热传染源的是（　　）。

A. 黑线姬鼠　　B. 苍蝇　　C. 蚊子　　D. 禽类

68. 下列关于肾综合征出血热，描述错误的是（　　）。

A. 属于自然疫源性疾病　　B. 疾病主要损害肾脏

C. 鼠为该病主要传染源　　D. 病原体是鼠疫杆菌

69. 食品生产经营人员患有（　　）仍可参加接触直接入口食品的工作。

A. 牙周炎　　B. 伤寒　　C. 病毒性肝炎　　D. 痢疾

70. 脊髓灰质炎的主要传播途径是（　　）。

A. 空气传播　　B. 粪口途径传播　　C. 蚊虫叮咬传播　　D. 血液传播

71. 流行性乙型脑炎的中间宿主是（　　）。

A. 蚊　　B. 猪

C. 猫　　D. 乙型脑炎病毒携带者

72. 下列关于登革热的描述，错误的是（　　）。

A. 病原体是登革病毒

B. 发热，全身肌肉、骨、关节痛，皮疹，淋巴结肿大是主要的临床表现

C. 患者是唯一传染源

D. 人群普遍易感

73. 下列关于伤寒的说法，正确的是（　　）。

A. 病原体是霍乱弧菌　　B. 该病老年人不易感

C. 传染源是患者或带菌者　　D. 空气传播为主要传播途径

74. 伤寒病人的典型临床症状是（　　）。

A. 低热、咳嗽　　B. 高热、玫瑰疹

C. 呕吐、米泔水样便　　D. 全身出血症状

75. 下列选项中关于霍乱的说法，正确的是（　　）。

A. 是高致病性病毒传染病　　B. 是我国法定乙类传染病

C. 患者和带菌者是主要传染源　　D. 儿童和老年人不易感

76. 关于食源性疾病暴发事件现场调查的主要内容，描述错误的是（　　）。

A. 调查确定暴发事件所涉及的所有病例

B. 调查确定引起疾病暴发的污染食品

C. 调查确定引起该起食源性疾病暴发事件的病原因子

D. 追究责任人

77. 传染性非典型肺炎属于（　　）传染病。

A. 甲类　　B. 乙类　　C. 丙类　　D. 丁类

78. 蝇类主要传播的疾病是（　　）。

A. 消化道传染病　　B. 呼吸道传染病

C. 血液传染病　　D. 皮肤传染病

79. 下列不属于病媒生物防制措施的是（　　）。

A. 环境治理　　B. 化学防制　　C. 生物防制　　D. 消毒处理

80. 下列不属于病媒生物性疾病的是（　　）。

A. 疟疾　　B. 鼠疫

C. 肾综合征出血热　　D. 流感

81. 病媒生物一般防制以（　　）为主。

A. 环境治理　　B. 物理防制　　C. 化学防制　　D. 遗传防制

82. 病媒生物应急防制以（　　）为主。

A. 环境治理　　B. 物理防制　　C. 化学防制　　D. 遗传防制

83. 蚊防制的根本措施是（　　）。

A. 环境治理　　B. 物理防制　　C. 生物防制　　D. 遗传防制

84. 下列病媒生物属于《中华人民共和国传染病防治法》着重防制对象的是（　　）。

A. 蜱　　B. 蝇　　C. 螨　　D. 蚤

85. 我国爱国卫生运动提出需消灭的“四害”包括（　　）。

A. 苍蝇、蚊子、老鼠、麻雀　　B. 苍蝇、螨虫、老鼠、蚊子

C. 苍蝇、蚊子、老鼠、蟑螂　　D. 螨虫、蚊子、老鼠、蟑螂

86. 下列蚊的防制方法中，不属于物理防制的是（　　）。

A. 使用电蚊拍　　B. 使用诱蚊灯　　C. 封闭滋生场所　　D. 安装纱窗、蚊帐

87. 病媒生物防制的治本措施是（　　）。

A. 清除滋生地　　B. 机械捕杀

C. 杀虫剂杀灭　　D. 种植或养殖捕食性生物

88. 下列属于我国生产或常用的卫生杀虫剂的是（　　）。

A. 有机氮类　　B. 氨基甲酸酯类　　C. 醚类化合物　　D. 酚类化合物

89. 食源性疾病的现场处理不包括（　　）。

A. 封存、停止食用有毒食品　　B. 实施行政控制措施

C. 积极治疗病人　　D. 追回、销毁有毒食品

90. 食源性疾病的基本要素不包括（　　）。

A. 食物　　B. 食物中的致病因子

C. 急性中毒性或感染性表现　　D. 环境因素

91. 下列属于食物中毒的是（　　）。

A. 痢疾　　B. 食用发芽马铃薯引起恶心、呕吐

C. 食物过敏　　D. 消化不良

92. 食品生产经营人员进行健康检查的频率是（　　）。

A. 半年一次　　B. 一年一次　　C. 两年一次　　D. 三年一次

93. 餐饮服务留样食品应在专用冷藏设备中至少存放（　　）h。

A. 12　　B. 24　　C. 48　　D. 72

94. 有毒动植物所含有的毒素引起的食源性疾病，致病因子属于（　　）。

A. 生物性致病因子　　B. 化学性致病因子

C. 物理性致病因子　　D. 以上都不是

95. 下列可引起食源性疾病的化学性致病因子是（　　）。

A. 非法添加、滥用的食品添加剂

B. 污染食物的放射性核素

C. 微生物及其产生的毒素

D. 寄生虫以及有毒动植物本身所含有的毒素

96. 餐饮服务食品安全留样要求中规定每个品种的留样量应不少于（　　）g。

A. 50　　B. 125　　C. 200　　D. 250

97. 下列不属于病媒生物防制环境处理的措施是（　　）。

A. 垃圾清理　　B. 排水沟改造　　C. 翻盆倒罐　　D. 孔缝洞填堵

98. 灭幼缓释剂一般用于杀灭（　　）。

A. 蚊虫幼虫、苍蝇幼虫　　B. 苍蝇幼虫、蟑螂幼虫

C. 蜱、螨　　D. 臭虫、虱

99. 下列不属于施用杀虫剂的施药器械的是（　　）。

A. 喷雾器　　B. 喷粉器　　C. 电蚊拍　　D. 烟雾机

100. 下列不属于预防、阻挡病媒生物侵入的物理防制器械的是（　　）。

A. 纱门　　B. 风幕机胶帘　　C. 鼠夹　　D. 防蝇罩

101. 下列不属于杀灭病媒生物的物理防制器械的是（　　）。

A. 防蝇罩　　B. 粘蟑纸　　C. 鼠夹　　D. 电蚊拍

102. 关于粘鼠板和粘蟑纸的使用，描述错误的是（　　）。

A. 放置地点应避免水、高温、低温和灰尘

B. 可放置少量防制对象喜食的食品，增加粘捕效率

C. 未粘捕到防制对象的不可继续放置

D. 粘捕成功的器械应及时取走并进行处理

103. 下列关于风幕机、胶帘的说法，错误的是（　　）。

A. 可产生强大的气流屏障，有效防止灰尘、昆虫及有害气体的侵入

B. 风幕机宽度应与两门门框一致

C. 使用的胶条要有一定的柔韧性

D. 胶帘下端离地在 0.5 cm 以内，不能触及地面

104. 关于挡鼠板和防鼠网的描述，错误的是（　　）。

A. 挡鼠板的高度常规尺寸应为 30 cm 以上

B. 挡鼠板用于重点场所如食品库房时，高度需达到 60 cm

C. 防鼠网用铁丝网或不锈钢网制成，网眼孔径应小于 10 mm

D. 挡鼠板是可阻挡老鼠进入室内的装置，由主板面和下槽构成

105. 下列关于健康的描述，正确的是（　　）。

A. 身体上、心理上和社会适应上的完好状态

B. 没有疾病、精神健康

C. 躯体健康、不虚弱

D. 躯体健康、心理健康

106. 下列微生物属于非细胞型微生物的是（　　）。

A. 病毒　　B. 支原体　　C. 衣原体　　D. 真菌

107. 下列微生物属于真核型微生物的是（　　）。

A. 病毒　　B. 支原体　　C. 衣原体　　D. 真菌

108. 下列属于食源性寄生虫病的是（　　）。

A. 蛔虫病、绦虫病　　B. 霍乱、蛔虫病

C. 炭疽、绦虫病　　D. 布氏杆菌病、蛔虫病

109. 下列属于食源性肠道传染病的是（　　）。

A. 伤寒、炭疽　　B. 霍乱、伤寒

C. 副伤寒、布氏杆菌病　　D. 霍乱、蛔虫病

110. 能引起食源性疾病的生物性致病因子是（　　）。

A. 杂环胺　　B. N-亚硝基化合物

C. 真菌毒素　　D. 放射性核素

111. 下列属于人兽共患传染病的是（　　）。

A. 霍乱　　B. 流行性感冒　　C. 炭疽　　D. 伤寒

112. 引起斑疹伤寒的微生物是（　　）。

A. 病毒　　B. 支原体　　C. 衣原体　　D. 立克次体

113. 引起梅毒的微生物是（　　）。

A. 病毒　　B. 螺旋体　　C. 衣原体　　D. 立克次体

114. 布氏杆菌病属于食源性疾病中的（　　）。

A. 食物中毒　　B. 食源性肠道传染病

C. 食源性寄生虫病　　D. 人兽共患传染病

115. 伤寒属于食源性疾病中的（　　）。

A. 食物中毒　　B. 食源性肠道传染病

C. 食源性寄生虫病　　D. 人兽共患传染病

116. 下列物质可引起食物中毒的是（　　）。

A. 河豚　　B. 霍乱弧菌　　C. 布氏杆菌　　D. 蛔虫

117. 由病毒引起的传染病是（　　）。

A. 乙型肝炎　　B. 霍乱　　C. 伤寒　　D. 鼠疫

118. 由细菌引起的传染病是（　　）。
A. 鼠疫　B. 艾滋病　C. 狂犬病　D. 麻疹
119. 由寄生虫引起的传染病是（　　）。
A. 鼠疫　B. 艾滋病　C. 狂犬病　D. 疟疾
120. 由粪口途径传播的传染病是（　　）。
A. 鼠疫　B. 霍乱　C. 狂犬病　D. 麻疹
121. 由空气传播的传染病是（　　）。
A. 甲肝　B. 霍乱
C. 新型冠状病毒肺炎　D. 手足口病
122. 经性接触传播的传染病是（　　）。
A. 麻疹　B. 艾滋病　C. 狂犬病　D. 鼠疫
123. 经血液传播的传染病是（　　）。
A. 霍乱　B. 乙型肝炎　C. 狂犬病　D. 鼠疫
124. 经母婴传播的传染病是（　　）。
A. 甲型肝炎　B. 丙型肝炎　C. 禽流感　D. 登革热
125. 世界卫生组织规定，国际监测的传染病是（　　）。
A. 流行性感冒　B. 艾滋病　C. 霍乱　D. 鼠疫
126. 从事接触直接入口食品的工作人员不得患有（　　）。
A. 高血压　B. 糖尿病　C. 伤寒　D. 登革热
127. 传染病防控中，需要隔离观察的人员是（　　）。
A. 甲类传染病接触者　B. 乙类传染病接触者
C. 丙类传染病接触者　D. 丙类传染病病人
128. 传染病防控中，需要医学观察的人员是（　　）。
A. 甲类传染病接触者　B. 乙类传染病接触者
C. 甲类传染病病人　D. 乙类传染病病人
129. 霍乱弧菌的传播途径是（　　）。
A. 空气传播　B. 蚊叮咬传播
C. 呼吸道飞沫传播　D. 粪口途径传播
130. 下列传染病的传播途径以蚊叮咬传播为主的是（　　）。
A. 甲肝　B. 艾滋病
C. 传染性非典型肺炎　D. 登革热
131. 下列关于疟疾的描述，正确的是（　　）。
A. 病原体为疟原虫　B. 临床症状主要表现为腹水
C. 空气传播是最主要的传播途径　D. 带疟原虫者一般没有传染性
132. 《中华人民共和国传染病防治法》规定的甲类传染病为（　　）。
A. 鼠疫和霍乱　B. 鼠疫和疟疾

C. 疟疾和霍乱　　D. 疟疾和新型冠状病毒肺炎

133. 下列属于病毒性传染病的是（　　）。

A. 伤寒　　B. 脊髓灰质炎　　C. 鼠疫　　D. 肺结核

134. 下列关于手足口病的描述，正确的是（　　）。

A. 由冠状病毒引起的疾病　　B. 临床症状主要表现为手足抽搐

C. 以空气传播为主　　D. 多发于 10 岁以下婴幼儿

135. 下列关于伤寒的描述，错误的是（　　）。

A. 病原体为伤寒沙门菌

B. 临床症状主要表现为持续发热、玫瑰疹

C. 水源被污染是最主要的传播途径

D. 青壮年易感

136. 甲型病毒性肝炎的传播途径是（　　）。

A. 空气传播　　B. 蚊叮咬传播

C. 呼吸道飞沫传播　　D. 粪口途径传播

137. 关于灭蚊蝇灯的布放要求，描述错误的是（　　）。

A. 粘捕式灭蚊蝇灯可直接安装于墙壁上或放置于地面上

B. 电击式灭蚊蝇灯布放时应离墙 0. 3 m 以上或与墙壁成 90°角

C. 电击式灭蚊蝇灯布放时高度要求离地 1. 8~2 m

D. 灭蚊蝇灯须定期进行清洗和维护，及时清理被击倒的昆虫和积尘

138. 汉坦病毒属引起的传染病是（　　）。

A. 麻疹　　B. 疟疾

C. 肾病综合征出血热　　D. 鼠疫

139. 自来水厂供应的饮用水必须符合（　　）。

A.《生活饮用水卫生标准》（GB 5749—2006）

B.《瓶（桶）装饮用纯净水卫生标准》（GB 17324—2003）

C.《食品安全国家标准　饮用天然矿泉水》（GB 8537—2018）

D.《公共场所卫生管理规范》（GB 37487—2019）

140.《生活饮用水卫生标准》（GB 5749—2006）的指标不包括（　　）。

A. 毒理指标　　B. 感官性状和一般化学指标

C. 流行病学指标　　D. 放射性指标

141.《生活饮用水卫生标准》（GB 5749—2006）的常规指标和非常规指标共计（　　）项。

A. 64　　B. 39　　C. 106　　D. 129

142.《生活饮用水卫生标准》（GB 5749—2006）不适用于（　　）。

A. 城市集中式供水　　B. 城乡各类集中式供水

C. 分散式供水　　D. 游泳池水

143.《生活饮用水卫生标准》（GB 5749—2006）规定，每100 mL饮水中耐热大肠菌群的菌落数（　　）。

A. 不超过10个　B. 不超过5个　C. 不超过3个　D. 不得检出

144.《生活饮用水卫生标准》（GB 5749—2006）规定（　　）CFU。

A. 每毫升水中菌落总数<1 000　B. 每毫升水中菌落总数<10

C. 每毫升水中菌落总数<100　D. 每500 ml水中菌落总数<10

145.《生活饮用水卫生标准》（GB 5749—2006）中，下列不属于感官性状指标的是（　　）。

A. 色度　B. 浑浊度　C. 臭和味　D. pH值

146. 我国《生活饮用水卫生标准》（GB 5749—2006）中关于色度的规定，下列正确的是（　　）。

A. 不超过5度　B. 不超过10度　C. 不超过15度　D. 不超过25度

147. 我国《生活饮用水卫生标准》（GB 5749—2006）中关于pH值的规定，下列正确的是（　　）。

A. 6.5~7.0　B. 6.5~7.5　C. 6.5~8.0　D. 6.5~8.5

148. 我国《生活饮用水卫生标准》（GB 5749—2006）中对pH值作出了明确的限量要求，这一指标属于（　　）。

A. 微生物指标　B. 毒理指标

C. 感官性状和一般化学指标　D. 放射性指标

149. 我国《生活饮用水卫生标准》（GB 5749—2006）规定，饮用水中消毒剂指标不包括（　　）。

A. 游离氯　B. 一氯胺　C. 臭氧　D. 次氯酸钠

150. 管网水出现二次污染时，可作为在输配水过程中有无再次污染信号的是（　　）。

A. 游离氯　B. 氯气　C. 二氧化氯　D. 氯胺

151. 我国《生活饮用水卫生标准》（GB 5749—2006）规定，氯气消毒时，接触时间和余氯含量为（　　）。

A. 接触1~2 h，游离性余氯不低于1 mg/L

B. 接触1~2 h，游离性余氯不低于0.5 mg/L

C. 接触30 min，游离性余氯不低于0.5 mg/L

D. 接触30 min，游离性余氯不低于0.3 mg/L

152. 生活饮用水的基本卫生要求不包括（　　）。

A. 净化消毒设施完善

B. 感官性状良好

C. 所含化学物质和放射性物质对人体健康无害

D. 流行病学上安全

153. 二次供水的蓄水池周围（　　）m 以内不得有渗水坑和堆放的垃圾等污染源。

A. 10　　B. 8　　C. 5　　D. 2

154. 二次供水的水箱周围（　　）m 内不得有污水管线。

A. 1　　B. 2　　C. 3　　D. 4

155. 二次供水污染调查采样时应该（　　）。

A. 先高位水箱后低位水箱　　B. 先低位水箱后高位水箱

C. 水箱高位低位与调查无关　　D. 同时调查高位和低位水箱

156. 生活饮用水常用的消毒方法是（　　）。

A. 臭氧　　B. 液氯　　C. 氧气　　D. 一氧化碳

157. 二次供水的采样点不包括（　　）。

A. 蓄水池进水口　　B. 蓄水池出水口

C. 管网末梢水　　D. 管网水

158. 管网末梢水进行一般化学指标检测的采样量为（　　）L。

A. 1~2　　B. 2~4　　C. 3~5　　D. 4~6

159. 根据我国《生活饮用水卫生监督管理办法》的有关规定，水质监测采样点的设置应有（　　）。

A. 代表性　　B. 重复性　　C. 重点性　　D. 典型性

160. 根据我国《生活饮用水卫生监督管理办法》的有关规定，饮用水安全的卫生监督工作不包括（　　）。

A. 水源选择　　B. 水质监测

C. 饮用水卫生监督　　D. 水质管理

二、判断题

1. 省级政府卫生行政部门接到发现甲类传染病和发生传染病暴发、流行的报告后，应当于 12 h 内报告国务院卫生行政部门。（　　）

2. 对于甲类传染病患者，拒绝隔离治疗的，可以由公安机关协助采取强制隔离治疗措施。（　　）

3. 对于低风险地区，应实施“内防扩散、外防输出、严格管控”的策略。（　　）

4. 聚集性疫情是指 14 天内在小范围（如一个家庭、一个工地、一个单位等）发现 2 例及以上的确诊病例或无症状感染者，且存在因密切接触导致的人际传播的可能性，或因共同暴露而感染的可能性。（　　）

5. 执行职务的医疗保健人员、卫生防疫人员均是传染病责任报告人。（　　）

6. 新型冠状病毒肺炎疑似病例与确诊病例均需单间隔离治疗。（　　）

7. 公共场所、餐具、饮水、粪便、污水消毒均属于预防性消毒。（　　）

8. 用于新型冠状病毒肺炎治疗的方舱医院，日常开展的消毒属于终末消毒。（　　）

9. 新型冠状病毒肺炎为乙类传染病，但按甲类传染病管理。（　　）

10. 化学消毒剂因其使用方便、价格低廉而被广泛使用，但易对环境造成危害。（ ）

11. 进入隔离留观室和专门病区应进行一级防护。（ ）

12. 引起新型冠状病毒肺炎的病毒在体外环境下不能增殖，但在病毒存活期间会引起易感者感染。（ ）

13. 新型冠状病毒肺炎患者被转运至定点医院后，社区或街道对该患者家庭进行的消毒为终末消毒。（ ）

14. 预防新型冠状病毒肺炎的物理消毒方法包括自然通风、紫外线照射、煮沸，以及用 75%酒精擦拭物体表面。（ ）

15. 对饭店餐具、理发工具、酒店毛巾的消毒为预防性消毒。（ ）

16. 对新型冠状病毒肺炎疑似患者的呕吐物消毒处理时，要加大消毒剂浓度。（ ）

17. 对有社区传播疫情的疫区或疫点必要时可采取封锁措施，限制人群聚集。（ ）

18. 自然界中绝大多数微生物是有害的，仅少部分是有益的。（ ）

19. 消毒是阻断传播途径的重要手段。（ ）

20. 消毒是指杀灭或消除各种传播媒介上的病原微生物。（ ）

21. 造成血吸虫传播必须具备以下三个条件：带虫卵的粪便入水，钉螺的存在、滋生，人、畜接触疫水。（ ）

22. 对管网末梢水至少每半年进行一次常规检验项目的全面分析。（ ）

23. 感官性状良好的水一定就是安全的。（ ）

24. 分散式供水每年需要采样 2 次。（ ）

25. 用户可将自用的地下水和其他水源与二次供水管网连通。（ ）

26. 管网末梢水取样时，应打开水龙头放水数分钟再取样。（ ）

27. 常规净化可除去原水中的悬浮物质、胶体颗粒和细菌等。（ ）

28. 饮用水是纯度越高越好。（ ）

29. 预防医学是从预防的观点出发，研究疾病的发生与分布规律，分析主要致病因素对健康的影响，提出改善和控制环境因素的卫生要求和预防措施。（ ）

30. 预防医学的研究对象主要为患病人群。（ ）

31. 通过孕妇保健咨询及禁止近亲婚配来预防先天性畸形和部分遗传性疾病属于第二级预防。（ ）

32. 食源性疾病是通过摄食方式进入人体内的各种致病因子引起的通常具有感染或中毒性质的一类疾病。（ ）

33. 疟疾和鼠疫属于我国法定的甲类传染病。（ ）

34. 病媒生物防制的重要一环是设置“四防”（防鼠、防蚊、防蝇和防蟑螂）设施。（ ）

35. 环境治理主要包括环境改造和环境处理。 ( )

36. 生物防制的生物主要有捕食性生物、致病性生物和天敌。 ( )

37. 市售卫生杀虫剂使用时一般都需要稀释，稀释比例根据防制对象、施药方式和使用场所不同而有所区别。 ( )

38. 不同剂型的杀虫剂需配合使用不同的施药器械，采用适当的方式施药。 ( )

39. 家庭用的气雾剂、蚊香等杀虫剂产品均可直接使用，对人体较为安全。 ( )

40. 灭蚊蝇灯须定期进行清洗和维护，及时更换老化灯管并及时清理被击倒的昆虫和积尘。 ( )

参考答案

一、单项选择题

1. C	2. A	3. D	4. B	5. B	6. B	7. A	8. A	9. C
10. A	11. A	12. A	13. A	14. A	15. D	16. B	17. A	18. B
19. C	20. C	21. A	22. D	23. A	24. D	25. A	26. B	27. B
28. C	29. A	30. B	31. C	32. A	33. B	34. C	35. C	36. D
37. A	38. B	39. A	40. B	41. B	42. B	43. B	44. D	45. C
46. A	47. D	48. D	49. A	50. D	51. D	52. D	53. A	54. A
55. A	56. B	57. D	58. D	59. B	60. C	61. A	62. D	63. C
64. A	65. D	66. B	67. A	68. D	69. A	70. B	71. B	72. C
73. C	74. B	75. C	76. D	77. B	78. A	79. D	80. D	81. A
82. C	83. A	84. B	85. C	86. C	87. A	88. B	89. C	90. D
91. B	92. B	93. C	94. A	95. A	96. B	97. B	98. A	99. C
100. C	101. A	102. C	103. B	104. C	105. A	106. A	107. D	108. A
109. B	110. C	111. C	112. D	113. B	114. D	115. B	116. A	117. A
118. A	119. D	120. B	121. C	122. B	123. B	124. B	125. A	126. C
127. A	128. B	129. D	130. D	131. A	132. A	133. B	134. D	135. D
136. D	137. A	138. C	139. A	140. C	141. C	142. D	143. D	144. C
145. D	146. C	147. D	148. C	149. D	150. A	151. D	152. A	153. A
154. B	155. B	156. B	157. D	158. C	159. A	160. D		

二、判断题

1. ×	2. √	3. ×	4. √	5. √	6. ×	7. √	8. ×	9. √
10. √	11. ×	12. √	13. √	14. ×	15. √	16. √	17. √	18. ×
19. √	20. √	21. √	22. √	23. ×	24. √	25. ×	26. √	27. √
28. ×	29. √	30. ×	31. ×	32. √	33. ×	34. √	35. √	36. ×
37. √	38. √	39. √	40. √					

附录2　消毒员练习题

一、单项选择题

1. 消毒是指杀灭或清除传播媒介上的（　　）。
A. 病原细菌　B. 病原真菌　C. 病原病毒　D. 病原微生物
2. 有关消毒的描述，错误的是（　　）。
A. 是切断传播途径防止传染发生的重要措施
B. 可保护医护人员免受感染
C. 可防止患者再被其他病原体感染
D. 对不同的微生物消毒效果不同
3. 关于消毒，下列描述正确的是（　　）。
A. 指杀灭或清除传播媒介上一切微生物的处理
B. 指杀灭或清除传播媒介上的病原微生物，使其达到无害化处理
C. 采用化学或物理方法抑制或阻碍细菌生长繁殖及其活性的过程
D. 采用化学或物理方法杀灭包括细菌芽孢在内的微生物的过程
4. 用于杀灭病原微生物以达到消毒要求的药物称为（　　）。
A. 清洁剂　B. 消毒剂　C. 防腐剂　D. 杀虫剂
5. 灭菌是指杀死物体上的（　　）。
A. 细菌　B. 真菌　C. 病毒　D. 全部微生物
6. 杀灭或清除传播媒介上的病原微生物的方法称为（　　）。
A. 防腐　B. 无菌　C. 消毒　D. 灭菌
7. 消灭包括芽孢在内的微生物的方法称为（　　）。
A. 防腐　B. 无菌　C. 消毒　D. 灭菌
8. 消毒与灭菌的区别在于能否杀灭（　　）。
A. 病原微生物　B. 非致病微生物　C. 芽孢　D. 细菌
9. 灭活新型冠状病毒可行的方法为（　　）。
A. 75%酒精　B. 含氯消毒剂　C. 紫外线　D. 以上都可以
10. 终末消毒是指（　　）。
A. 传染源离开疫源地后进行的彻底消毒
B. 对医院周围环境的彻底消毒
C. 对医院空气进行全面的消毒

D. 对病人进行最后一次消毒

11. 疫区是指（　　）。

A. 发生传染病的村子

B. 发生传染病的医院

C. 存在或曾经存在传染源的场所，传染源可能播散病原体的范围或场所

D. 传染病患者家庭

12. 疫源地随时消毒是指（　　）。

A. 有传染源存在时对其排出的病原体可能污染的环境和物品及时进行的消毒

B. 传染源离开疫源地后进行的彻底消毒

C. 对可能受到病原微生物污染的物品和场所进行的消毒

D. 对存在或曾经存在传染源的场所进行的消毒

13. 疫源地消毒属于传染病控制的（　　）环节。

A. 控制传染源　B. 切断传播途径　C. 保护易感人群　D. 隔离患者

14. 下列不属于疫源地消毒的是（　　）。

A. 对传染病隔离病房的消毒

B. 对收治轻症新型冠状病毒肺炎患者的方舱医院的消毒

C. 对新型冠状病毒肺炎患者转运车的消毒

D. 对公共场所的消毒

15. 下列不属于预防性消毒的是（　　）。

A. 餐具消毒　B. 传染病医院污水消毒

C. 理发工具消毒　D. 卫生间消毒

16. 运送传染病病人及其污染物品的车辆、工具必须（　　）。

A. 随时进行消毒处理　B. 每天进行消毒处理

C. 随时进行清洁处理　D. 随时进行灭菌处理

17. 有传染源存在时，对其排出的病原体可能污染的环境和物品及时进行的消毒是（　　）。

A. 预防性消毒　B. 日常消毒　C. 随时消毒　D. 终末消毒

18. 在没有明确的传染源存在时，对可能受到病原微生物污染的场所和物品进行的消毒是（　　）。

A. 预防性消毒　B. 疫源地消毒　C. 随时消毒　D. 终末消毒

19. 传染源离开疫源地后进行的彻底消毒是（　　）。

A. 预防性消毒　B. 常规消毒　C. 随时消毒　D. 终末消毒

20. 对存在或曾经存在过传染源的场所进行的消毒是（　　）。

A. 预防性消毒　B. 疫源地消毒　C. 随时消毒　D. 终末消毒

21. 耐热的油剂类和干粉类物品应采用（　　）。

A. 压力蒸汽灭菌　B. 干热灭菌

C. 低温灭菌　　D. 浸泡灭菌

22. 以下属于化学消毒法的是（　）。
A. 煮沸消毒　B. 高压蒸汽灭菌　C. 优氯净消毒　D. 紫外线消毒

23. 下列物理消毒灭菌法中，灭菌效果最佳的是（　）。
A. 巴氏消毒　B. 煮沸消毒　C. 压力蒸汽灭菌　D. 紫外线消毒

24. 下列不是热力消毒方法的是（　）。
A. 煮沸　B. 高压蒸汽灭菌　C. 干热灭菌　D. 紫外线消毒

25. 高压蒸汽灭菌的温度及时间要求正确的是（　）。
A. 121.3℃，15～30 min　　B. 100℃，15～30 min
C. 112℃，5～10 min　　D. 123.1℃，5～10 min

26. 选用煮沸法进行消毒时，一般需（　）。
A. 煮沸即可　　B. 煮沸 5～10 min
C. 煮沸 10～30 min　　D. 煮沸 1 h 以上

27. 下列物品不能采用煮沸法消毒的是（　）。
A. 陶瓷　B. 棉织品　C. 玻璃　D. 化纤织物

28. 消毒灭菌方法的种类很多，下列描述中错误的是（　）。
A. 巴氏消毒法属于干热灭菌法
B. 流动蒸汽灭菌法属于湿热灭菌法
C. 间歇蒸汽灭菌法属于湿热灭菌法
D. 加压蒸汽灭菌法属于湿热灭菌法

29. 湿热灭菌比干热灭菌效力要大，其原因是（　）。
A. 可迅速提高温度
B. 湿热有一定潜热，穿透力大，能促进菌体蛋白凝固
C. 迅速破坏细菌酶类
D. 促使糖类分解

30. 最适合处理医疗机构废弃医用防护服、医用防护口罩的消毒方法是（　）。
A. 煮沸　B. 高压　C. 焚烧　D. 化学消毒剂浸泡

31. 下列属于灭菌方法的是（　）灭菌。
A. 碘伏　B. 高压蒸汽　C. 漂白粉　D. 新洁尔灭

32. 下列属于物理消毒方法的是（　）。
A. 含氯化合物消毒　　B. 碘伏消毒
C. 辐射消毒　　D. 醇类消毒

33. 84 消毒液消毒属于（　）。
A. 含氯化合物消毒　　B. 碘类消毒
C. 过氧化物类消毒　　D. 醇类消毒

34. 含氯消毒剂在实际使用时，一般不采用（　）。

A. 擦拭法消毒　　B. 喷洒法消毒
C. 消毒剂干粉直接消毒　　D. 煮沸法消毒

35. 下列不属于含氯消毒剂的是（　　）。
A. 三氯异氰尿酸　　B. 漂白粉精
C. 氯化磷酸三钠　　D. 二氧化氯

36. 下列属于含氯消毒剂的是（　　）。
A. 氯已定　　B. 乙醇　　C. 三氯异氰尿酸　　D. 碘伏

37. 下列消毒灭菌法错误的是（　　）。
A. 金属器械—漂白粉　　B. 排泄物—漂白粉
C. 饮水—氯气　　D. 餐具—漂白粉

38. 微生物对消毒因子的抗力从高到低的顺序是（　　）。
A. 细菌芽孢、分枝杆菌、亲水性病毒、真菌孢子、真菌繁殖体、细菌繁殖体、亲脂性病毒
B. 细菌芽孢、真菌孢子、分枝杆菌、亲水性病毒、真菌繁殖体、细菌繁殖体、亲脂性病毒
C. 细菌芽孢、分枝杆菌、真菌孢子、亲水性病毒、真菌繁殖体、细菌繁殖体、亲脂性病毒
D. 真菌孢子、细菌芽孢、分枝杆菌、亲水性病毒、真菌繁殖体、细菌繁殖体、亲脂性病毒

39. 一般认为，下列微生物中对消毒因子的敏感性最高的是（　　）。
A. 细菌繁殖体　　B. 真菌　　C. 亲脂性病毒　　D. 分枝杆菌

40. 不适宜使用含氯消毒剂的消毒对象是（　　）。
A. 一般物体表面　　B. 医疗器械
C. 果蔬　　D. 织物

41. 不适宜使用次氯酸钠消毒剂的消毒对象是（　　）。
A. 一般物体表面　　B. 餐（饮）具
C. 医疗器械　　D. 织物

42. 高度危险性物品的首选灭菌方法是（　　）。
A. 2%戊二醛浸泡　　B. 煮沸灭菌
C. 干热灭菌　　D. 压力蒸汽灭菌

43. 能消灭一切细菌繁殖体包括分枝杆菌、病毒、真菌及其孢子和绝大多数细菌芽孢的消毒是（　　）。
A. 高水平消毒　　B. 中水平消毒　　C. 低水平消毒　　D. 灭菌

44. 下列消毒剂中，属于高水平消毒剂的是（　　）。
A. 碘伏　　B. 乙醇　　C. 氯已定　　D. 二氧化氯

45. 下列消毒剂中，属于高水平消毒剂的是（　　）。

A. 氯已定　B. 乙醇　C. 三氯异氰尿酸　D. 碘伏

46. 下列消毒剂中，属于低水平消毒剂的是（　　）。

A. 戊二醛　B. 乙醇　C. 来苏儿　D. 碘酊

47. 有效氯是（　　）。

A. 指主要杀菌因子次氯酸的含量　B. 指含氯消毒剂所含氯量

C. 指消毒剂所含氯量　D. 代表含氯消毒剂的氯含量

48. 碘伏消毒剂属于（　　）。

A. 灭菌剂　B. 高水平消毒剂　C. 中水平消毒剂　D. 低水平消毒剂

49. 二氧化氯消毒剂属于（　　）。

A. 灭菌剂　B. 高水平消毒剂　C. 中水平消毒剂　D. 低水平消毒剂

50. 新洁尔灭属于（　　）。

A. 灭菌剂　B. 高水平消毒剂　C. 中水平消毒剂　D. 低水平消毒剂

51. 常用于皮肤消毒的75%酒精属于（　　）。

A. 灭菌剂　B. 高水平消毒剂　C. 中水平消毒剂　D. 低水平消毒剂

52. 过氧乙酸属于（　　）。

A. 灭菌剂　B. 高水平消毒剂　C. 中水平消毒剂　D. 低水平消毒剂

53. 戊二醛属于（　　）。

A. 灭菌剂　B. 高水平消毒剂　C. 中水平消毒剂　D. 低水平消毒剂

54. 在规定条件下，以合适的浓度和有效的作用时间达到高水平消毒的是（　　）。

A. 醇类　B. 氯已定　C. 含氯消毒剂　D. 苯扎溴胺

55. 仅要求杀灭一般细菌繁殖体和亲脂性病毒的消毒处理是（　　）。

A. 灭菌　B. 高水平消毒　C. 中水平消毒　D. 低水平消毒

56. 要求杀灭细菌繁殖体、分枝杆菌、真菌和病毒的消毒处理是（　　）。

A. 灭菌　B. 高水平消毒　C. 中水平消毒　D. 低水平消毒

57. 要求杀灭一切微生物的消毒处理是（　　）。

A. 灭菌　B. 高水平消毒　C. 中水平消毒　D. 低水平消毒

58. 高度危险性物品应采用的处理方法是（　　）。

A. 灭菌　B. 高水平消毒　C. 中水平消毒　D. 低水平消毒

59. 低度危险性物品采用的处理方法是（　　）。

A. 灭菌　B. 高水平消毒　C. 中水平消毒　D. 低水平消毒

60. 关于微生物对消毒因子的敏感性，下列说法错误的是（　　）。

A. 真菌的敏感性高于亲水性病毒

B. 亲脂性病毒的敏感性高于亲水性病毒

C. 真菌的敏感性高于分枝杆菌

D. 真菌的敏感性低于亲水性病毒

61. 可用于对牛奶、血清、疫苗等消毒处理的方法是（　　）。

A. 煮沸消毒　　B. 常压蒸汽消毒　　C. 巴氏消毒　　D. 压力蒸汽灭菌

62. 杀灭芽孢最可靠的方法是（　　）。

A. 干热灭菌　　B. 流通蒸汽灭菌　　C. 高压蒸汽灭菌　　D. 巴氏灭菌

63. 对于可以耐高温而不耐湿热的物品，应采用的消毒方法是（　　）。

A. 常压蒸汽消毒　　B. 干热灭菌

C. 煮沸消毒　　D. 高压蒸汽灭菌

64. 对耐高热、耐湿的诊疗器械、器具和物品的消毒，应首选（　　）。

A. 压力蒸汽灭菌　　B. 干热灭菌

C. 低温灭菌　　D. 浸泡灭菌

65. 不适合用干热灭菌的是（　　）。

A. 塑料制品　　B. 粉剂　　C. 玻璃制品　　D. 凡士林布条

66. 不适合用干烤法灭菌的是（　　）。

A. 纤维织物　　B. 滑石粉　　C. 玻璃器皿　　D. 金属制品

67. 不适合用压力蒸汽灭菌的是（　　）。

A. 油剂　　B. 纤维织物　　C. 玻璃器皿　　D. 搪瓷制品

68. 对于被特殊感染但又没有保存价值的物品应该采取的灭菌方法是（　　）。

A. 烘烤　　B. 红外线照射　　C. 紫外线照射　　D. 焚烧

69. 下列不属于干热消毒灭菌的是（　　）。

A. 烘烤　　B. 红外线照射　　C. 紫外线照射　　D. 烧灼

70. 适用于对患者尸体、无用的衣物、纸张、垃圾等的无害化处理的是（　　）。

A. 烘烤　　B. 红外线照射　　C. 紫外线照射　　D. 焚烧

71. 适用于微生物学实验室中对接种针、接种环等的灭菌的是（　　）。

A. 烘烤　　B. 紫外线照射　　C. 烧灼　　D. 焚烧

72. 关于紫外线消毒，下列说法错误的是（　　）。

A. 主要杀菌机制是破坏微生物蛋白质结构和功能

B. 无法穿透普通玻璃

C. 对其照射阴影部位的微生物不具有杀灭作用

D. 只适用于对平坦光滑的表面或流动的空气和水的消毒

73. 下列关于干热灭菌参数的说法，正确的是（　　）。

A. 100℃，90 min　　B. 130℃，60 min

C. 180℃，120 min　　D. 200℃，30 min

74. 使用化学消毒剂时，下列说法错误的是（　　）。

A. 应使用经卫生行政部门批准或符合卫生行政部门要求的消毒剂

B. 消毒剂的使用方法及范围可以任意调整

C. 消毒前物品应清洁、干燥

D. 消毒物品应与消毒剂充分接触

75. 使用化学消毒剂必须掌握的知识不包括（　　）。

A. 消毒剂的作用　　B. 监测方法和标准

C. 影响消毒或灭菌效果的因素　　D. 有效浓度

76. 影响化学消毒剂作用效果的因素中最不重要的是（　　）。

A. 消毒剂浓度　　B. 有机物的存在　　C. 盐的存在　　D. 温度

77. 使用化学消毒剂的过程中，下列说法错误的是（　　）。

A. 应以所含主要杀菌成分的浓度为准

B. 注意药物在保存期中有效成分的下降

C. 最好用化学滴定法或用浓度试纸监测不稳定的消毒剂

D. 将实验室试验测定的杀菌剂量作为应用剂量

78. 一般不用于物体表面消毒的消毒方法是（　　）。

A. 擦拭　　B. 喷洒　　C. 熏蒸　　D. 紫外线

79. 消毒剂杀灭微生物的主要机制不包括（　　）。

A. 使微生物体内蛋白质变性或凝固　　B. 干扰微生物的酶系统和代谢

C. 改变微生物生长条件　　D. 破坏微生物的核酸

80. 评价含氯消毒剂的指标是（　　）。

A. 加氯量　　B. 有效氯　　C. 余氯量　　D. 总氯量

81. 用含氯消毒剂对细菌繁殖体污染物品消毒的浓度和时间分别是（　　）。

A. 20 mg/L，20 min　　B. 50 mg/L，40 min

C. 500 mg/L，30 min　　D. 200 mg/L，30 min

82. 下列消毒剂不宜用于空气熏蒸消毒的是（　　）。

A. 过氧乙酸　　B. 过氧化氢复方消毒剂

C. 季铵盐类消毒液　　D. 酒精

83. 最适于密闭房间空气熏蒸消毒的消毒剂是（　　）。

A. 甲醛　　B. 漂白粉　　C. 碘伏　　D. 过氧乙酸

84. 配制 0.5%过氧乙酸 5 000 mL，所需的 20%过氧乙酸和水分别为（　　）。

A. 125 mL 和 4 875 mL　　B. 120 mL 和 4 880 mL

C. 4 875 mL 和 125 mL　　D. 4 880 mL 和 120 mL

85. 现有 20%过氧乙酸 20 mL，能配制成 0.5%过氧乙酸溶液（　　）。

A. 800 mL　　B. 400 mL　　C. 600 mL　　D. 200 mL

86. 不适用于手和皮肤消毒的是（　　）。

A. 醇类消毒剂　　B. 含氯消毒剂

C. 二氧化氯消毒剂　　D. 过氧化物类消毒剂

87. 采用醇类消毒剂进行卫生手消毒时，应该（　　）。

A. 均匀喷雾手部或涂擦揉搓手部 1~2 遍，作用 1 min

B. 均匀喷雾手部或涂擦揉搓手部 1~2 遍，作用 7 min

C. 均匀喷雾手部或涂擦揉搓手部3~5遍，作用3 min

D. 均匀喷雾手部或涂擦揉搓手部3~5遍，作用5 min

88. 不适用于饮用水消毒的是（　　）。

A. 醇类消毒剂　　B. 含氯消毒剂

C. 二氧化氯消毒剂　　D. 漂白粉

89. 不适用于餐（饮）具消毒的是（　　）。

A. 异丙醇　　B. 含氯消毒剂

C. 二氧化氯消毒剂　　D. 漂白粉

90. 采用含氯消毒剂进行普通物体表面消毒时，使用浓度应为（　　）mg/L。

A. 500　　B. 1 000　　C. 5 000　　D. 10 000

91. 采用含氯消毒剂进行疫源地物体表面消毒时，使用浓度应为（　　）mg/L。

A. 500　　B. 1 000　　C. 5 000　　D. 10 000

92. 采用含氯消毒剂进行明显污染物的物体表面消毒时，使用浓度应为（　　）mg/L。

A. 500　　B. 1 000　　C. 5 000　　D. 10 000

93. 采用二氧化氯消毒剂进行物体表面消毒时，使用浓度和作用时间应为（　　）。

A. 50~100 mg/L，10~15 min　　B. 1~2 mg/L，15~30 min

C. 20~40 mg/L，30~60 min　　D. 10~30 mg/L，15~30 min

94. 采用二氧化氯消毒剂进行生活饮用水消毒时，使用浓度和作用时间应为（　　）。

A. 50~100 mg/L，10~15 min　　B. 1~2 mg/L，15~30 min

C. 20~40 mg/L，30~60 min　　D. 10~30 mg/L，15~30 min

95. 采用二氧化氯消毒剂进行医院污水消毒时，使用浓度和作用时间应为（　　）。

A. 50~100 mg/L，10~15 min　　B. 1~2 mg/L，15~30 min

C. 20~40 mg/L，30~60 min　　D. 10~30 mg/L，15~30 min

96. 采用过氧化物类消毒剂进行物体表面消毒时，使用方法为（　　）。

A. 0.1%~0.2%过氧乙酸或3%过氧化氢喷洒或浸泡消毒，作用30 min

B. 0.2%过氧乙酸或3%过氧化氢气溶胶喷雾，作用60 min

C. 15%过氧乙酸加热熏蒸，作用1~2 h

D. 3%过氧化氢消毒液冲洗，作用3~5 min

97. 采用过氧化物类消毒剂进行室内空气消毒时，使用方法为（　　）。

A. 0.1%~0.2%过氧乙酸或3%过氧化氢喷洒或浸泡消毒，作用30 min

B. 0.2%过氧乙酸或3%过氧化氢气溶胶喷雾，作用60 min，或15%过氧乙酸加热熏蒸，作用1~2 h

C. 3%过氧化氢消毒液冲洗，作用3~5 min

D. 6%过氧化氢浸泡，作用120 min，或0.5%过氧乙酸冲洗，作用10 min

98. 采用过氧化物类消毒剂进行皮肤伤口消毒时，使用方法为（　　）。

A. 0.1%~0.2%过氧乙酸或3%过氧化氢喷洒或浸泡消毒，作用30 min

B. 0.2%过氧乙酸或3%过氧化氢气溶胶喷雾，作用60 min

C. 3%过氧化氢消毒液冲洗，作用3~5 min

D. 6%过氧化氢浸泡，作用120 min，或0.5%过氧乙酸冲洗，作用10 min

99. 采用过氧化物类消毒剂进行医疗器械消毒时，使用方法为（　　）。

A. 0.1%~0.2%过氧乙酸或3%过氧化氢喷洒或浸泡消毒，作用30 min

B. 0.2%过氧乙酸或3%过氧化氢气溶胶喷雾，作用60 min

C. 3%过氧化氢消毒液冲洗，作用3~5 min

D. 6%过氧化氢浸泡，作用120 min，或0.5%过氧乙酸冲洗，作用10 min

100. 适用于黏膜消毒的是（　　）。

A. 醇类消毒剂　B. 含氯消毒剂　C. 碘酊　D. 碘伏

101. 门禁按键，电梯按键，走廊、楼梯、卫生间等公共区域的扶手、门把手和其他公共使用的物品的光滑表面，常采用的消毒方式是（　　）。

A. 擦拭消毒　B. 冲洗消毒　C. 喷洒消毒　D. 浸泡消毒

102. 使用背负式喷雾器，顺序正确的是（　　）。

A. 安装→打气→装药液→试喷→喷雾

B. 安装→试喷→打气→装药液→喷雾

C. 安装→装药液→试喷→打气→喷雾

D. 安装→试喷→装药液→打气→喷雾

103. 对公共场所高频接触的物体表面，应采取的消毒方式是（　　）。

A. 每天营业前和结束后，用含有效氯250~500 mg/L的含氯消毒剂擦拭消毒

B. 每天营业结束后，用含有效氯500~1 000 mg/L的含氯消毒剂擦拭消毒

C. 每天营业前和结束后，用含有效氯为1 000 mg/L的含氯消毒剂擦拭或喷洒消毒，消毒作用时间不少于30 min

D. 每天营业结束后，用含有效氯250~500 mg/L的含氯消毒剂擦拭消毒，消毒作用时间不少于30 min

104. 对公共场所地面和可能被污染的墙壁等表面，应采取的消毒方式是（　　）。

A. 用含有效氯250~500 mg/L的含氯消毒剂擦拭消毒

B. 用含有效氯500~1 000 mg/L的含氯消毒剂擦拭消毒

C. 用含有效氯1 000 mg/L的含氯消毒剂擦拭或喷洒消毒，消毒作用时间不少于30 min

D. 用含有效氯250~500 mg/L的含氯消毒剂擦拭消毒，消毒作用时间不少于30 min

105. 公共交通工具运行结束后，对车身内壁、方向盘、车内扶手、桌椅等内部物体表面，应采用的消毒方式是（　　）。

A. 用含有效氯250~500 mg/L的含氯消毒剂擦拭消毒

B. 用含有效氯 500~1 000 mg/L 的含氯消毒剂擦拭消毒

C. 用含有效氯 1 000 mg/L 的含氯消毒剂擦拭或喷洒消毒，消毒作用时间不少于 30 min

D. 用含有效氯 250~500 mg/L 的含氯消毒剂擦拭消毒，消毒作用时间不少于 30 min

106. 当公共交通工具上出现人员呕吐时，应立即（　　）。

A. 用含有效氯 250~500 mg/L 的含氯消毒剂擦拭消毒

B. 用含有效氯 500~1 000 mg/L 的含氯消毒剂擦拭消毒

C. 采用消毒剂（如含氯消毒剂）或消毒干巾对呕吐物进行覆盖消毒，清除呕吐物后，再使用新洁尔灭等消毒剂进行物体表面消毒处理

D. 采用消毒剂（如含氯消毒剂）或消毒干巾对呕吐物进行覆盖消毒，清除呕吐物后，再使用 1 000 mg/L 的含氯消毒剂进行物体表面消毒处理

107. 当公共交通工具上有疑似或确诊传染病病例出现时，应该（　　）。

A. 用 250 mg/L 的含氯消毒剂擦拭或喷洒消毒

B. 用 500 mg/L 的含氯消毒剂擦拭或喷洒消毒

C. 用 500 mg/L 的二氧化氯消毒剂擦拭或喷洒消毒

D. 用 1 000 mg/L 的二氧化氯消毒剂擦拭或喷洒消毒

108. 对公共场所垃圾桶等垃圾盛放容器进行清洁消毒处理，应该（　　）。

A. 用 250 mg/L 的含氯消毒剂擦拭或喷洒消毒

B. 用 500 mg/L 的含氯消毒剂擦拭或喷洒消毒

C. 用 500 mg/L 的二氧化氯消毒剂擦拭或喷洒消毒

D. 用 1 000 mg/L 的二氧化氯消毒剂擦拭或喷洒消毒

109. 对公共场所便池及周边应采取的消毒方式是（　　）。

A. 用 250~500 mg/L 的含氯消毒剂擦拭消毒，作用 30 min

B. 用 500~1 000 mg/L 的含氯消毒剂擦拭消毒，作用 30 min

C. 用 1 000~2 000 mg/L 的含氯消毒剂擦拭消毒，作用 30 min

D. 用 2 000~5 000 mg/L 的含氯消毒剂擦拭消毒，作用 30 min

110. 对公共场所卫生间内人员经常接触的门把手、水龙头等应采取的消毒方式是（　　）。

A. 用 250~500 mg/L 的含氯消毒剂擦拭消毒，作用 30 min

B. 用 500~1 000 mg/L 的含氯消毒剂擦拭消毒，作用 30 min

C. 用 1 000~2 000 mg/L 的含氯消毒剂擦拭消毒，作用 30 min

D. 用 2 000~5 000 mg/L 的含氯消毒剂擦拭消毒，作用 30 min

111. 对公共场所拖布和抹布等卫生用具应采取的消毒方式是（　　）。

A. 用 250~500 mg/L 的含氯消毒剂浸泡消毒，作用 30 min

B. 用 500~1 000 mg/L 的含氯消毒剂浸泡消毒，作用 30 min

C. 用1 000~2 000 mg/L的含氯消毒剂浸泡消毒，作用30 min

D. 用2 000~5 000 mg/L的含氯消毒剂浸泡消毒，作用30 min

112. 对公共场所餐（饮）具消毒应首选（　　）。

A. 用250~500 mg/L的含氯消毒剂浸泡消毒，作用15 min

B. 用500~1 000 mg/L的含氯消毒剂浸泡消毒，作用15 min

C. 用1 000~2 000 mg/L的含氯消毒剂浸泡消毒，作用15 min

D. 煮沸消毒15 min

113. 呕吐物、排泄物及分泌物等污染物直接污染公共场所地面，可用一次性吸水材料蘸取（　　）mg/L含氯消毒剂小心移除。

A. 250~500　　B. 500~1 000

C. 1 000~5 000　　D. 5 000~10 000

114. 地面等处被血液、体液污染时应（　　）。

A. 直接使用拖把清理掉

B. 覆盖消毒（蘸有消毒液的布类或纸巾覆盖）30 min后清理

C. 将消毒液倒在污染物表面

D. 直接用水冲洗

115. 一次性使用无菌医疗用品，用后应该（　　）。

A. 消毒毁形　　B. 消毒毁形无害化处理

C. 消毒后重复使用　　D. 消毒灭菌后重复使用

116. 采用含氯消毒剂对居民家庭、普通单位等场所中的一般物品进行消毒时，浓度多选用（　　）mg/L。

A. 250~500　　B. 500~1 000

C. 1 000~5 000　　D. 5 000~10 000

117. 对居民家庭餐（饮）具消毒应首选（　　）。

A. 用250~500 mg/L的含氯消毒剂浸泡消毒，作用15 min

B. 用500~1 000 mg/L的含氯消毒剂浸泡消毒，作用15 min

C. 用1 000~2 000 mg/L的含氯消毒剂浸泡消毒，作用15 min

D. 煮沸消毒15 min

118. 采用含氯消毒剂对居民家庭、普通单位等场所中的垃圾容器、垃圾袋和卫生间物品进行消毒时，应采取的浓度是（　　）mg/L。

A. 250~500　　B. 500~1 000

C. 1 000~5 000　　D. 5 000~10 000

119. 用洗手液正确洗手可以减少手部（　　）的细菌。

A. 10%　　B. 40%　　C. 60%　　D. 90%

120. 关于手卫生的洗手，错误的描述是（　　）。

A. 要有充足的水洗手，不必考虑是否为流动

B. 取适量的肥皂或皂液，均匀涂抹至整个手掌、手背、手指和指缝

C. 按“六步洗手法”直接揉搓双手至少 15 s

D. 在流动水下彻底冲净双手，用干毛巾或纸擦干

121. 手卫生的洗手刷应做到（　　）。

A. 不必消毒　　B. 一周一消毒　　C. 一用一消毒　　D. 一刷多用

122. 控制医院感染最简单、最有效、最方便、最经济的方法是（　　）。

A. 环境消毒　　B. 合理使用抗生素

C. 洗手　　D. 隔离传染病

123. 手卫生方式包括（　　）。

A. 洗手　　B. 卫生手消毒　　C. 外科手消毒　　D. 以上都是

124. “六步洗手法”揉搓时间应不少于（　　）。

A. 10 s　　B. 15 s　　C. 1 min　　D. 2 min

125. 当手部没有肉眼可见的污染时，应采取的手卫生方式是（　　）。

A. 洗手　　B. 速干手消毒剂消毒双手

C. 戴手套　　D. 3%过氧化氢消毒剂浸泡双手

126. 当手部可能接触艰难梭菌、肠道病毒等对速干手消毒剂不敏感的病原微生物时，应进行（　　）。

A. 洗手　　B. 速干手消毒剂消毒双手

C. 戴手套　　D. 3%过氧化氢消毒剂浸泡双手

127. 使用化学指示剂评价压力蒸汽灭菌效果，说法错误的是（　　）。

A. 在物品包外，用化学指示胶带作为物品是否经过灭菌的处理标志

B. 在物品包内，中心部位用化学指示剂作为物品是否灭菌的参考标志

C. 化学指示剂的颜色变为无色作为灭菌合格的参考标准

D. 化学指示剂熔化作为灭菌合格的参考标准

128. 有人情况下不可选用（　　）进行空气净化。

A. 普通病房首选自然通风；自然通风不良，宜采取机械通风

B. 集中空调通风系统

C. 紫外线灯照射消毒

D. 空气洁净技术

129. 佩戴口罩时要让口罩紧贴面部和完全覆盖（　　）。

A. 口腔和鼻子　　B. 口腔和下巴　　C. 口鼻和下巴　　D. 鼻子

130. 消毒过程中发现手套破裂应该（　　）。

A. 用无菌纱布将破裂处包好　　B. 用胶布将破裂处粘好

C. 立即更换　　D. 再加一副手套

131. 手消毒效果应达到的要求：卫生手消毒检测的细菌数应（　　）CFU/cm^2。

A. ≤10　　B. ≤5　　C. ≤15　　D. ≤8

132. 对于表面不光滑物品，如拖鞋和洁具等应用（ ）消毒。
A. 含氯制剂浸泡 B. 远红外线照射
C. 在太阳底下晾晒 D. 煮沸法
133. 中度危险性物品应采取达到（ ）以上消毒效果的消毒方法。
A. 灭菌 B. 高水平 C. 中水平 D. 低水平
134. 消毒人员在消毒过程中，错误的行为是（ ）。
A. 防止消毒因子伤害 B. 随意离开消毒区域
C. 避免受到微生物污染 D. 注意自我防护
135. 终末消毒可采用（ ）熏蒸。
A. 500 mg/L 含氯消毒剂 B. 碘酊
C. 3%过氧化氢 D. 75%酒精
136. 对压力蒸汽灭菌效果的监测，最可靠的方法是（ ）。
A. 生物监测法 B. 物理监测法
C. 化学指示胶带监测法 D. 化学指示卡监测法
137. 戴帽子、口罩错误的做法是（ ）。
A. 帽子应遮住全部头发 B. 口罩应罩住口鼻
C. 不可用污染的手触摸口罩 D. 一次性口罩不潮湿，不用更换
138. 用于冲洗伤口的过氧化氢浓度一般为（ ）。
A. 1.0% B. 1.5% C. 2.0% D. 3.0%
139. 在医疗诊治活动中的高度危险性物品，必须选用的处理方法是（ ）。
A. 消毒法 B. 灭菌法 C. 一般消毒 D. 清洗处置
140. 下列属于干热消毒灭菌的是（ ）。
A. 煮沸 B. 加压蒸汽灭菌 C. 巴氏消毒 D. 烧灼
141. 传染病病人接触的体温计应使用（ ）方式进行消毒。
A. 煮沸法 B. 75%的乙醇擦拭
C. 紫外线照射 D. 加压蒸汽灭菌
142. 高压蒸汽灭菌法通常在 103.4 kPa 的压力下维持（ ）min。
A. 5 B. 10 C. 30 D. 60
143. 判断灭菌是否彻底的依据是（ ）。
A. 细菌繁殖体被完全杀死 B. 细菌菌毛蛋白变性
C. 芽孢被完全杀死 D. 鞭毛蛋白被破坏
144. 将牛奶加热到 62℃、持续 30 min 的目的是（ ）。
A. 防腐 B. 消毒 C. 灭菌 D. 保鲜
145. 湿热灭菌法中效果最好的是（ ）。
A. 高压蒸汽灭菌法 B. 巴氏消毒法
C. 煮沸法 D. 常压蒸汽灭菌法

146. 消毒水平分为（ ）级。
A. 2 B. 3 C. 4 D. 5
147. 评价压力蒸汽灭菌器效果的试验中，常用的指标菌是（ ）。
A. 枯草杆菌黑色变种芽孢 B. 短小杆菌芽孢
C. 嗜热脂肪杆菌芽孢 D. 大肠杆菌
148. 干烤灭菌的最适合的温度与时间是（ ）。
A. 56℃，30 min B. 100℃，30 min
C. 100℃，2 h D. 160℃，2 h
149. 高压灭菌时为了保证灭菌效果，首先要注意的是（ ）。
A. 直接升至所需压力即可 B. 排出锅内全部冷气后，再升压
C. 排出部分冷气即可 D. 排出锅内 1/2 冷气即可
150. 下列最适合用于空气消毒的消毒剂是（ ）。
A. 碘伏 B. 过氧乙酸 C. 酒精 D. 84 消毒液
151. 下列最适合用于衣物消毒的是（ ）。
A. 次氯酸钠 B. 75%乙醇 C. 紫外线 D. 过氧乙酸
152. 对物品有漂白或腐蚀作用的消毒剂是（ ）。
A. 乙醇 B. 过氧乙酸 C. 异丙醇 D. 碘伏
153. 下列不属于化学消毒优点的是（ ）。
A. 效果可靠 B. 不残留有害物质 C. 使用方便 D. 应用广泛
154. 日晒的主要杀菌作用是依靠日光的（ ）。
A. 可见光 B. 紫外线 C. 红外线 D. 温度
155. 关于消毒剂的作用时间，说法错误的是（ ）。
A. 是指消毒剂与被消毒物品接触的时间
B. 一般达到灭菌所需的时间要远长于消毒的时间
C. 消毒时可以无限提高浓度，缩短作用时间
D. 不得任意缩短规定的作用时间
156. 消毒剂杀灭微生物的机制不包括（ ）。
A. 使介质上的微生物升温 B. 使微生物体内蛋白质变性或凝固
C. 改变微生物细胞膜的通透性 D. 破坏微生物的核酸
157. 常用的 70%~75%乙醇溶液不宜用于（ ）。
A. 手和皮肤消毒 B. 体温计、血压计等医疗器具的表面消毒
C. 医疗器械的浸泡消毒 D. 精密仪器的表面消毒
158. 碘酊不适用于（ ）。
A. 手术部位消毒 B. 注射和穿刺部位皮肤消毒
C. 新生儿脐带部位皮肤消毒 D. 黏膜和敏感部位皮肤消毒
159. 使用碘伏进行黏膜冲洗消毒，适宜的浓度为（ ）。

A. 有效碘 250~500 mg/L　　B. 有效碘 2~10 g/L

C. 有效碘 18~22 g/L　　D. 有效碘 10~18 g/L

160. 关于卫生手消毒，说法错误的是（　　）。

A. 是手的预防性消毒的过程

B. 戴手套可以代替手卫生

C. 当手部没有肉眼可见污染时，首选速干手消毒剂

D. 当手部有肉眼可见污染时，应先洗手，然后进行卫生手消毒

二、判断题

1. 对受到致病菌芽孢、真菌孢子、分枝杆菌和经血液传播病原体（乙型肝炎病毒、丙型肝炎病毒、艾滋病病毒等）污染的物品，应采用中水平以上的消毒方法。（　　）

2. 消毒物品上微生物污染特别严重时，应加大消毒剂的使用剂量和（或）延长消毒时间。（　　）

3. 耐热、耐湿的诊疗器械、器具和物品应首选压力蒸汽灭菌。（　　）

4. 光滑物体表面消毒可以选择合适的消毒剂擦拭或采用紫外线消毒器近距离照射。（　　）

5. 多孔材料表面消毒可采用消毒剂擦拭消毒法。（　　）

6. 使用紫外线消毒刀、剪等物品时，可叠放在一起，以保证消毒数量。（　　）

7. 在选择消毒方法时，若选择化学消毒方法或物理消毒方法均可时，应首选化学消毒方法。（　　）

8. 消毒剂浓度的计算，应以商品原药作为100%计算稀释浓度。（　　）

9. 酒精类消毒剂可用于空气消毒。（　　）

10. 次氯酸消毒剂可用于手、皮肤和黏膜的消毒。（　　）

11. 过氧化氢消毒剂可用于手、皮肤和黏膜的消毒。（　　）

12. 碘酊适用于外科手及前臂消毒，黏膜冲洗消毒。（　　）

13. 根据拟消毒处理的对象不同、消毒现场的特点不同，应选用恰当的消毒剂和合适的消毒方法，消毒剂应现配现用。（　　）

14. 煮沸消毒时，水面应淹没消毒物品，并在水沸腾后开始计时，保持沸腾 5 min 以上。（　　）

15. 传染病患者被转运至医院进行治疗，社区或街道对该患者家庭进行的消毒为终末消毒。（　　）

16. 正常情况下，公共场所以清洁卫生为主，预防性消毒为辅，当面临传染病威胁或者人群密集性活动时才有必要进行消毒。（　　）

17. 当公共场所出现疑似或确诊传染病病例时，应采用大容量喷雾法进行消毒。（　　）

18. 公共场所工作人员在上岗期间可用有效的含醇速干手消毒剂随时进行手卫生。（　　）

19. 公共场所工作人员手上有肉眼可见污染物时，应先消毒，再使用洗手液在流动水下洗手。（ ）

20. 乙醇的消毒效果与其他消毒剂一样，有效成分含量越高杀菌效果越好。（ ）

21. 次氯酸钠的消毒效果受有效氯浓度的影响，在消毒时，所用的消毒剂有效氯浓度越高越好。（ ）

22. 进行消毒时，只要手套没有破就不需要更换手套。（ ）

23. 消毒是切断传播途径防止传染发生的重要措施。（ ）

24. 碘伏适用于外科手及前臂消毒，黏膜冲洗消毒。（ ）

25. 物理消毒方法包括紫外线照射、煮沸及75%酒精擦拭物体表面。（ ）

26. 在实施新型冠状病毒肺炎治疗的方舱医院，日常开展的消毒属于终末消毒。（ ）

27. 消毒首选化学方法，不能用化学方法消毒的选用物理方法。（ ）

28. 各种消毒剂浓度越高，杀菌效果越好。（ ）

29. 大多数消毒药品均具有腐蚀性和刺激性，消毒次数过多、消毒液浓度过大会对人和环境造成损害。（ ）

30. 普通公共场所的室内空气清洁应以开窗通风为主。（ ）

31. 配制好的消毒剂可以一直使用直至用完。（ ）

32. 消毒时，不可以直接将实验室试验测定的杀菌剂量作为应用剂量。（ ）

33. 在没有明确的传染源存在时，对可能受到病原微生物污染的场所和物品进行的消毒属于随时消毒。（ ）

34. 干热对物品的穿透力比湿热更强。（ ）

35. 巴氏消毒法可以杀灭牛奶中所有细菌繁殖体。（ ）

36. 提高中水平消毒剂浓度或延长作用时间可将其作为灭菌剂使用。（ ）

37. 二氧化氯不属于含氯消毒剂。（ ）

38. 醇类消毒剂不宜用于脂溶性物体表面的消毒，不可用于空气消毒。（ ）

39. 将配好的药液过滤后倒入喷雾器药桶内，药液不超过标准值，是为了保持桶内有一定的空间储存压缩气体。（ ）

40. 若连续数日使用喷雾器，可不必每天将喷雾器药箱内残存的药液倒出。（ ）

参考答案

一、单项选择题

1. D	2. C	3. B	4. B	5. D	6. C	7. D	8. C	9. D
10. A	11. C	12. A	13. B	14. D	15. B	16. A	17. C	18. A
19. D	20. B	21. B	22. C	23. C	24. D	25. A	26. C	27. D
28. A	29. B	30. C	31. B	32. C	33. A	34. D	35. D	36. C
37. A	38. B	39. C	40. B	41. C	42. D	43. A	44. D	45. C
46. C	47. A	48. C	49. B	50. D	51. C	52. B	53. B	54. C
55. D	56. C	57. A	58. A	59. D	60. D	61. C	62. C	63. B
64. A	65. A	66. A	67. A	68. D	69. C	70. D	71. C	72. A
73. C	74. B	75. B	76. C	77. D	78. C	79. C	80. B	81. C
82. D	83. D	84. A	85. A	86. C	87. A	88. A	89. A	90. A
91. B	92. D	93. A	94. B	95. C	96. A	97. B	98. C	99. D
100. D	101. A	102. D	103. A	104. C	105. A	106. C	107. C	108. B
109. C	110. B	111. B	112. D	113. D	114. B	115. B	116. A	117. D
118. B	119. D	120. A	121. C	122. C	123. D	124. B	125. A	126. A
127. C	128. C	129. C	130. C	131. A	132. A	133. C	134. B	135. C
136. A	137. D	138. D	139. B	140. D	141. B	142. B	143. C	144. B
145. A	146. B	147. C	148. D	149. B	150. B	151. A	152. B	153. B
154. B	155. C	156. A	157. C	158. D	159. A	160. B		

二、判断题

1. ×	2. √	3. √	4. √	5. ×	6. ×	7. ×	8. ×	9. ×
10. √	11. ×	12. ×	13. √	14. ×	15. √	16. √	17. ×	18. √
19. ×	20. ×	21. ×	22. ×	23. √	24. √	25. ×	26. ×	27. ×
28. ×	29. √	30. √	31. ×	32. √	33. ×	34. ×	35. ×	36. ×
37. √	38. √	39. √	40. ×					

附录 3　公共场所卫生管理员练习题

一、单项选择题

1. 公共场所的（　　），应符合国家卫生标准与要求。

A. 空气、水质、采光、卫生设施　　B. 空气、水质、采光、场所面积

C. 空气、水质、卫生设施、场所面积　　D. 水质、采光、噪声、场所面积

2. 下列各项属于公共场所范围的是（　　）。

A. 影剧院、宾馆、游泳场　　B. 宾馆、游泳场、办公室

C. 电影院、美容院、办公室　　D. 游泳场、办公室、美容院

3. 经营面积在 50 m^2 以上的美发场所，应设立单独的（　　）。

A. 休息室　　B. 洗发间　　C. 理发间　　D. 清洗消毒间

4. 美容美发场所容易传播（　　）。

A. 呼吸道疾病　　B. 皮肤接触性疾病

C. 性病　　D. 消化道疾病

5. 下列场所不属于公共场所的是（　　）。

A. 书店　　B. 公共汽车　　C. 影剧院　　D. 机关单位

6. 下列不属于口杯茶具消毒方法的是（　　）。

A. 蒸汽消毒　　B. 煮沸消毒　　C. 喷雾消毒　　D. 浸泡消毒

7. 根据《公共场所卫生管理条例》规定，依法进行卫生监督的公共场所分为（　　）。

A. 7 类，29 种　　B. 7 类，28 种　　C. 8 类，29 种　　D. 8 类，28 种

8. 游泳场所设置的浸脚消毒池水更换时间为（　　）h/次。

A. 2　　B. 4　　C. 6　　D. 8

9. 下列关于公共场所物品储存的描述，正确的是（　　）。

A. 从业人员个人物品可放置于消毒间

B. 污染物品可暂存于清洁间进门处

C. 公共用品用具应分架存放，距地面 10 cm

D. 清扫工具应放置于清洗消毒间

10. 不属于公共场所配置的卫生相关产品的是（　　）。

A. 消毒产品　　B. 杀虫剂　　C. 洗发液　　D. 饮水机

11. 下列关于空调装置的说法，正确的是（　　）。

A. 新鲜空气进风口设在室内　　B. 进风口不必考虑污染源
C. 空调过滤材料应定期清洗　　D. 空调过滤材料不必更换

12. 关于公共场所物品配置采购的描述，错误的是（　　）。
A. 公共场所物品配置采购、出入库应有相关记录
B. 公共场所物品配置采购记录应包括索证、验收、出入库等资料
C. 记录资料应保存 1 年
D. 物品配置应能够做到先进先出

13. 下列关于消毒剂、杀虫剂、灭鼠剂等物品的储存，错误的是（　　）。
A. 应储存于阴凉、干燥、通风处　　B. 应有专间存放或设置专柜
C. 应置于公共场所明显位置　　D. 应有专人负责管理

14. 《公共场所卫生管理条例实施细则》的制定依据是（　　）。
A. 《中华人民共和国传染病防治法》　　B. 《突发公共卫生事件应急条例》
C. 《公共场所卫生管理条例》　　D. 《公共场所卫生管理规范》

15. 下列关于公共用品用具存放、运输的卫生要求的描述，错误的是（　　）。
A. 应有效防止交叉污染
B. 应有效防止二次污染
C. 已清洗消毒的用品用具存放容器和污染物品回收容器可存放在同一位置
D. 存放运输应有标志标识

16. 集中空调通风系统卫生学评价，应（　　）年评估一次。
A. 1　　B. 2　　C. 3　　D. 4

17. 下列关于旅店内水质的描述，错误的是（　　）。
A. 二次供水水质应符合国家《生活饮用水卫生标准》（GB 5749—2006）
B. 二次供水水箱应定期清洗消毒
C. 二次供水水箱应有卫生防护措施
D. 自备水源不必检测

18. 二次供水设施由具有合法检验资质的检验机构检测，检测水质的频次要求是（　　）。
A. 每年至少一次　　B. 每年至少两次
C. 每两年至少一次　　D. 根据实际情况自行决定

19. 客房数量 50 间以上的住宿场所，应按每（　　）间设置 1 辆工作车的比例配置。
A. 5　　B. 10　　C. 20　　D. 30

20. 二次供水卫生许可证的有效期限为（　　）年。
A. 2　　B. 3　　C. 4　　D. 5

21. 公共用品用具清洗消毒过程应有记录，其中包括（　　）。
A. 消毒时间、人员、方法和消毒物品种类、数量

B. 消毒时间、人员、方法和消毒剂批次、数量

C. 消毒场所与消毒物品种类、数量

D. 消毒时间、场所、人员和消毒物品种类、数量

22. 关于公共场所通风换气，下列说法错误的是（　　）。

A. 公共场所应充分利用门窗进行自然通风，保持室内空气清新、无异味

B. 使用集中空调的场所，空调运行期间新风系统、排风系统应正常使用

C. 人群密度大的场所应安装机械排风系统或设施

D. 营业期间不便于采用自然通风方式的场所无须安装机械排风系统或设施

23. 根据《二次供水设施卫生规范》（GB 17051—1997），水箱每年清洗消毒次数至少为（　　）次。

A. 1　　B. 2　　C. 3　　D. 4

24. 公共场所采光应尽量采用（　　）。

A. 白炽灯灯光　　B. 照明光　　C. LED 光　　D. 自然光

25. 公共场所内可能通过公共用品用具传播的传染病不包括（　　）。

A. 呼吸道传染病　　B. 肠道传染病

C. 皮肤病　　D. 艾滋病

26. 住宿场所公共用品用具不包括（　　）。

A. 集中空调通风系统　　B. 床上用品

C. 盥洗物品　　D. 清洁工具

27. 下列关于游泳场所设施的描述，错误的是（　　）。

A. 应保证池水循环净化、消毒、补水等设施设备正常运行

B. 每日应补充足量新水

C. 发生故障时应及时检修

D. 儿童池营业期间需分时段供给新水

28. 公共场所卫生学特点不包括（　　）。

A. 人员密集，流动性大　　B. 从业人员素质普遍较高

C. 涉及面广　　D. 设备及物品易受污染

29. 二次供水卫生许可证复核年限为（　　）年。

A. 1　　B. 2　　C. 3　　D. 4

30. 公共场所空气、水质等卫生检测每年不得少于（　　）次。

A. 1　　B. 2　　C. 3　　C. 4

31. 下列涉及公共场所饮用水卫生管理的法律有（　　）。

A.《中华人民共和国宪法》　　B.《中华人民共和国水法》

C.《中华人民共和国传染病防治法》　　D.《城市供水条例》

32. 二次供水、管水从业人员上岗前必须经过（　　）。

A. 卫生知识培训　　B. 健康体检

C. 健康教育　　D. 卫生知识培训和健康体检

33. 理发店毛巾消毒最有效的方法是（　　）。

A. 含氯消毒剂浸泡　　B. 紫外线消毒

C. 酒精喷洒　　D. 碘伏涂抹

34. 公共场所预防性卫生监督的内容包括（　　）。

A. 卫生许可证检查、公共场所设计审查、公共场所施工监督

B. 公共场所设计审查、公共场所施工监督、建设竣工的卫生验收

C. 公共场所施工监督、建设竣工的卫生验收、通风换气设施卫生检查

D. 通风换气设施卫生检查、公共场所设计审查、公共场所施工监督

35. 游泳池浸脚消毒池水的余氯含量应保持（　　）mg/L。

A. 5~10　　B. 1~5　　C. 3~5　　D. 10~15

36. 下列对游泳池管理的描述，错误的是（　　）。

A. 游泳池在开放时间内应每日定时补充新水，保持池水水质良好的卫生状况

B. 严禁患有皮肤癣疹、沙眼、急性结膜炎、肠道传染病等的人员进入游泳池

C. 必须提供一次性毛巾等用品

D. 通往游泳池过道中间应设置强制通过式浸脚消毒池

37. 下列关于公共场所卫生专间的描述，错误的是（　　）。

A. 应做到专间专用，不得擅自停用或更改房间用途

B. 清洗、消毒、保洁设施应正常使用，并保持整洁

C. 有清洗消毒操作规程，配备消毒剂定量配制容器、洗消器材和工具

D. 应配置饮水机、制冰机、清扫工具等物品

38. 下列关于公共场所清洁物品储藏间要求的描述，正确的是（　　）。

A. 公共场所应根据场所种类、规模合理设置清洁物品储藏间

B. 清洁物品可与一次性拖鞋、牙刷、牙膏等共同存放

C. 清洁物品可与个人生活用品共同存放

D. 清洁物品可放置在密闭环境内

39. 公共场所经营者重复使用一次性用品用具，将处以（　　）元以下罚款。

A. 500　　B. 1 000　　C. 1 500　　D. 2 000

40. 公共场所经营单位从业人员未经卫生知识培训上岗，应采取的卫生行政处罚方式为（　　）。

A. 吊销卫生许可证　　B. 责令停产停业

C. 暂扣卫生许可证　　D. 警告

41. 下列关于公共用品洗涤间的描述，错误的是（　　）。

A. 公共用品洗涤间应专室专用，保持环境整洁

B. 已清洁的公共用品可与清扫用具共同存放于储藏间

C. 公共用品的洗涤、消毒、烘干等设施应做好日常维护工作

D. 公共用品的洗涤应做到分类清洗

42. 下列关于公共场所标志标识的描述，错误的是（　　）。

A. 住宿场所必须配备脸盆、脚盆，可以不必标示用途

B. 美发场所应设置头癣、皮肤病患者专用工具并标示

C. 沐浴场所应设置“禁止性病、传染性皮肤病患者沐浴”标识

D. 住宿场所卫生间的清扫工具应有明确标识

43. 游泳池的水质好坏取决于（　　）。

A. 游泳人数　　B. 换水次数

C. 游泳池面积　　D. 过滤及氯化消毒效果

44. 公共场所消毒间需配备的专用水池是（　　）。

A. 净化池　　B. 消毒池　　C. 储水池　　D. 回收池

45. 下列对住宿场所公共用具消毒间的描述，错误的是（　　）。

A. 公共用具消毒间是所有住宿场所必备的工作用房

B. 面巾、脸盆、茶具等可共同洗刷、消毒

C. 要求每层配置一个消毒间

D. 要有掌握消毒知识的专（兼）职人员

46. 餐饮场所茶具首选的消毒方式为（　　）。

A. 含氯消毒剂浸泡　　B. 紫外线消毒

C. 煮沸　　D. 酒精喷洒

47. 宾馆受污染床单首选的消毒方法为（　　）。

A. 先清洗再消毒　　B. 先浸泡再消毒

C. 先消毒再清洗　　D. 先浸泡再清洗

48. 采用含氯消毒剂对宾馆拖鞋进行消毒时可采取的措施是（　　）。

A. 喷洒　　B. 浸泡　　C. 擦拭　　D. 熏蒸

49. 对于公共场所卫生间的卫生要求，下列说法错误的是（　　）。

A. 公共卫生间应及时清扫保洁

B. 公共卫生间设置坐便器的应提供一次性衬垫

C. 住宿场所客房卫生间可使用通用清扫工具对相应的洁具进行清扫

D. 应根据物品、用具的污染程度合理清扫，防止交叉污染

50. 煮沸消毒法适用于公用餐具的消毒，其煮沸时间为（　　）。

A. 1~5 min　　B. 5~10 min　　C. 10~30 min　　D. 1 h 以上

51. 下列说法错误的是（　　）。

A. 公共场所主管单位应建立和健全卫生管理制度

B. 公共场所主管单位应配备专职或兼职的卫生管理人员

C. 经营单位扩建公共场所，不必向卫生防疫机构申请进行卫生审查

D. 经营单位发现的卫生问题，可向卫生防疫机构寻求帮助和指导

52. 对被传染病病原体污染的污物，有关单位必须（　　）。
A. 自行清扫处理　　B. 按照领导要求处理
C. 在专业人员指导下消毒处理　　D. 交给患者处理
53. 公共场所中常见的病媒生物不包括（　　）。
A. 苍蝇　　B. 蚊子　　C. 蜱虫　　D. 老鼠
54. 正确投放鼠药的方法不包括投放在（　　）。
A. 食物附近　　B. 鼠道附近　　C. 鼠洞口附近　　D. 鼠洞内
55. 公共场所卫生管理制度不包括（　　）。
A. 人员考核制度　　B. 档案管理制度
C. 卫生培训制度　　D. 财务管理制度
56. 关于公共场所经营单位卫生自行检测的描述，错误的是（　　）。
A. 每年对室内空气、顾客用品用具等至少进行一次卫生检测
B. 公共场所经营者不具备检测能力，可委托具有检测资质的单位进行检测
C. 检测结果应当在醒目位置如实公示
D. 检测结果应到当地卫生行政部门备案
57. 公共场所经营者未按照规定对顾客用品用具进行清洗、消毒、保洁，将处以（　　）元以下罚款。
A. 1 000　　B. 2 000　　C. 3 000　　D. 5 000
58. 公共场所卫生信誉度 C 级表示（　　）。
A. 需整改单位　　B. 合格单位　　C. 规范单位　　D. 示范单位
59. 公共场所经营单位在办理营业执照前，应先获得（　　）。
A. 卫生信誉等级证明　　B. 卫生许可证
C. 水质检测报告　　D. 空气检测报告
60. 保证公共场所卫生安全的第一责任人是（　　）。
A. 卫生监督部门　　B. 卫生行政部门
C. 公共场所经营者　　D. 疾病预防控制部门
61. 下列各项中属于公共场所管理者申请卫生许可证需提交的材料是（　　）。
A. 公共场所平面设计图　　B. 法定代表人健康合格证
C. 公共场所卫生设施平面布局图　　D. 工商营业执照
62. 公共场所卫生许可证有效期限为 4 年，需（　　）个月复核一次。
A. 3　　B. 6　　C. 12　　D. 24
63. 公共场所经营者未依法取得公共场所卫生许可证擅自营业的，将处以（　　）元罚款。
A. 100~1 000　　B. 500~1 000　　C. 500~3 000　　D. 500~5 000
64. 公共场所集中空调通风系统未经检测，由卫生行政部门责令其限期改正；逾期不改的，将处以（　　）元罚款。

A. 1 000~10 000　　B. 500~10 000　　C. 5 000~20 000　　D. 10 000~30 000

65. 公共场所经营者更改单位名称，应在（　　）办理变更手续。

A. 市场监督管理总局　　B. 原发证卫生行政部门

C. 医疗机构　　D. 疾病预防控制中心

66. 公共场所经营者更改法定代表人，应在（　　）办理变更手续。

A. 人社部门　　B. 司法部门　　C. 卫生行政部门　　D. 民政部门

67. 公共场所经营者需要延续卫生许可证的，应当在卫生许可证有效期届满前（　　）日提出申请。

A. 10　　B. 30　　C. 60　　D. 90

68. 公共场所经营单位首次评定卫生信誉度等级时，两次现场审查间隔不少于（　　）个月。

A. 1　　B. 2　　C. 3　　D. 4

69. 公共场所经营者未按照规定设置清洗、消毒等设施设备，卫生行政部门责令其限期改正；逾期不改的，将处以（　　）元罚款。

A. 100~1 000　　B. 500~2 000　　C. 1 000~10 000　　D. 5 000~20 000

70. 公共场所卫生信誉度等级在公共场所公示的位置应为（　　）。

A. 醒目位置　　B. 经理办公室　　C. 会议室　　D. 档案室

71. 下列关于公共场所卫生档案管理的描述，错误的是（　　）。

A. 档案内容包括空气、水质、采光、照明、噪声等检测情况

B. 档案内容包括公共卫生用品进货索证管理等情况

C. 档案应当有专人管理，分类记录

D. 档案至少保存一年

72. 公共场所卫生管理档案应当有专人管理，至少保存（　　）个月。

A. 3　　B. 6　　C. 12　　D. 24

73. 公共场所卫生管理档案不包括（　　）。

A. 公共场所施工设计图　　B. 卫生设施的使用、维护情况

C. 公共卫生用品进货索证管理情况　　D. 集中空调通风系统卫生管理档案

74. 公共场所卫生管理档案主要内容有（　　）项。

A. 7　　B. 8　　C. 9　　D. 10

75. 患有（　　）的，不得从事公共场所直接为顾客服务的工作。

A. 甲型肝炎、痢疾、伤寒、活动性肺结核

B. 乙型肝炎、痢疾、伤寒、活动性肺结核

C. 甲型肝炎、感冒、伤寒、活动性肺结核

D. 乙型肝炎、高血压、伤寒、活动性肺结核

76. 直接为顾客服务的公共场所从业人员，上岗前应取得（　　）。

A. 健康合格证　　B. 从业资格证　　C. 卫生许可证　　D. 职业资格证

77. 患有痢疾、伤寒等消化道传染病者，治愈前不得从事的工作是（　　）。

A. 餐厅服务员　B. 影院售票员　C. 商场收银员　D. 图书管理员

78. 下列属于公共场所卫生管理员职能的是（　　）。

A. 卫生间清洁　B. 公共用品用具消毒

C. 建立和管理卫生档案　D. 公共场所办公用品采购

79. 公共场所经营者应当组织从业人员（　　）个月进行一次健康检查。

A. 3　B. 6　C. 12　D. 24

80. 卫生行政部门可依法责令公共场所停业整顿，直至吊销卫生许可证的情形不包括（　　）。

A. 未按照规定对公共场所的空气、水质、采光、照明、噪声、顾客用品用具等进行卫生检测

B. 公共场所经营者安排未获得有效健康合格证明的从业人员从事直接为顾客服务的工作

C. 未按照规定对顾客用品用具进行清洗、消毒、保洁，或者重复使用一次性用品用具

D. 公共场所经营者对发生的危害健康的事故未立即采取处置措施，导致危害扩大，或者隐瞒、缓报、谎报的

81. 公共场所经营单位卫生制度不健全，所采取的卫生行政处罚方式为（　　）。

A. 警告　B. 罚款　C. 停业整顿　D. 吊销卫生许可证

82. 公共场所卫生管理与监督的主要法律依据是（　　）。

A.《公共场所卫生管理条例》　B.《中华人民共和国传染病防治法》

C.《中华人民共和国环境保护法》　D.《中华人民共和国国境卫生检疫法》

83. 使用转让、倒卖健康证或卫生许可证，将处以（　　）元罚款。

A. 100～1 000　B. 500～5 000　C. 1 000～10 000　D. 5 000～30 000

84.《突发公共卫生事件应急条例》公布实施的时间为（　　）。

A. 2003 年 5 月 9 日　B. 2002 年 5 月 9 日

C. 2002 年 9 月 5 日　D. 2003 年 9 月 5 日

85. 游泳池应设置强制通过式浸脚消毒池，其深度为（　　）cm。

A. 5　B. 10　C. 15　D. 20

86. 公共场所发生重大食物中毒事件时，向当地卫生行政主管部门报告时限为（　　）。

A. 30 min　B. 24 h　C. 2 h　D. 12 h

87. 下列不是影响公共场所卫生质量的关键要素是（　　）。

A. 室内空气质量

B. 公共用品用具的消毒效果

C. 从业人员的整体卫生意识和卫生素质

D. 处罚

88. 下列关于公共场所生活饮用水的描述，错误的是（　　）。

A. 应符合《生活饮用水集中式供水单位卫生规范》

B. 应符合《生活饮用水卫生标准》（GB 5749—2006）

C. 应符合《二次供水设施卫生规范》（GB 17051—1997）

D. 二次供水水箱应每两年清洗消毒 1 次

89. 公共场所以下物品不能采用煮沸法消毒的是（　　）。

A. 陶瓷餐具　　B. 化纤桌布　　C. 玻璃杯　　D. 纯棉床单

90.《突发公共卫生事件应急条例》对突发公共卫生事件信息发布的要求是（　　）。

A. 及时、准确、保密　　B. 准确、全面、保密

C. 及时、全面、保密　　D. 及时、准确、全面

91. 下列对住宿场所卫生间卫生要求的描述，错误的是（　　）。

A. 捡出使用过的毛巾、浴巾、牙刷等，换上干净的相应物品

B. 用消毒药水或清洁剂擦洗脸盆、水龙头、台面，最后用干净的抹布擦干

C. 清理马桶时应戴好胶皮手套，用专用的清洁剂刷洗马桶内侧

D. 可根据住宿场所规模选择是否提供坐便器一次性衬垫

92. 突发公共卫生事件可划分为（　　）级。

A. 1　　B. 2　　C. 3　　D. 4

93. 下列不属于突发公共卫生事件的是（　　）。

A. 重大传染病疫情　　B. 群体性不明原因疾病

C. 突发心脑血管疾病　　D. 重大食物中毒事件

94. 突发公共卫生事件应急处理的卫生专业技术机构主要包括（　　）。

A. 医疗机构、疾病预防控制机构、卫生监督机构

B. 疾病预防控制机构、卫生监督机构、公安部门

C. 卫生监督机构、出入境检验检疫机构、市场监管部门

D. 出入境检验检疫机构、疾病预防控制机构、司法机构

95. 我国传染病控制的工作方针是（　　）。

A. 预防为主，防治结合，统一管理　　B. 预防为主，防治结合，分类管理

C. 预防为主，防治结合，划区管理　　D. 预防为主，防治结合，分片管理

96. 能协助医疗机构对甲类传染病病人采取强制隔离措施的机构是（　　）。

A. 公安机关　　B. 卫生行政部门　　C. 卫生监督机构　　D. 卫生防疫机构

97. 发现甲类传染病时，采取（　　）是错误的。

A. 对病人、病原携带者予以隔离治疗

B. 对疑似病人可以在同一个房间治疗

C. 对病人、病原携带者、疑似病人密切接触者，应在指定场所进行医学观察

D. 病人、病原携带者拒绝隔离治疗时，可以由公安机关协助医疗机构采取强制隔离治疗措施

98. 我国法定传染病分为（　　）类。

A. 2　　B. 3　　C. 4　　D. 5

99.《中华人民共和国传染病防治法》规定的甲类传染病是指（　　）。

A. 鼠疫、霍乱

B. 鼠疫、传染性非典型肺炎

C. 霍乱、传染性非典型肺炎

D. 传染性非典型肺炎、人感染高致病性禽流感

100. 公共场所发现甲类传染病病人，首先应该（　　）。

A. 向当地市场监管部门报告疫情

B. 向当地卫生行政部门报告疫情

C. 向当地疾病预防控制机构报告疫情

D. 向当地环境保护部门报告疫情

101. 传染病流行必备的三个环节是（　　）。

A. 传染源、传播途径、传播因素　　B. 传染源、传播途径、病原携带者

C. 传染源、高危人群、传播途径　　D. 传染源、传播途径、易感人群

102. 传染病的一级预防是指（　　）。

A. 病因预防　　B. 三早预防　　C. 管理预防　　D. 康复预防

103. 根据突发公共卫生事件分级，Ⅰ级事件代表（　　）。

A. 特别重大突发公共卫生事件　　B. 重大突发公共卫生事件

C. 较大突发公共卫生事件　　D. 一般突发公共卫生事件

104. 国家卫生健康委员会 2020 年 1 月 20 日发布公告，新型冠状病毒感染的肺炎纳入乙类传染病，预防、控制措施应参照（　　）传染病管理。

A. 甲类　　B. 乙类　　C. 丙类　　D. 法定

105. 下列关于流感传播的描述，错误的是（　　）。

A. 患者是主要传染源　　B. 主要通过空气飞沫传播

C. 人群普遍易感　　D. 肥胖者是重症病例的高危险人群

106. 新型冠状病毒肺炎可能的传播途径为（　　）。

A. 飞沫和接触　　B. 飞沫和粪便　　C. 接触和血液　　D. 血液和性

107. 依据《中华人民共和国传染病防治法》，我国法定的传染病共有（　　）。

A. 甲、乙、丙三类，34 种　　B. 甲、乙、丙三类，36 种

C. 甲、乙、丙三类，38 种　　D. 甲、乙、丙三类，40 种

108. 属于《中华人民共和国传染病防治法》规定的乙类传染病的是（　　）。

A. 鼠疫　　B. 流行性感冒

C. 人感染高致病性禽流感　　D. 黑热病

109. 下列属于乙类传染病的是（　　）。

A. 传染性非典型肺炎　　B. 流行性感冒

C. 霍乱　　D. 鼠疫

110. 任何单位和个人发现传染病病人或者疑似传染病病人时，应及时向（　　）报告。

A. 政府卫生部门

B. 附近的疾病预防控制机构或者医疗机构

C. 公安部门

D. 当地政府

111. 切断传染病传播途径的有效措施不包括（　　）。

A. 做好个人防护　　B. 做好水源管理

C. 提高自身免疫力　　D. 设置防虫设备

112.《公共场所卫生管理规范》（GB 37487—2019）关于经常性卫生要求的部分，增加的内容是（　　）。

A. 突发公共卫生事件管理　　B. 传染病防治

C. 卫生管理和从业人员卫生管理　　D. 健康教育和健康促进内容

113. 下列关于公共场所卫生管理员传染病防控宣传工作的描述，错误的是（　　）。

A. 协助建立公共场所传染病防治组织和机构，明确组织分工和职责

B. 积极开展预防传染病的卫生健康教育

C. 加强对公共场所卫生和饮用水卫生的管理

D. 发现疑似传染病患者应立即上报卫生行政部门，并立即关闭公共场所

114. 不适用于饭店餐具消毒的是（　　）。

A. 异丙醇　　B. 含氯消毒剂

C. 二氧化氯消毒剂　　D. 漂白粉

115. 下列通过室内空气传播的传染病有（　　）。

A. 流行性感冒　　B. 急性结膜炎　　C. 手脚癣　　D. 艾滋病

116. 卫生行政部门对未取得卫生许可证擅自营业的游艺厅给予警告、罚款等处罚措施的依据是（　　）。

A.《工商管理条例》

B.《公共场所卫生管理条例》

C.《中华人民共和国传染病防治法》

D.《中华人民共和国行政处罚法》

117. 健康教育主要提供人们行为改变所必需的（　　）。

A. 医疗技术　　B. 诊断技术

C. 救护技术　　D. 知识、技术与服务

118. 卫生行政部门对安排未获得有效健康合格证明的从业人员从事直接为顾客服务

工作的公共场所经营者，将处以（　　）元罚款。

A. 100~1 000　　B. 200~2 000　　C. 300~3 000　　D. 500~5 000

119. 卫生行政部门可对拒绝卫生监督的公共场所经营者处以（　　）元罚款。

A. 1 000~30 000　　B. 3 000~30 000

C. 5 000~30 000　　D. 10 000~30 000

120. 健康教育的最终目的是改变个体和群体的（　　）。

A. 知识　　B. 态度　　C. 行为　　D. 价值观

121. 从经济角度来看，（　　）。

A. 健康教育是所有卫生问题、预防方法及控制措施中最为重要的措施

B. 健康教育是能否实现“人人享有卫生保健”宏伟目标的关键

C. 健康教育是一项“低投入、高产出”的卫生服务

D. 健康教育是改变人们不良生活方式和行为的最有效的措施

122. 根据《公共场所卫生管理条例实施细则》，关于公共场所禁烟，下列说法错误的是（　　）。

A. 在室内公共场所醒目位置设置禁止吸烟的标志或警语

B. 吸烟区可以位于行人必经通道上

C. 公共场所不得设置自动售烟机

D. 公共场所应配备专（兼）职人员对吸烟者进行劝阻

123. 第一个世界无烟日成立于（　　）年。

A. 1987　　B. 1988　　C. 1989　　D. 2000

124. 世界无烟日是每年的（　　）。

A. 5 月 31 日　　B. 9 月 30 日　　C. 12 月 31 日　　D. 3 月 15 日

125. 室内公共场所实施全面禁烟的时间为（　　）年。

A. 2010　　B. 2011　　C. 2012　　D. 2013

126. 目前，防止“二手烟”最有效的方法是（　　）。

A. 全面禁烟　　B. 禁止出售烟草

C. 全面禁止室内吸烟　　D. 加大烟草监管力度

127. 我国《公共场所卫生管理规范》（GB 37487—2019）实施时间为（　　）。

A. 2019 年 1 月 1 日　　B. 2019 年 6 月 1 日

C. 2019 年 11 月 1 日　　D. 2019 年 12 月 1 日

128. 下列不属于公共场所卫生监督内容的是（　　）。

A. 室内空气　　B. 饮用水　　C. 食品　　D. 微小气候

129. 下列场所不属于《公共场所卫生管理条例实施细则》规定的禁烟范围是（　　）。

A. 候车室　　B. 医院　　C. 学校　　D. 私家车

130. 公共场所经营单位经装修后，可能产生的室内空气污染物是（　　）。

A. 一氧化碳 B. 二氧化碳 C. 甲醛 D. 噪声

131. 美容、理发店卫生监督的主要内容不包括（ ）。

A. 美容、理发工具及毛巾消毒效果 B. 染发、烫发间机械通风情况

C. 地面保洁情况 D. 浸脚消毒池消毒效果

132. 下列关于可吸入颗粒物的描述，错误的是（ ）。

A. 来源于室外空气和室内人员的频繁活动

B. 其浓度与卫生条件和居住人数无关

C. 通过呼吸能进入人体肺部和支气管深部

D. 可长期飘浮在空气中而不沉降

133. 公共场所卫生监督可分为（ ）。

A. 经常性卫生监督与集中性卫生监督

B. 经常性卫生监督与预防性卫生监督

C. 预防性卫生监督与集中性卫生监督

D. 预防性卫生监督与流动性卫生监督

134. 公共场所发生危害健康的事故时，应及时上报（ ）。

A. 县级以上卫生行政部门 B. 县级以上医疗机构

C. 县级以上卫生监督机构 D. 县级以上疾控机构

135. 传染病易在公共场所传播的主要原因是（ ）。

A. 人员密集，流动性大 B. 公共用品消毒不彻底

C. 污染的因素多 D. 公共场所新风不足

136. 下列各项属于公共场所化学性危险因素的是（ ）。

A. 一氧化碳、二氧化碳、臭氧、辐射

B. 一氧化碳、二氧化碳、辐射、甲醛

C. 二氧化碳、辐射、甲醛、消毒剂

D. 一氧化碳、二氧化碳、臭氧、消毒剂

137. 传染病防治中，消灭“四害”属于（ ）。

A. 切断传染源 B. 保护易感人群 C. 切断传播途径 D. 杀灭病原菌

138. 对商场投入使用的集中空调通风系统，进行预防空气传播性疾病的卫生学评价应做到（ ）。

A. 一年一次 B. 两年一次 C. 三年一次 D. 四年一次

139. 下列不能作为卫生监督证据的是（ ）。

A. 举报材料 B. 监督笔录 C. 检验报告单 D. 样品

140. 饭店的新风量限值为（ ）m^3/（h·人）。

A. ≥15 B. ≥20 C. ≥25 D. ≥30

141. 我国公共场所卫生标准中，甲醛浓度应控制在（ ）mg/m^3。

A. ≤0.12 B. ≤0.10 C. ≤0.15 D. ≤0.20

142. 下列疾病全部属于丙类传染病的是（　　）。

A. 流行性感冒、流行性腮腺炎、脊髓灰质炎

B. 流行性感冒、麻风病、病毒性肝炎

C. 流行性感冒、流行性腮腺炎、麻风病

D. 流行性腮腺炎、脊髓灰质炎、麻风病

143. 酒店从业人员应（　　）年进行一次健康体检。

A. 0.5　　B. 1　　C. 2　　D. 3

144. 公共场所从业人员应（　　）年进行一次卫生知识培训。

A. 0.5　　B. 1　　C. 2　　D. 3

145. 下列关于公共场所虫媒防治工作的描述，错误的是（　　）。

A. 应有防蚊、蝇、鼠、蟑螂的设施　　B. 要经常检查防虫媒设施使用情况

C. 要做到室内外无蚊蝇滋生场所　　D. 鼠药应投放于食物附近

146. 影响文娱场所卫生状况的微小气候不包括（　　）。

A. 温度　　B. 湿度　　C. 风速　　D. 噪声

147. 住宿场所长住客床上用品更换时间为（　　）。

A. 一天一换　　B. 三天一换　　C. 一周一换　　D. 两周一换

148. 美容美发场所清洗消毒间的面积不得小于（　　）m^2。

A. 10　　B. 5　　C. 3　　D. 1

149. 公共场所饮具、拖鞋等公共用品应严格做到（　　）。

A. 定期消毒　　B. 一客一换一消毒

C. 每天消毒　　D. 一周一消毒

150. 卫生监督机构可根据情节严重程度，对公共场所卫生质量不符合国家标准仍继续营业的单位和个人进行处罚，处罚措施包括（　　）。

A. 警告、罚款、停业整顿

B. 停业整顿、警告、行政拘留

C. 吊销卫生许可证、罚款、行政拘留

D. 罚款、停业整顿、拘留

151. 下列疾病患病后不可游泳的是（　　）。

A. 胃炎　　B. 红眼病　　C. 鼻炎　　D. 肾炎

152. 使用涂改、伪造的卫生许可证擅自营业的酒店，将处以（　　）元罚款。

A. 100~1 000　　B. 500~5 000　　C. 1 000~10 000　　D. 5 000~30 000

153. 卫生防疫机构对公共场所的经常性卫生监督不包括（　　）。

A. 监督从业人员健康检查

B. 指导有关部门对从业人员进行卫生知识的教育和培训

C. 对公共场所进行卫生监督和卫生技术指导

D. 对改建的公共场所选址和设计进行卫生审查

154. 下列关于公共场所卫生许可证的描述，正确的是（　　）。

A. 公共场所经营项目可超出卫生许可证范围

B. 公共场所卫生许可证每3年复核一次

C. 公共场所变更经营场所地址，应向卫生行政部门重新申请卫生许可证

D. 公共场所卫生许可证有效期为2年

155. 经常性卫生监督的内容不包括（　　）。

A. 检查公共场所经营单位是否获得卫生许可证

B. 公共场所内外环境卫生状况

C. 检查公共用具是否按规定进行消毒

D. 开展从业人员健康培训，并发放健康合格证

156. 图书馆的卫生监督工作不包括（　　）。

A. 室内禁止吸烟措施的落实　　B. 机械通风或自然换气情况

C. 安保情况　　D. 噪声控制的效果

157. 文化娱乐场所卫生监督工作不包括（　　）。

A. 禁止吸烟措施的落实　　B. 空调系统通风换气情况

C. 动态噪声控制　　D. 娱乐设施配备数量

158. 公共场所经营者未按照规定设置消毒设施设备，由县级以上地方人民政府卫生行政部门责令限期改正；逾期不改的，将处以（　　）元罚款。

A. 100~1 000　　B. 200~2 000　　C. 1 000~10 000　　D. 2 000~20 000

159. 《公共场所卫生管理条例》不适用的场所是（　　）。

A. 宾馆　　B. 家庭客厅　　C. 影剧院　　D. 公园

160. 《公共场所卫生管理条例实施细则》正式实施时间是（　　）。

A. 2010年5月31日　　B. 2010年6月1日

C. 2011年5月1日　　D. 2011年2月14日

二、判断题

1. 吸烟所产生的烟雾中，含有酚类、烟碱、一氧化碳等各种有害物质，损害人体健康，因此在公共场所应设立“禁止吸烟”标志。（　　）

2. 全体人员都有劝阻吸烟的责任和义务。（　　）

3. 公共场所的法定代表人或负责人是其经营场所卫生安全的第一责任人。（　　）

4. 公共场所室内装饰装修期间可以试营业。（　　）

5. 游泳场所是指供人们在水中进行游泳、健身、戏水、休闲等各种活动的场所。（　　）

6. 沐浴场所建立公示制度，对从业人员健康检查及沐浴场所卫生检测结果应当及时在沐浴场所醒目处向顾客公示。（　　）

7. 美容美发场所只需根据要求设置顾客的更衣间或更衣柜，从业人员可在休息区更换衣物，为节省空间无须专门为其设置更衣间或更衣柜。（　　）

8. 住宿场所、文化娱乐场所内应当提供性病、艾滋病等疾病防治宣传资料，放置安全套或者设置安全套发售设施。（ ）

9. 公共卫生事件级别下调后，所有场所就可以立即恢复营业。（ ）

10. 供水单位应建立饮用水卫生管理规章制度，配备专（兼）职人员，负责饮用水卫生管理工作。（ ）

11. 公共场所是为公众提供从事社会活动（包括工作、生活、服务等）的特定的场所。（ ）

12. 博物馆不属于公共场所。（ ）

13. 绝大多数公共场所有很多设备、器械和供多人使用的物品，容易交叉污染，危害人群健康。（ ）

14. 公共场所易造成呼吸道与肠道疾病的传播。（ ）

15. 清洗消毒后的公共用品用具应采取保洁措施，防止二次污染。（ ）

16. 卫生间清扫工具、抹布和存放容器可以混用。（ ）

17. 公共场所经营者应当组织从业人员每年进行健康检查，从业人员在取得有效健康合格证明后方可上岗。（ ）

18. 发现疫情要及时逐级报告，并做好疫情报告登记。（ ）

19. 公共场所经营时发现新型冠状病毒肺炎疑似病例，应立即让顾客自行前往医院。（ ）

20. 切断传染源，必须对病人的排泄物、接触物及时进行彻底消毒。（ ）

21. 出租车上不属于禁烟范围。（ ）

22. 商场内的销售人员可以不办理健康合格证。（ ）

23. 餐饮场所属于公共场所，除了按规定取得餐饮服务许可证外，还应取得公共场所卫生许可证后方可对外营业。（ ）

24. 废弃物盛放容器密闭加盖的作用是预防控制病媒虫害滋生。（ ）

25. 沐浴场所可以不配放安全套。（ ）

26. 公共场所可以设置自动售烟机。（ ）

27. 学校不涉及饮用水卫生产品许可批件索证。（ ）

28. 商场内部的理发店、娱乐场所等遵照商场自行制定的规范即可。（ ）

29. 因直接与顾客接触，所以茶具、口杯要一客一消毒。（ ）

30. 住宿场所的长住旅客的脸盆、浴盆等用具至少一周消毒一次。（ ）

31. 《公共场所卫生管理条例实施细则》不鼓励公共场所自行开展行业健康教育。（ ）

32. 仅卫生监督部门可对违反《公共场所卫生管理条例实施细则》的行为进行检举和控告。（ ）

33. 人工游泳池水最普遍的消毒方式是换水。（ ）

34. 公共场所应设立卫生管理部门且必须配备专职卫生管理人员。（ ）

35. 美容、美发、烫染发毛巾应易于区分，分类使用，不得混用。（　　）

36. 公共交通座位套、坐垫等物品整洁即可，不需要定期更换。（　　）

37. 顾客用具清洗、消毒效果、卧具更换情况、卫生间清洗消毒效果、通风和排气情况是旅店业卫生监督的重点工作。（　　）

38. 公共浴室卫生监督的重点工作是禁止吸烟措施的落实、动态噪声的控制、茶杯具等公用物品清洗消毒的效果、厕所的保洁。（　　）

39. 染发、烫发间机械通风情况是美容、理发店卫生监督工作的重点。（　　）

40. 室内环境整洁、室内禁止吸烟措施的落实、噪声控制的效果、排气情况是公共交通卫生监督的工作重点。（　　）

参考答案

一、单项选择题

1. A	2. A	3. D	4. B	5. D	6. C	7. B	8. B	9. C
10. D	11. C	12. C	13. C	14. C	15. C	16. D	17. D	18. A
19. C	20. C	21. A	22. D	23. A	24. D	25. D	26. A	27. D
28. B	29. A	30. A	31. C	32. D	33. A	34. B	35. A	36. C
37. D	38. A	39. D	40. D	41. B	42. A	43. D	44. B	45. B
46. C	47. A	48. B	49. C	50. C	51. C	52. C	53. C	54. A
55. D	56. D	57. B	58. B	59. B	60. C	61. A	62. D	63. D
64. A	65. B	66. C	67. B	68. C	69. C	70. A	71. D	72. D
73. A	74. C	75. A	76. A	77. A	78. C	79. C	80. B	81. A
82. A	83. D	84. A	85. D	86. C	87. D	88. D	89. B	90. D
91. D	92. D	93. C	94. A	95. B	96. A	97. B	98. B	99. A
100. C	101. D	102. A	103. A	104. A	105. D	106. A	107. D	108. C
109. A	110. B	111. C	112. C	113. D	114. A	115. A	116. B	117. D
118. D	119. D	120. C	121. C	122. B	123. A	124. A	125. B	126. C
127. C	128. C	129. D	130. C	131. D	132. B	133. B	134. A	135. A
136. D	137. C	138. B	139. A	140. B	141. B	142. C	143. B	144. C
145. D	146. D	147. C	148. C	149. B	150. A	151. B	152. D	153. D
154. C	155. D	156. B	157. D	158. D	159. B	160. C		

二、判断题

1. √	2. √	3. √	4. ×	5. √	6. ×	7. √	8. ×	9. √
10. √	11. ×	12. √	13. √	14. √	15. ×	16. √	17. √	18. ×
19. √	20. ×	21. ×	22. √	23. √	24. ×	25. ×	26. ×	27. ×
28. √	29. √	30. ×	31. ×	32. ×	33. ×	34. √	35. ×	36. √
37. ×	38. √	39. ×	40. √					

件的素材准备，制作工具的选择，制作技术的灵活运用以及网络课件运行环境要求等。

（一）网络课件的素材准备

网络课件素材准备的过程就是对课件需要呈现和引用的各种资料进行采集和编辑的过程，基本上与多媒体教学软件类似。

（二）网络课件的制作工具

目前应用于网络课件制作的工具很多，其中比较常用的制作工具如下。

1. FrontPage

FrontPage 是可视化的网页制作软件，采用所见即所得的设计方法，为创建和管理高质量的网络课件提供了完整的解决方案。

2. Dreamweaver

Dreamweaver 软件是一个集成的、可视化的网页开发工具，用于帮助开发者在远程教育服务器建立动态的数据库驱动的主页应用程序。

3. 其他软件

如 Netscape 编辑器，制作多框架、表单和 Image Map 图像的 Adobe Pagemill 网页制作软件，快速创建动态网页的 Claris Home Page 软件，能够在网页中轻松加入 CSS、Java、RealVideo 等的网页设计工具 HotDog 软件以及具有数据嵌入能力的 HotMetal 软件等。

（三）网络课件的制作技术

基于计算机网络的课件有时需要包含更多的动态信息，如试题库、实时答疑、考试题库查询等，要实现动态更新必须使用相应的编程技术来实现。

1. CGI

CGI（common gateway interface，公共网关接口）是外部应用程序，可以完成客户端与服务器的交互操作。允许用户根据需要采用各种语言去实现无法用 HTTP 及 HTML 实现的功能。

2. ASP

ASP（active server page）是服务器端稿本编写环境，使用它可以创建和运行动态的、交互的 Web 服务器应用程序。

3. PHP

PHP（PHP：hypertext preprocessor）是基于服务器端的用于产生动态网页的可嵌入 HTML 中的脚本程序语言，用于进行数据库和网页之间的数据交互。PHP 不同于 ASP 在于它开放源码和跨越平台，消耗的资源较少。

4. VBScript

VBScript 是 ASP 的缺省语言。VBScript 既可作为客户端编程语言，也可作为服务器端编程语言。VBScript 可为 HTML 页面创建动态的内容，并提供一种在 Web 上连接 Active-X 控件、Java 对象和 Windows NT 的方法。

5. JavaScript

JavaScript 是一种描述性语言，它可以被嵌入 HTML 的文件之中。通过 JavaScript 可以做到响应用户的需求事件（如表单的输入），这样使用者输入信息时可以直接在客户端进行事件的处理。

6. Active-X 控件

使用 Active-X 控件可以为 Web 页面增加动态和交互式内容，使交互的分布式课件系统和用户间通讯成为可能，并以此来创建有真正活力的 Web 站点。

7. XML

XML（extensible markup language）是一种扩展性标识语言，具有良好的可靠性和与交互操作性。XML 将 SGML 的丰富功能与 HTML 的易用性结合到 Web 的应用中。XML 要比 HTML 强大得多，它不再是固定的标记，而是允许定义数量不限的标记来描述文档中的资料，允许嵌套的信息结构。XML 具有灵活性、扩展性和自我描述的特性，数据可以在不同的应用间进行交换与处理，而不必要求相应的应用程序是针对该数据定制的。

四、网络课件评审表

表 5-5　网络课件评审表

评审指标	评审标准	权重	评审等级 优 4	良 3	中 2	差 1
教学性（30 分）	教学内容紧扣教学大纲，符合学生认知水平	1.50				
	重点、难点突出，处理恰当	0.75				
	培养学生的创新精神和实践能力	1.25				
	教学案例设计合理	1.00				
	参考资源资料丰富，有相关资源网站链接	1.00				
	教学策略有助于自主学习、协作学习、探究学习	1.00				
	在线练习适量，评价反馈准确及时	1.00				
科学性（20 分）	教学内容正确，结构合理，条理清晰	1.50				
	模拟仿真设计形象、真实	1.50				
	名词术语描述科学、正确	1.00				
	应用数据符合国家标准，操作示范符合规范	1.00				

续表

技术性（20 分）	图文、声像、动画设计合理，声画同步、清晰	1.25				
	制作使用技术先进，智能性好	1.25				
	有超链接设计，链接准确，无死链	1.25				
	有教师与学生、学生与学生之间的交互功能	1.25				
艺术性（15 分）	界面设计简洁、和谐、合理	1.25				
	媒体多样，选材恰当，感染力强	1.00				
	创意新颖，构思巧妙，节奏合理	0.75				
	声音悦耳，应用恰当，控制方便	0.75				
使用性（15 分）	系统安装友好	1.00				
	操作界面友好	1.00				
	学习导航友好	1.00				
	作业发表、完成、提交友好	0.75				
总 分						

第五节 多媒体系统教学应用

多媒体系统教学应用有四种基本方式：多媒体组合课堂教学方式，多媒体环境下个别化自主学习方式，多媒体网络教室环境下的探究学习方式，多媒体网络环境下的远程学习方式。

一、多媒体组合课堂教学方式

多媒体组合课堂教学方式是指利用多媒体计算机并与其他教学媒体有机组合，结合教学内容，向学生展示文本、图形图像、动画、视频和音频，使学生获得生动形象的感性材料，优化课堂教学的效果。多媒体组合课堂教学方式中主要研究：如何设计教师的课堂活动，使教师真正发挥主导作用；如何设计学生的参与活动，使学生成为课堂学习中真正的主体；如何发挥多媒体和非线性的特点，设计有助于学生参与、思考、探索的多媒体学习情境等。

二、多媒体环境下个别化自主学习方式

指在多媒体网络教室的集中环境下，利用多媒体教学课件个别地、通过人机交互方式进行系统的学习。通常有如下方式：利用多媒体教材进行自主交互学习，系统学习知识；利用百科全书类的多媒体产品进行资料的浏览，扩展知识；利用多媒体教学游戏软件，进行探索和发现学习。其学习过程的特点：在超链接结构的环境下，主要依赖教学系统本身的指导和导航策略进行学习，接受多媒体信息的刺激，依靠自我评价和反馈信息控制学习进程。

三、多媒体网络教室环境下的探究学习方式

多媒体网络课堂教学环境改变了传统的课堂教学模式，将崭新的现代教学思想及教学模式引入教学过程，它将会使教学方式与教学过程发生重要的变化。

1. 学生直接参与是学习的主要方式

在多媒体网络教室环境下，学生“查找”、“浏览”计算机的多媒体资料是网络教学环境最重要的学习方式。学生与计算机之间进行交互学习，学习的重点在于理解、发现和练习等。学生根据自己的实际掌握知识的深度和广度，充分发挥主观能动性，提高学习兴趣和效果。

2. 教师的指导采用屏幕播放功能来实现

在多媒体网络教室环境下，教师的指导主要是通过控制平台的屏幕播放功能来实现的。教师通过控制平台把教学内容播放给全体、某组、某个学生，教师可在自己的屏幕上移动“教鞭”(如鼠标指针)，引导学生观看重点内容。

3. 教师通过控制平台的屏幕监控有效地组织教学进程

在多媒体网络教室环境下，教师通过控制平台的屏幕，随时监看全体、某组、某个学生的屏幕内容。教师也可以将某学生的屏幕内容转播给其他学生看，把计算机“演示”、教师“指导”和学生“操练”融为一体。教师可以控制学生机，有效地组织教学进程，实现科学的教学管理。

4. 组织协商讨论

教师可以利用多媒体网络的通信功能，把某学生作品分发给其他学生，供分析评价或进行专题的讨论。

四、多媒体网络环境下的远程学习方式

多媒体网络环境下的远程学习方式主要是在因特网环境下进行，它打破传统教育的时空和年龄限制，使学习者可以在没有围墙的学校学习，共享国内外最好的学校、最好的教师、最好的课程。教师和学习者之间能够跨越空间进行实时或非实时的交互，教师的讲授和学习者的学习可以在不同地点同时进行及相互交流。学习者根据自己的实际情况自主安

排学习时间、地点，自由选择学习内容，自行安排学习计划，随时提出学习中的疑难问题并能得到及时的解答。多媒体网络环境下的远程学习方式是以学习者为主体的自主学习环境，能充分发挥学习者自主学习的主动性、积极性和创造性。

思考题

1. 多媒体计算机系统由哪几大部分组成？各自有何作用？
2. 如何设计多媒体教学软件？
3. 简述多媒体教学软件的制作。
4. 如何设计网络课件？
5. 简述网络课件的制作。
6. 多媒体教学应用有哪几种主要方式？各自有何特点与作用？

第六章　网络技术与教学应用

计算机网络是计算机技术和通信技术相结合的产物，为自主学习、探究学习、协作学习创造了良好的条件。在信息社会中，计算机网络提高了教学活动的信息收集、查询、传递、存贮、处理的效率。

第一节　网络技术基础

计算机网络是指把分布在不同地点的多个具有独立功能的计算机物理上互联，按网络协议相互通信，以共享硬件、软件和数据资源为目标的系统。

一、计算机网络的类型

计算机网络的类型多种多样，而且有不同的分类依据。

（一）按网络的覆盖范围分类

1. 局域网

局域网（local area network，LAN）是将小区域内的各种通信设备互连在一起所形成的网络，覆盖范围与该建网单位的地域有关。小到可以是在一个房间（如实验室）内，大到一个校园、厂区、工业园区等，普遍的情况是在方圆几公里范围内，最大不超过 10 公里。局域网的特点是：距离短、延迟小、数据速率高、传输可靠，可采用双绞线、同轴电缆、光纤等来组建公司、校园、企事业等单位的网络信息系统。

2. 城域网

城域网（metropolitan area network，MAN）的覆盖范围限于一个城市。城域网覆盖距离数百公里，可通过专门铺设的线路或利用已有的电话线、电视电缆（CATV）、光纤、无线电、微波等来组建城市网络。

3. 广域网

广域网（wide area network，WAN）覆盖范围很宽广，一般其跨度要超过 100 公里，可达数千公里，可以跨城市、跨地区、跨国家。其目的是为让分布较远的各局域网互连，其覆盖距离为数百到数千公里，可通过卫星、微波、无线电、电话线、光纤、直接数字同步（DDS）线路等连接国家互联网和国际互联网。

4. 因特网

因特网也称国际互联网，是一系列局域网和广域网的组合，因此包含的技术也是现有的局域网和广域网技术的综合，覆盖范围为全球。

（二）按通信媒体分类

有陆地网、卫星网、无线网、移动网。

（三）按服务与管理模式分类

有集中式网、分布式网、分散式网。

（四）按交换与传输体制分类

有分组交换网、ATM 网、帧中继网。

（五）按传输介质分类

有同轴电缆网、双绞线网、光纤网。

（六）按通信速率分类

有低速网、中速网、高速网。

二、计算机网络的拓扑结构

计算机网络的拓扑结构，是指网络中的通信线路和节点间的几何排序，并用来表示网络的整体结构，反映各个模块的结构关系。局域网的拓扑结构分为总线网、环形网、星形网、网形网等结构。

（一）总线网

总线网是网络的各个节点都挂接在一条公共总线上。如图 6-1 所示。总线网最突出的特点是网络的拓扑结构简单、易于扩充；缺点是传输介质的故障会导致网络瘫痪，安全性低，监控比较困难等。

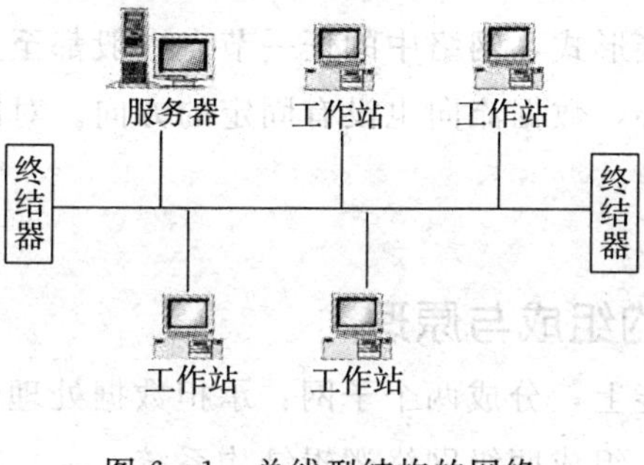

图 6-1　总线型结构的网络

（二）环形网

环形网络拓扑将各站点的计算机通过缆线连成一个封闭的环形。如图 6-2 所示。环形拓扑不需要终结器。数据信号会沿着环行的一个方向进行传播，依次通过每一台计算机。环形网容易安装和监控，但容量有限，网络建成后，难以增加新的站点。由于数据信号是依次通过每一台计算机的，所以网络中的任何一台机器出现故障都会影响整个网络的正常工作。

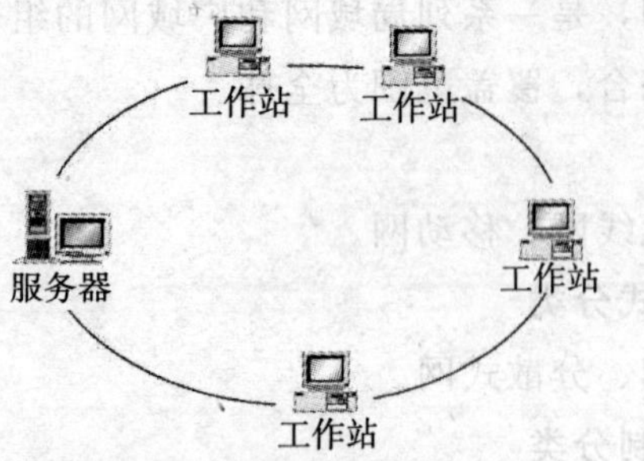

图 6-2　环形结构的网络

（三）星形网

在星形网中，各站点计算机通过缆线与中心站相连，数据信息从一台计算机通过集线器传送到网上所有计算机。如图 6-3 所示。星形网络的特点是结构简单、易于建网、易于管理站点等；但网络通信成本高，通信资源利用率低，中心节点的故障会直接造成整个网络的瘫痪。

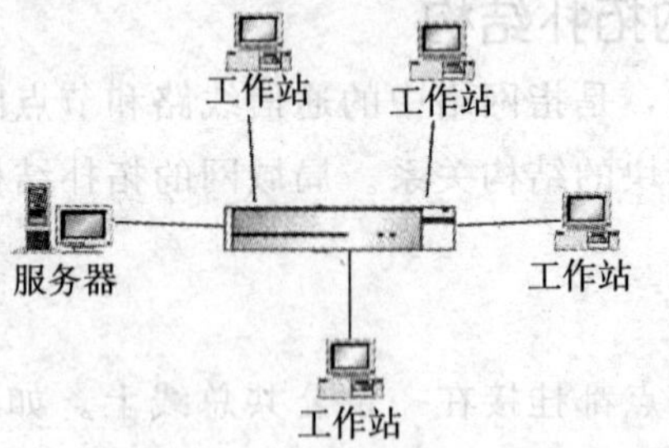

图 6-3　星形结构的网络

（四）网形网

网形网没有特别的连接形式，网络中的任一节点一般都至少有两条链路与其他节点相连，它没有一个自然的中心，数据流向也没有固定的方向。对网形网的控制往往是分布式的，所以又叫分布式网络。

三、计算机网络的组成与原理

计算机网络在逻辑功能上，分成两个子网：承担数据处理任务的外层资源子网和负责数据通信的内层通信子网，组成两级网络逻辑结构系统。

计算机网络在物理结构上是由网络硬件和网络软件组成。如图 6-4 所示。

（一）网络硬件

网络硬件是计算机网络构成的物质基础，它通常是由可以独立工作的计算机、网络设备、传输介质、外围设备等组成，主要负责数据信息传输、存储、交换。

- 计算机网络
  - 网络硬件
    - 计算机
      - 网络服务器
      - 网络工作站
    - 网络设备（如网卡、集线器、中继器、网桥、路由器、网关等）
    - 传输介质（如双绞线、同轴电缆、光纤、微波、卫星通信等）
    - 外围设备（如打印机、磁带机、电话等）
  - 网络软件
    - 操作系统
      - UNIX
      - NetWare
      - Windows NT
    - 应用软件（如 IE、JetCar 等）

图 6－4　计算机网络的组成

1. 计算机

与网络相联的计算机有两种用途，一种是作为网络资源的集散地，也就是常说的网络服务器，它主要是为用户提供各种网络资源。网络服务器一般由功能强大的计算机担当，与普通用户的计算机相比，它运行速度快，存储量大，有较高的可靠性和稳定性。服务器计算机上安装有网络操作系统，主要负责网络资源的管理。另一种是供用户使用的本地计算机，也就是常说的网络工作站。用户通常接触的就是本地计算机，通过操作本地计算机，经过网络访问网络服务器上的资源。

2. 网络设备

网络设备就是构成网络的一些基本部件，有网卡、集线器、中继器、网桥、路由器、网关、调制解调器等。

3. 通信线路

通信线路用来连接上述各网络单元以构成计算机网络。通信线路是计算机之间传送数据信号的传输介质，它提供了数据信号传输的物理通道。通信线路的传输介质可采用双绞线、同轴电缆和光导纤维等有线方式，亦可采用微波、通信卫星等无线通信形式。

（二）网络系统应用的软件

网络系统应用的软件有网络操作系统、网络协议和通信软件、网络应用软件等等。这些软件主要用于合理地调度、分配、控制网络系统资源，并负责网络系统的安全管理，保证网络系统运行的稳定性和可靠性。

网络操作系统是计算机网络系统的核心部分，它主要用来管理各种网络资源、网络用户等。网络操作系统的主要部分存放在网络服务器上。常用的网络操作系统有 UNIX、NetWare、Windows NT 等。

四、计算机网络的功能

计算机技术和通信技术结合而形成的计算机网络，不仅使计算机的作用范围超越了地理位置的限制，而且也增大了计算机本身的功能。这是因为计算机网络具有以下一些重要的功能。

（一）资源共享

资源共享包括共享计算机软件、硬件和数据资源，这是计算机网络最重要的功能。资源共享指的是网上用户都能部分或全部地享受这些资源。例如，教育资源中心的学习资源可供全网所有的教师、学生查询使用。

（二）数据传送

数据传送是计算机网络的最基本功能之一，用以实现计算机与终端或计算机与计算机之间传送各种信息，从而使在地理位置上分散的信息能进行分级或集中管理与处理。例如，通过计算机网络传递电子信函，收集、交换和处理气象资料，为用户提供教育、新闻及社会服务信息等。

（三）提高计算机可靠性和可用性

提高可靠性表现在计算机网络中的各台计算机可以通过网络彼此互为后备机，即使某台计算机出故障，也不会导致整个系统瘫痪。提高可用性是指当网络中的某台计算机负担过重时，网络可将新的任务转交网络中较空闲的计算机完成，这样能均衡各计算机的负载，提高每台计算机的可用性。

（四）易于分布处理

对于综合性的大型问题可以采用合适的算法，将任务分散到不同的计算机上进行分布处理。另外，利用计算机网络技术还可以将许多小型机或微型机连成具有高性能的分布式计算机系统，使它具有解决复杂问题的能力，而费用大为降低。

（五）综合信息服务功能

高速发展的数字综合网络，不但可以传送数据，而且可同时在网络中传送图像、语音、实时电子邮件、电视会议等综合服务信息。

五、计算机网络安全

许多教育信息需要通过网络存储、传输和处理，这就难免会受到各种各样的主动或被动的人为攻击。例如，信息泄漏、信息窃取、数据篡改、数据增删、计算机病毒等。可以说，没有计算机网络安全就没有社会信息化，没有教育信息化。

（一）计算机网络安全策略

计算机网络安全策略包括物理安全策略和访问控制策略两种。

1. 物理安全策略

物理安全策略的目的是保护计算机系统、网络服务器、打印机等硬件实体和通信链路免受自然灾害、人为破坏和搭线攻击；验证用户的身份和使用权限，防止用户越权操作；确保计算机系统有一个良好的电磁兼容工作环境；建立完备的安全管理制度，防止非法进入计算机控制室和各种偷窃、破坏活动的发生。物理安全策略的一个主要问题是抑制和防止电磁泄漏（即 TEMPEST 技术）。目前主要防护措施有两类：一是采用各种电磁屏蔽措施，二是干扰的防护措施。

2. 访问控制策略

访问控制是网络安全防范和保护的主要策略，它的主要任务是保证网络资源不被非法使用和非正常访问。访问控制策略是维护网络系统安全、保护网络资源的重要手段，也是保证网络安全最重要的核心策略之一。访问控制策略包括入网访问控制策略、网络的权限控制策略、目录级安全控制策略、属性安全控制策略、网络服务器安全控制策略、网络监测和锁定控制策略、网络端口和节点的安全控制策略以及防火墙控制策略等。

（二）计算机网络安全的防范措施

（1）计算机网络系统管理员要加强对系统的安全监测和控制能力，检测安全漏洞及配置错误，对已发现的系统漏洞，要立即采取措施进行升级、改造，做到防微杜渐。

（2）加强安全管理。在确保合法用户的合法存取的前提下，本着最小授权的原则给用户设置属性和权限，加强网络访问控制，做好用户上网访问的身份认证工作，对非法入侵者以物理隔离方式。

（3）集中监控。对网络实行集中统一管理和集中监控机制，建立和完善口令使用和分级管理制度，重要口令由专人负责，从而防止内部人员越级访问和越权采集数据。

（4）多层次防御和部门间的物理隔离。可以在防火墙的基础上实施对不同部门之间的由多级网络设备隔离的小网络，根据信息源的性质，尽量对公众信息和保密信息实施不同的安全策略和采取多级别保护模式。

（5）要随时跟踪最新网络安全技术，采用国内外先进的网络安全技术、工具、手段和产品。同时，一旦防护手段失效时，要有先进的系统恢复、备份技术。

总之，只有把安全管理制度与安全管理技术手段结合起来，整个网络系统的安全性才有保证，网络破坏活动才能够被阻挡于门户之外。

第二节　校园网

校园网是指校园内信息装置互联运行的技术和软件等构成的为学校管理和教育教学服务的集成应用系统，并可通过与广域网的互联实现远距离信息交流和资源共享。

一、校园网建设的基本原则

（1）校园网的建设要适应学校的长远发展规划，可依据具体情况，采取统一规划、分阶段实施、逐步到位的建网原则。

（2）校园网的建设要考虑学校的实际需要和可能，以满足教育教学的需要为根本出发点。

（3）校园网建设应坚持“培训在先，建库在先，然后建网”的原则。要实现学校教师、技术与管理人员的全员培训，形成一支能使校园网正常持续运行的软、硬件管理建设的骨干队伍。

(4) 在建和已建校园网的学校要设有专职人员，负责网络日常运行、维护和管理工作。

(5) 制定适合本校的校园网安全使用的管理制度。

(6) 有条件的学校校园网建设可考虑三网（数字网、电视网、广播网）合一方案，以满足学校的实际需要和规范校园的整体建设。

二、校园网系统的设计原则

校园网系统的设计采用国际通用的 TCP/IP 协议，同时掌握以下原则。

1. 先进性

先进的设计思想、网络结构、开发工具，采用覆盖率高、标准化和技术成熟的软硬件产品。

2. 实用性

建网时应充分考虑利用和保护现有资源，充分发挥设备效益，能使用户最方便地实现各种功能。

3. 开放性

系统设计应采用开放技术、开放结构、开放系统组件和开放用户接口，以利于网络的维护、扩展升级及与外界信息的沟通。

4. 灵活性

采用积木式模块组合和结构化设计，使系统配置灵活，满足学校逐步到位的建网原则，使网络能够可持续增长。

5. 发展性

网络规划设计既要满足用户发展在配置上的预留，又能满足因技术发展需要而实现低成本扩展和升级的需求。

6. 可靠性

具有容错功能，管理、维护方便；对网络的设计、选型、安装、调试等各环节进行统一规划和分析，确保系统运行可靠。

7. 安全性

提供多层次安全控制手段，建立完善的安全管理体系，防止数据受攻击和破坏，有可靠的防病毒措施。

8. 兼容性

要保证中文界面功能完善，界面友好，兼容性强。

9. 抗干扰性

能满足当地的环境、气候条件，抗干扰能力强。

10. 经济性

投资合理，有良好的性能价格比。

三、校园网的基本功能

校园网应为学校的教学过程、管理、日常办公、内外交流等各方面提供全面、切实的支持。校园网的主要功能包括：教师备课教学功能，学生学习功能，教务管理功能，行政管理功能，资源信息功能，对外交流功能，等等。例如，校园网应用系统的主要模块包括：教育管理系统、教与学应用系统、通信服务系统、远程服务系统、网络管理系统等等。如图 6－5 所示。

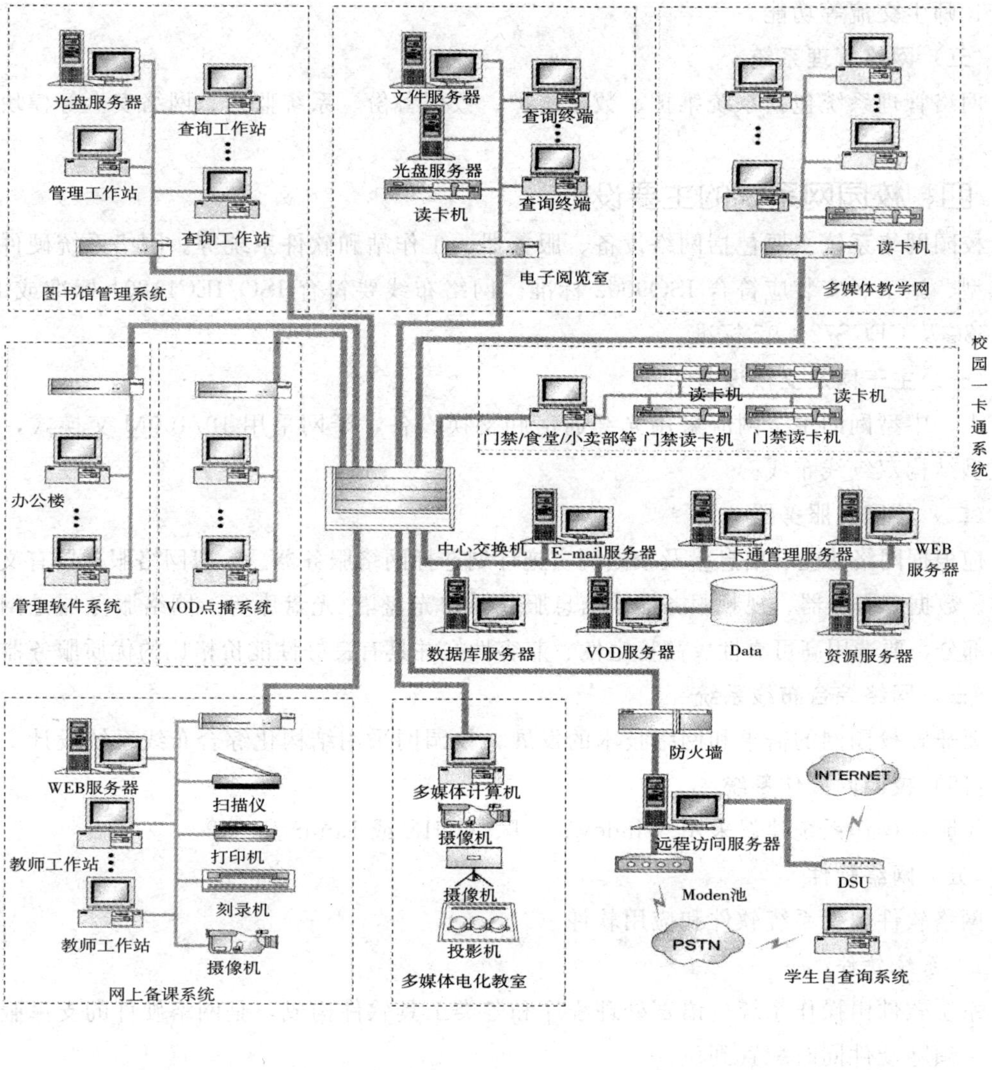

图 6－5　校园网

（一）教育管理系统

包括学校行政事务管理各方面的基础管理信息，分为行政事务管理、教学管理、教务管理、教研管理、后勤管理、信息查询及交换和一卡通等模块。

（二）教与学应用系统

包括学习系统、教学资料库、教学演示系统、网上备课系统、题库管理系统、考试与评价系统、图书馆管理系统、电子阅览室、多媒体教学网等模块。

（三）通信服务系统

通信服务系统包括学校主页、师生主页、电子函件、电子公告等模块。

（四）远程服务系统

远程服务系统包括视频会议、远程教育、学生自查询等模块，可实现网上批改、问题讨论、师生交流等功能。

（五）网络管理系统

网络管理系统包括系统维护、数据维护、数据备份、系统监控、网络安全等模块。

四、校园网系统的主要设施

校园网络系统主要包括网络设备、服务器、工作站和软件系统等。网络系统硬件设备的选型、施工、安装应符合 ISO9002 标准。网络布线要符合 ISO/IEC11801 标准或 EIA/TIA586 及 CECS72：97 标准。

（一）主干网及交换设备

大、中型网的主干网应采用光纤通信和交换设备，子网采用 10/100M 交换式，以太网星型结构双绞线布线。

（二）校园网服务器

应根据网络功能、信息量及校园网实施计划选择网络服务器。一般网络服务器有文件服务器、数据库服务器、视频服务器、信息服务器和光盘塔/光盘库等。网络服务器是网络的核心部分，要选用高可靠性、高稳定性、兼容性好并具有良好性能价格比的优质服务器。

（三）网络综合布线系统

要兼顾校园网的需求和网络技术的发展，校园网采用结构化综合布线系统设计。

（四）校园网操作系统

校园网操作系统建议采用 Windows NT、UNIX 或 Linux。

（五）网络软件

网络软件包括系统软件和应用软件。

1. 系统软件

系统软件由操作系统、语言处理程序和各类工具软件构成，是网络硬件的支撑服务系统，必须随硬件同时配置到位。

2. 应用软件

应用软件实现各种功能的配套应用软件必须随硬件同时配置到位。

（六）校园网接入因特网

校园网接入因特网后，校园网的用户就可以访问因特网，使用因特网上的电子邮件、万维网（world wide web，WWW）进行信息查询与浏览、文件传输等。

校园网接入因特网，大多采用局域网专线接入方式。此方式需要配备路由器、防火墙等设备。目前，国内各高校一般通过中国教育和科研计算机网接入因特网。以这种方式访问教育和科研计算机网内的资源速度比较快。校园网接入中国教育和科研计算机网，需要向该网管理部门申请一组网络地址（IP 地址）及注册域名，通过专线与教育科研网互联以接入因特网；有些学校考虑到电信公网的带宽较宽，通过租用电信部门的 DDN 专线或帧中继专线，接入电信公网，从而实现校园网与因特网的快速互联。

中国教育和科研计算机网分四级管理，分别是全国网络中心、地区网络中心和地区主结点、省教育科研网、校园网。全国网络中心设在清华大学，负责全国主干网的运行管理。地区网络中心和地区主结点分别设在清华大学、北京大学、北京邮电大学、上海交通大学、西安交通大学、华中科技大学、华南理工大学、电子科技大学、东南大学、东北大学等十所高校，负责地区网的运行管理和规划建设。

第三节　因特网

因特网是分布全世界不同国家、不同地区、不同部门和机构的大量计算机网络遵照共同的通信、控制协议（TCP/IP 协议）连接而成，故称国际互联网。如图 6－6 所示。因特网最初是 1969 年由美国国防部高级研究计划署发展起来的。现在因特网已经成为全球性、开放性的网络。

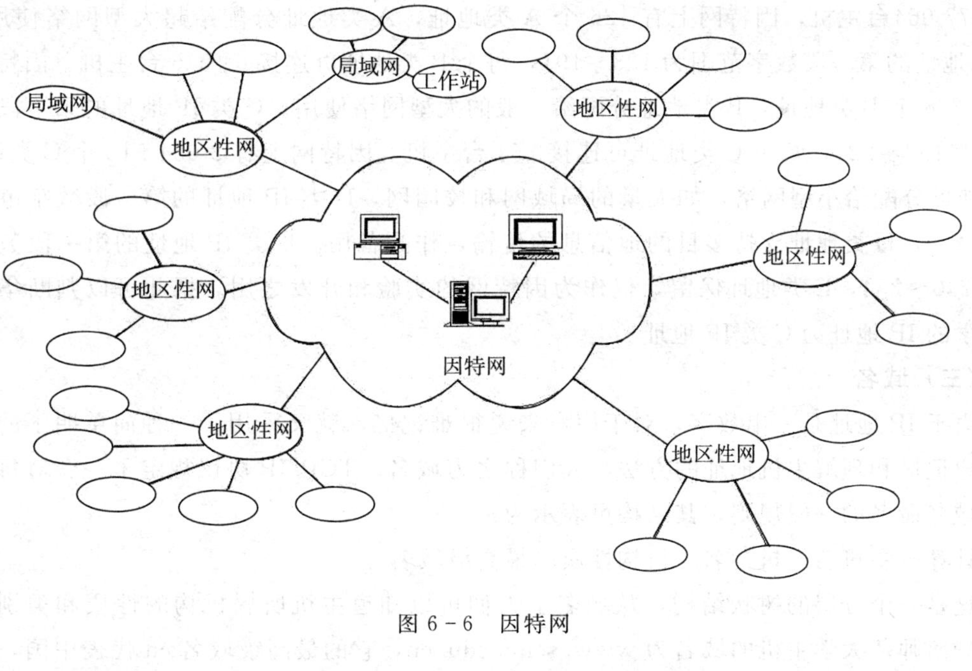

图 6－6　因特网

一、因特网信息传送的基本原理

用户向某个地址的服务器发送请求命令，服务器收到请求信息之后，即将用户所需信息分成小的数据单元进行传输。在传输过程中，数据单元通过路由器为它寻找地址，依次从服务器经多个路由器的递交，直到传送到目的地为止。

（一）TCP/IP 协议

为了实现不同网络类型之间信息的正确交流，在通信时必须遵守一定的约定和规程，这些约定和规程就是网络协议。因特网采用 TCP/IP 协议（pransfer control protocol/internet protocol，传输控制/网际协议），又叫网络通信协议，它是指用来将计算机和通信设备组织成网络的一组协议的统称，它规范了网络上的所有通信设备，尤其是一个主机与另一个主机之间的数据往来格式以及传送方式。TCP/IP 协议组可以分为四层：应用层、传输层、网际层和网络接口层，每一层又由许多协议构成。例如，位于应用层的远程登录（Telnet）协议、文件传输协议（file transfer protocol，FTP）和简单邮件传输协议（SMTP）等，而传输层的 TCP 协议和网际层的 IP 协议是其中两个重要的协议。

（二）IP 地址

因特网上的每台主机都有一个唯一的 IP 地址，IP 协议就是使用 IP 地址在主机之间传递信息。IP 地址是因特网上主机地址的数字形式，与主机的域名地址一一对应，它是一个 32 位的二进制数，分为 4 段，每段 8 位，通常用十进制数字表示，每段数字范围为 1～254，段与段之间用圆点隔开。例如，华南师范大学的 IP 地址为 202. 116. 32. 5。

IP 地址的第一段数字表明网络类别。根据网络类别的不同，IP 地址共分为 A、B、C、D、E 五类。A 类 IP 地址的第一段数字范围为 1～127，每个 A 类地址可连接 163 877 064台主机，因特网上有 126 个 A 类地址，A 类地址分配给超大型网络使用。B 类 IP 地址的第一段数字范围为 128～191，每个 B 类地址可连接 64 516 台主机，因特网上有 16 256 个 B 类地址，B 类地址分配给一般的大型网络使用。C 类 IP 地址的第一段数字范围为 192～223，每个 C 类地址可连接 254 台主机，因特网上有 2 054 512 个 C 类地址，C 类地址分配给小型网络，如大量的局域网和校园网。D 类 IP 地址的第一段数字范围为 224～239，D 类地址支持多目的地信息的传输，作为备用。E 类 IP 地址的第一段数字范围为 240～254，E 类地址保留，仅作为因特网的实验和开发之用。据此可以判断华南师范大学的 IP 地址为 C 类 IP 地址。

（三）域名

由于 IP 地址是一串数字，对于用户来说很难记忆，就又采用了一种简单明了的、便于用户记忆和理解主机地址的方法，人们称之为域名。TCP/IP 协议规定了一套对每一台主机域名命名的一般规则，其结构可表示为：

计算机主机名. 机构名. 机构性质. 最高级域名

这是一个分层的树状结构，从域名上人们可以知道主机所属机构的性质和类别。例如，华南师范大学主机的域名为 www. scnu. edu. cn，它的最高级域名 cn 代表中国，二级域名 edu 代表教育和科研计算机网，scnu 表示华南师范大学，www 则表示主机是万维网服务器。这里的域名与 IP 地址在形式上有些相似，都是用圆点隔开各个部分，但是域名与 IP 地址的各个部分并无直接对应关系。对于因特网中的每一台主机，域名更便于人们记忆并访问网络上每一台主机的资源，但域名却不能被因特网所识别，因特网内部计算机与计算机之间则是通过 IP 地址进行识别和操作的。所以，当你在“地址”栏输入了某一个主机的域名以后，必须将域名转换成网络内部能够识别的 IP 地址，这样才能找到与域名对应的主机。将域名转换成 IP 地址是由域名服务器（domain name server，DNS）来完成的。例如，华南师范大学学校主页 www. scnu. edu. cn 对应的 IP 地址是 202.116.32.5，你只要在网络浏览器的地址栏输入华南师范大学的域名地址，域名服务器就会将其转换成网络内部识别的 IP 地址，这样我们就可以访问到该主机。因此，使用者一般只需记住要访问的主机域名即可。

在域名结构中，最高级的域名一般为国际或地区的代码。美国很多早期加入因特网的网络不用美国的代码 us，而直接用机构性质代码，例如联合国的域名为 www. un. org。因特网中部分最高级域名及机构的性质代码如表 6－1 所示。

表 6－1　因特网部分最高域名、机构性质对照

域名	含义	域名	含义
com	商业部门	us	美国
edu	教育部门	uk	英国
net	大型网络	cn	中国
mil	军事部门	tw	中国台湾
gov	政府部门	hk	中国香港
org	组织部门	sg	新加坡
int	国际组织	fr	法国

二、接入因特网的方式

因特网的接入技术，表示从最终用户到本地电信服务商之间的一段连接，目前比较常见的有以下几种。

（一）公共电话网

公共电话网（public switched telephone network，PSTN），速度 9 700bps～27.7kbps，经压缩后最高可达 115.2kbps，传输介质是普通电话线。这是一般个人用户采用最多的接入方式，依靠调制解调器通过电话线接入因特网。它的特点是费用低，易于建立，且分布广泛。

（二）公用数字数据网

公用数字数据网（digital data network，DDN），是一种点到点的连接方式，用户和

ISP（Internet service provider，因特网服务提供商）间通过物理实线相连接来传输数字数据，速度一般选择 74kbps～2.047Mbps。这种方式的特点是通信效率高，带宽恒定，误码率低，较适合大业务量的网络用户使用；但价格昂贵，而且点到点的结构不够灵活。

（三）综合业务数字网

综合业务数字网（integrated service digital network，ISDN），也是一种拨号连接方式。低速接口为 127kbps（高速可达 2M），它使用 ISDN 线路或通过电信局在普通电话线上加装 ISDN 业务。ISDN 为数字传输方式，具有连接迅速、传输可靠等特点，并支持对方号码识别。ISDN 话费较普通电话略高，但它的双通道使其能同时支持两路独立应用，是一项对个人或小型办公室较适合的网络接入方式。

（四）非对称数字用户专线

非对称数字用户专线（ammetric digital subscriber line，ADSL），是数字用户线路（digital subscriber line，DSL）家族系列技术（HDSL、VDSL、IDSL 等）中的一种，是一种高速的因特网解决方案。它的最大好处是利用现有的电话双绞线作为传输介质，因此成本较低。

（五）电缆调制解调器

电缆调制解调器（cable modem，CM）是一项非常适宜于家庭用户的接入技术。它在电缆电视的基础上，将分配网络的主干部分改为光缆，在各个服务节点处完成光电转换，再由同轴电缆将传输信号送到用户家里，可有效地实现因特网访问、电视点播和数据电话等业务，市场前景广阔。

（六）无线接入

作为有线接入的补充，在不便有线接入的地区，如贫困山区的中小学，通过微波专线、卫星通信或移动通信系统等方式接入因特网都属于无线接入方式。工作在 2.4～2.47GHz 频段的扩频微波产品，因为采用了码分多址（CDMA）技术，既能够满足城市中数据传输抗干扰能力强、隐蔽性好、保密性强的要求，又以其发射功率小的特点，无需专门向无线电管理部门申请使用频点，成为微波专线接入因特网的最佳选择。微波专线的接入方式具有建设周期短、费用低、传输速率高、方便、可调等不可替代的优点。卫星通信接入方式适用于大单位、大用户。用户端除路由器外，还需建立卫星小站，卫星小站分室内单元和室外单元，用户接入又有共享和专线两种方式。共享方式下，若干分站共享一个频道的带宽与主站进行通信；专线方式下，一个分站独占一个频道的带宽。

接入技术的发展充分体现了“三网合一”的应用趋势：ADSL 是利用原来的语音载体电话线传递数据，电缆调制解调器则利用原有的图像载体有线电视传递数据，大家熟悉的 IP 电话则是通过各类数据载体传送语音。因此，今后的数据网、电视网和电话网将不再相互隔离，而是共同承揽数据、语音、图像集成的业务，从而缓解因特网的带宽压力。

三、因特网的服务功能

因特网向用户提供的服务方式有多种，例如电子邮件、文件传输（file transfer）和远程登录（remote login）等。为了方便用户，又开发了一系列信息检索等服务。而万维网则综合了多种信息服务功能，实现了因特网的多媒体化和大众化。

（一）电子邮件

所谓电子邮件（electronic mail），就是利用计算机网络交换的电子媒体信件。它随计算机网络而出现，依靠网络的通信手段实现普通邮件信息的传输。由于电子邮件通信成为计算机网络通信的一部分，与一般邮件相比，它具有许多独具的优点，成为了计算机网络中应用最广泛和使用最频繁的一项服务。

（二）文件传输服务

因特网上除了万维网的各种信息资源外，还有大量相互独立的公共文件服务器，它存储了各种各样的文本、图像、语音信息和计算机程序等资源，供人们通过文件传输 FTP 手段获得。FTP 是 TCP/IP 协议组的一部分，是一种主要的文件传输手段。通过 FTP，可以在因特网上任意两台计算机之间互传文件，而不管这两台计算机的硬件及操作系统平台是否相同。

（三）远程登录

远程登录就是用户从本地计算机登录进入远程主机，使用远程主机的计算机资源（CPU、内存和硬盘等），该项服务就称为 Telnet，它是进行远程登录的标准协议和主要方式。

（四）信息浏览服务

因特网是一个信息非常丰富的资源库，为了方便用户查找及获取信息，因特网提供了一种万维网服务。万维网的出现使因特网上的用户能够轻而易举地获取因特网上所有有价值的信息资源。它采用超文本传输协议（HTTP），利用超文本/超媒体技术来表达信息。它将因特网上位于世界上不同地点的信息资源有机地编制在一起，通过超文本链接可以连接到各种因特网服务。例如，将电子邮件、远程登陆、检索服务等集成到称为 Web 浏览器的软件中，用户可以使用 Web 浏览器从世界任何地方调来所需的文本、图像、影视和声音。

另外，因特网的其他功能还有许多种，如电子公告牌、可视电话和视频会议系统、新闻讨论组、网上聊天室、即时通信、联网游戏等。

四、搜索引擎

因特网是一个全球性的开放的信息资源网，包含无数各种各样的信息资源。面对一个浩瀚的知识海洋，要想及时准确地找到自己需要的网站和信息也是非常重要的一个问题。搜索引擎（search engine）就是帮助学习者提供因特网信息检索和查询的站点。搜索引擎向用户提供两种信息查询的服务方式：目录服务和关键词检索服务。前者是将各站点按主题内容组织成等级结构，用户可以依照这个树型目录逐层深入，直至找到所需信息；关键词检索是指用户直接键入要查找的关键词，引擎就会在自己的数据库中找出与该词相匹配的 URL，并将结果显示给用户，用户可根据显示的结果选择并访问相关的站点。

（一）搜索引擎的工作原理

一个完整的搜索引擎基本上都是由信息提取系统、信息管理系统和信息检索系统三部分组成的。其工作过程可以简单地描述为：从互联网上“抓”取网页→建立索引数据库→在索引数据库中搜索排序。

1. 信息提取系统

利用能够从互联网上自动搜索网页的 Spider 或 Robots 等软件系统程序，自动访问万维网站点，提取被访问站点的信息（如标题、关键词等）。当发现被访问站点中的链接时，这些程序还会自动转到这些链接，继续进行信息提取。信息提取系统自动或靠人工定期运行，以更新以前提取的信息。

2. 建立索引数据库

由信息管理系统对所提取的信息进行分类整理，对收集回来的网页进行审计和分析，提取相关网页信息（包括网页所在 URL、编码类型、页面内容包含的所有关键词、关键词位置、生成时间、大小、与其他网页的链接关系等），根据一定的相关度算法进行大量复杂计算，得到每一个网页针对页面文字中及超链中每一个关键词的相关度（或重要性），然后用这些相关信息建立网页索引数据库。

3. 信息检索系统

用于将用户输入的关键词与系统索引数据库中的信息进行匹配，找到符合该关键词的所有相关网页，并根据内容的相关度对检索结果进行排序。

最后，由页面生成系统将搜索结果的链接地址和页面内容摘要等内容组织起来返回给用户。

（二）搜索引擎的类型

1. 目录式分类搜索引擎

利用传统的信息分类（directory）方式来组织信息，按照分层排序的方法组织版面，即首页具有网站类别总目录，总目录下包含各级子目录，最后一级子目录下边排列着属于这一类别的查询路径、网站站名、网址链接和简要的内容提要。用户按类来查找信息。有较高的查准率，但其查全率低。雅虎、搜狐和网络指南针等都属于分类目录检索。

2. 全文搜索引擎

全文检索搜索引擎的资料库中，搜索保存的是互联网上各站点的每一个网页的全部内容，能够对网站的每个网页中的每个单字进行搜索（Full-Text Search），查全率高，查准率低，搜索范围较广，提供信息多而全，但缺乏清晰的层次结构，查询结果中重复链接多。例如天网中英文搜索引擎(http://e.pku.edu.cn)等。

3．分类全文搜索引擎

这是针对全文搜索引擎和目录式搜索引擎的缺点而设计的，通常在分类的基础上再进一步进行全文检索。现在大多数的搜索引擎都属于此类。如 21cn 网站（http：//www.21cn.com）等。

4．智能搜索引擎

具备符合用户实际需要的知识库，搜索时可以根据已有的知识库来理解检索词的意义并以此产生联想，从而找到相关的网站或网页。同时，智能搜索引擎还具有一定的推理能力，它能根据知识库的知识，运用人工智能方法进行推理，大大提高了查全率和查准率。如 FSA、FAQFinder 等。

5．元搜索引擎

元搜索引擎（metasearch engine）是将用户提交的检索请求到多个独立的搜索引擎上去搜索，并将检索结果集中统一处理，以统一的格式提供给用户，因此有"搜索引擎之上的搜索引擎"之称。它的主要精力放在提高搜索速度、智能化处理搜索结果、个性搜索功能的设置和用户检索界面的友好性上，查全率和查准率都比较高。如 MetaCrawler、Dogpile、Ixquick 等。

五、中国的主干网络

我国从 1994 年 4 月起正式加入因特网。自此以后，互联网在我国得到迅猛发展。根据第 14 次互联网统计报告，我国通过十大主干网与因特网多接口相联，国际出口带宽总量为 53 941M，连接的国家有美国、加拿大、澳大利亚、英国、德国、法国、日本、韩国等。十大主干网包括：中国科技网（CSTNET）、中国公用计算机互联网（CHINANET）、中国教育和科研计算机网（CERNET）、中国联通互联网（UNINET）、中国网通公用互联网（CNCNET）、宽带中国 CHINA169 网（网通集团）、中国国际经济贸易互联网（CIETNET）、中国移动互联网（CMNET）、中国长城互联网（CGWNET）与中国卫星集团互联网（CSNET）。

中国教育和科研计算机网已经有 28 条国际和地区性信道，与美国、加拿大、英国、德国、日本和香港特区联网，总带宽达到 250Mbps。与中国教育和科研计算机网联网的大学、中小学等教育和科研单位达 1 000 多家（其中高等学校 800 所以上），联网主机 120 万台，个人用户达到 1 000 多万人。

第四节　教育网站

网站（web site）就是文本、图像、声音、视频等信息以网页的形式在互联网上的有机组合。根据服务领域不同，网站分商业网站、政府网站、综合网站、娱乐网站、教育网站等。其中，教育网站是以提供教育服务为主的网站。

教育网站是指通过收集、加工、存储教育信息等方式建立信息库或者同时建立网上教育平台与信息获取及搜索等工具，通过互联网服务提供单位（ISP）接入互联网或者教育电视台，向上网用户提供教育和其他有关教育公共信息服务的机构。

一、教育网站的特点与类型

（一）教育网站的特点

教育网站除了具有一般网站的特点，如多媒体呈现、交互性、开放性、共享性、灵活性外，还具有比较明确的教育性与科学性，表现出服务于教育的特点。

1. 教育网站是教育信息资源的集散点

教育网站围绕各类教学活动组织知识资源，直接指向教学过程、内容与方法。围绕各类主题组织起来的专题学习资源，成为学生学习极具价值的信息来源。

2. 教育网站是教学组织的新型工具

在信息技术与课程整合实践中，常常采用互动学习类的教育主题网站作为活动的中介。这样，教师的教学组织空间从课堂延伸到课外的教育主题网站。教育网站也就成了教师教学组织的新型工具。

3. 教育网站为教学交互活动创设情境

教育网站为师生提供了开展双向交互活动的环境。例如，学习者根据自己的实际情况选择课程；通过BBS等网络通信远程交流系统，学生可以向教师及时反馈学习的效果，教师也可以向学生解答学习难点；Flash还可制作具有交互能力的动画。

4. 教育网站为教育信息资源开放共享创造条件

首先，网络教学所使用的载体——浏览器（browser）就具有很强的开放性。浏览器是一个Web公用的统一的客户浏览程序，对于网络教学来说，浏览器就是学习者学习的平台。

其次，教学活动是在完全开放的环境中进行的。教师可以随时根据学生反馈的学习结果对教学内容进行修改，教学资料库是开放的，所有的学生只要登录到网络上，随时随地可以进行学习。

（二）教育网站的类型

教育网站的分类，可以从网站的建设者、服务的层次、服务的对象、服务的范围、网站的规模、网站的语言、网站的地域等方面进行，通常从网站的建设者角度，对教育网站进行分类。

1. 教育行政部门的教育网站

这类网站大多由政府投资，由教育行政部门建设与管理，具有一定的权威性、新闻性与综合性。主要提供与教育有关的政策法规、时事要闻与工作管理服务，具有较强的教育导向与教育管理职能。例如教育部(http://www.moe.edu.cn)。

2. 教育研究机构的教育网站

这类网站大多由教育科研院所（室）建设与管理，具有资源丰富、研究性强等特点。主要介绍教育方面的新观点、新理论、新实验、新技术、新经验、新动态、新成果。例如全国中小学计算机教育研究中心（http://www.nrcce.com）。

3. 学校的教育网站

这类网站主要用于为本校师生服务。服务的项目包括提供网上教学资源、网上教学平台、电子邮件服务、个人主页空间，实行学校事务网上管理等。例如华南师范大学网络教育学院的华师在线（http://211.66.111.9/index.asp）。

4. 企业的教育网站

这类网站主要用于面向社会或企业内部职工培训提供教育资源服务及进行产品宣传与用户培训。如 Intel® 未来教育（http://www.teachfuture.com）。

5. 社会专业机构的教育网站

这类网站主要功能是提供专业化加工的主题知识资源，提供行业知识信息。例如中国科普（http：//www.kepu.gov.cn）、中国国家百科全书（http：//countries-book.db66.com）等。

6. 学校、教师、学生以及个人的教育网站

这类网站提供教学研究经验、互动学习空间、某一特定事物的资源。例如语文教育网 http：//www.yuwen.com.cn 等。

二、网站的开发流程

网站开发的过程大致可以分为以下七个阶段，即网站规划、网站设计、网页制作、网站检测调试、网站发布、网站的管理与维护以及网站评价与修改等环节。网站的开发流程如图 6-7 所示。

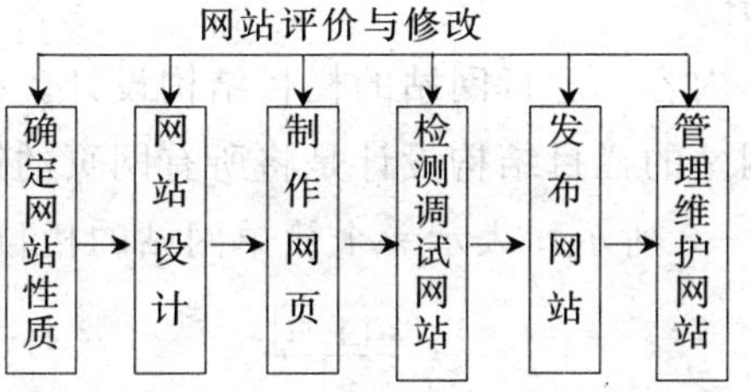

图 6-7　网站开发流程图

三、网站规划

网站规划首先要确定网站性质，即明确网站的所属类型，如门户网站、综合教育网

站、学科教学网站、专题学习网站等。网站规划是进行网站开发的前期准备，是开发网站的基础。

四、网站设计

（一）网站的主题选择

根据网站性质的不同，大多数网站在进行网站设计时首先要选择主题，明确网站的中心思想。主题通常是选择开发者感兴趣的或者是熟悉的内容来作为网站的主题，要有特色，鲜明突出，敢于创新。

（二）网站的结构设计

网站的结构设计包括网站的目录结构设计、链接结构设计和网站的栏目结构设计。

1. 网站的目录结构设计

网站的目录是指建立网站时创建的目录。目录结构的好坏对于站点的维护及内容的扩充很重要。建立目录结构需遵循以下原则：按栏目内容建立子目录，目录的层次不要太深，不使用中文目录，不使用过长的目录，尽量使用意义明确的目录。

2. 网站的链接结构

网站的链接结构是指页面之间相互链接的拓扑结构。它建立在目录结构基础之上，但可以跨越目录。建立网站的链接结构一般有两种基本方式。

树状链接结构（一对一）。类似 DOS 的目录结构，首页链接指向一级页面，一级页面链接指向二级页面。这样的链接结构优点是条理清晰；缺点是浏览效率低，一个栏目下的子页面到另一个栏目下的子页面，必须绕经首页。

星状链接结构（一对多）。每个页面相互之间都建立有链接。这种链接结构的优点是浏览方便，随时可以到达自己喜欢的页面。缺点是链接太多，容易使浏览者迷航。

在实际的网站设计中，通常将这两种结构综合起来使用，一般在首页和一级页面之间用星状链接结构，一级和二级页面之间用树状链接结构。

3. 网站的栏目结构设计

根据网站的主题或具体内容，进行网站的栏目结构设计。栏目可以引导浏览者进一步浏览网站中的具体内容。网站的栏目结构设计是将所有网页的链接结构表示出来，大体说明网站的内容即可。如图 6-8 所示，表示一个简单网站的栏目结构。

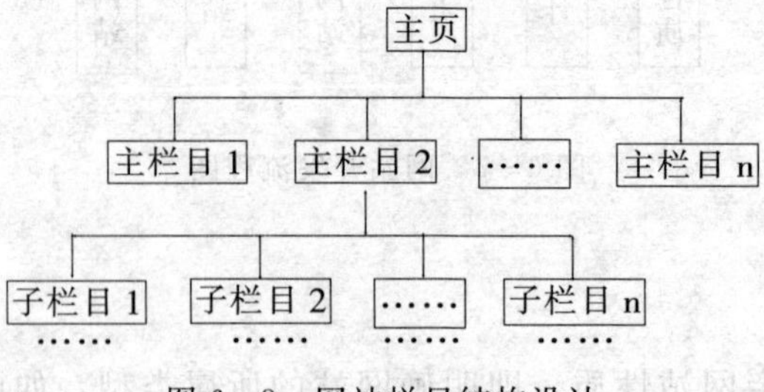

图 6-8 网站栏目结构设计

（三）网页设计

1. 网页的颜色设计

色彩是艺术表现的要素。在网页设计中，根据和谐、均衡和重点突出的原则，将不同的色彩进行组合，颜色尽量控制在三种颜色以内。背景颜色和文字颜色之间要注意衬托。在色彩的运用过程中，还应考虑主要浏览群的背景和构成。

2. 网页的版面设计

版面指的是用浏览器看到的完整的一张页面。版面设计就是以最适合浏览的方式将图片和文字等内容排放在页面的不同位置。在进行版面设计时，要特别注意页面的易读性。一般的设计要素也是视觉要素，它们的表现与组合就成为视觉语言。各种视觉要素应是清晰易辨、易读性强。文字的字体、大小、字距行距、段间段首的留空等都要做到易认易读。版面设计还要注意页面的条理性。页面排版特别要求符合浏览者的阅读习惯、思维发展的逻辑顺序。例如，人们一般习惯在页面的上面或左面安排导航或目录，就是这个道理。

3. 网页的交互设计

不同的人在浏览网页时，因为关注的信息不同，浏览的路线也会不一样。链接点的设计要考虑浏览者的需求，并帮助他们快捷地跳转到所需页面，实现轻松自如的浏览。在设计中需要考虑系统易用性和流程简便。在系统交互设计方面要用最少的操作、最明显的提示和帮助，完成一项流程的操作。对各种出错或异常状态，给予用户一个友好的出错及异常提示和帮助。

五、网页制作

（一）网页的素材准备

网页的素材准备工作主要包括网页素材的获取加工与管理。

素材的内容主要有文字、图片、动画、声音、视频、程序等。将收集到的素材分门别类，同类的素材用一个文件夹来管理，需要的话还可以采用多级子文件夹详细分类。

关于素材的获取加工与处理的详细内容参见第八章相关部分。

（二）网页制作

目前较常用的网页制作工具主要是 Dreamweaver 和 Frontpage。这里以 Frontpage 2000 为例说明网页制作的一般过程。

1. 新建网页

点击菜单栏上的“文件＞新建＞网页”命令，在对话框中有“常规”、“框架网页”、“样式表”三个标签，可根据自己的需要选择。框架网页即将浏览器视窗分为不同的框架，每个框架都包含一个网页。

2. 应用主题

Frontpage 2000 内置较多各种不同的类型的主题，点击菜单栏上的“格式/主题”，可从提供的十几种主题样式中选择。如果这些主题都不满意，可以安装附加主题。你还可以修改主题中的各元素。

3. 设置网页属性

在页面任意处点击鼠标右键，从菜单中选择网页属性命令。在常规标签的标题后输入网站的名称。可以加入背景音乐、背景图片。

4. 插入图片

点击菜单栏上的“插入/图片”菜单项，可以插入图片。图片一般为 GIF 和 JPEG 格式。

5. 超链接的使用

超链接是从一个网页指向另一个目的端的链接，如指向另一个网页或者相同网页上的不同位置，也可以是邮件地址、一个程序或本地计算机上的文件。

6. 插入表格

表格在网页中的应用最为广泛，表格可以使网页内容的定位更准确，层次更清晰。制作表格的操作主要是：创建表格，插入行或列，插入单元格，插入标题，删除表格各元素，设置表格属性，表格的嵌套，表格与文本的相互转换等。

（三）网页动态效果的制作

动态网页（DHTML）就是采用动态 HTML 制作出来的具有动态效果的网页。动态 HTML 就是一种当在网页下载到浏览器以后，仍能够保持随时变换。比如，当鼠标移至文章段落中，段落能够变成蓝色。比较常用的技术有：脚本编程语言（JavaScript，VB-Script），文件目标模块（document object model，DOM），层叠样式表（cascading style sheets，CSS），动态图层（Layers）。另外还包括 CGI、ASP 等，通过这些动态技术实现动态网站的开发。

六、网站检测调试

制作完网站之后，应该对网站的全部网页作全面的检测，包括检查网页内容的科学性、版面编排的合理性、超链接的正确性以及对网页的内容作适当的增减等。检测的过程是一个进一步精确、修改的过程。

1. 检查网页中的错误

网页中的错误包括文字错误、图片内容错误、对象位置摆放错误等。

2. 检查超链接

检查超链接是否指向了正确的目标网页、目标文件或其他对象。

3. 测试网页

用浏览器来实际测试，完全检查文本、声音和图形是否正确，超链接能否引导到正确目标。

七、网站发布

简单地说，网站发布是指将制作好的网站文件上传到互联网上。一般来说，网站发布有以下几种方式。

（一）个人网站的发布

用户可以先到网站申请免费的主页空间，然后将网站内容上传到该空间里。个人网站的上传可以使用网页制作工具或FTP。

（二）租用专用线路

这种方式是将本机作为网络服务器，直接租用电信的线路，与互联网建立永久性连接。这样用户可以自由选择操作系统、Web服务器、数据库服务器等软件，从而方便地支持动态网页和数据库的访问，提高网站的速度和执行效率。但是要考虑费用及网站的日常维护问题。

对此种方式的网站发布只需要启动服务器，运行Internet Information Services（简称IIS）和SQLServer等软件发布网站。

（三）向ISP租用虚拟主机

ISP通常拥有数量较多的网络服务器，每台服务器都配有大容量的硬盘。ISP将硬盘分为大小不等的空间出租用户。这些硬盘空间被称作虚拟主机。租用虚拟主机发布网站还需要申请域名。域名的申请同样可以通过ISP完成。用户填写好《域名注册申请书》和《虚拟主机租用协议书》后不久，会收到中国互联网络信息中心（CNNIC）签发的《域名注册证》，它是证明用户拥有某个域名最有效的法律文件。

（四）主机托管

所谓主机托管，就是将购置的网络服务器托管于一些网络服务机构（该机构具有非常好的互联网接入环境），每年向其支付一定费用。

八、网站的管理与维护

网站在建设完成后，在它的运行过程中还需要进行管理与维护。网站的管理与维护是网站建设的后续保障。网站的管理与维护包含三层含义：一是网站内容的管理与维护，二是网站运行的管理与维护，三是管理服务的实施。主要表现在以下几个方面：网页内容的更新和扩展，网页布局的改进和完善，网络软件的升级和优化，网络硬件的维护和更新，等等。

另外，网站的管理与维护还包括服务器日志管理、服务器性能管理、服务器负载的管理和调整、防火墙以及服务器的安全管理等方面。

九、教学网站评审表

表 6-2 教学网站评审表

评审项目	评审标准	权重	评审等级			
			优	良	中	差
			4	3	2	1
教学性（40分）	教学目标明确，适合主要学习对象的要求	2				
	教学内容正确，突出重点、难点，深入浅出，易于接受	2.5				
	注意启发，促进思维，培养能力	2				
	教学策略灵活，结构合理	1.5				
技术性（30分）	调用速度快，适合在因特网中使用	1.5				
	交互设计合理，灵活多样，方便易用	2				
	导航清晰明确	2				
	界面设计友好，色彩搭配合理	1				
	网站链接准确合理，跳转灵活	1.5				
	容错能力强	1				
网络性（30分）	访问者频数	1.5				
	网站设计创意新颖，构思巧妙	2				
	访问者停留时间	2.5				
	注册用户数量	1.5				
总分						

第五节　网络环境下的教与学

计算机网络不仅可以作为学习者获取、处理、使用、传输和储存学习信息的工具，更重要的是它可以作为学习者的认知工具和知识重构工具。

一、网络环境下的教与学的特点与优势

（一）网络环境下的教与学的特点

1. 同步与非同步

教师与学生可以在线交流，也可以非实时沟通。

2. 多向性

教师与学生、学生与学生都可以形成群体，并进行双向的沟通。

3. 个别化

学生可以依其需要选择合适的进度或教材来学习。

4. 自动记录

网络的任何学习行为或沟通交流都可以留下记录，便于查寻与追踪。

（二）网络环境下的教与学的优势

1. 便利性

学生可以“随选”，不必因时空限制而影响学习，任何人可以在任何时候、任何地点，以基本的计算机配备即可进行同步或异步的学习活动。

2. 主动性

学生可以依其实际需要和个人兴趣来选择课程，并依其自身程度、意愿、能力、学习状况，来决定学习内容与进度，不受固定课程安排的限制，完全采取主动式的学习，给予学生在学习行为上更多的主控权。

3. 交互性

在网络上的交互性是一种“群播”状态，学习不再处在被动、单向的状态，而是多元互动，甚至是弹性的、有选择性的互动，进而能提高学习的乐趣。

4. 协作性

借助网络通信可以突破时空局限性，使分散在不同地区的学生交换学习资料和学习经验，或是共同针对某个主题进行研讨，在线上合作完成项目。

5. 多样式

由于因特网支持各类多媒体教材的展现，使教师与学生能用各种形式表现其作品，并留存于网络，网络能扮演在线数据库的角色，提供教师与学生各式各样可供利用的资料。

6. 开放性

网络上的学习是开放式的，网络提供了一个非强迫性与无“阶级性”的学习环境，所有参与者都可以同时扮演“教”与“学”的角色，打破师生隶属关系，提供了平等的沟通机会。

二、基于因特网环境下的教与学的方式

基于因特网环境下的教与学的方式，可以打破传统教育的时空和年龄限制，使学习者可以在没有围墙的学校学习，共享国内外最好的学校、最好的教师、最好的课程。教师和学习者之间能够跨越空间进行实时或非实时的交互，教师的讲授和学习者的学习可以在不同地点同时进行及相互交流。学习者根据自己的实际情况自主安排学习时间、地点，自由选择学习内容，自行安排学习计划。

（一）网上讲授型教学方式

1. 同步讲授式

同步讲授式的教师和学生可以在不同的地点上课。教师在配有摄像机、话筒、电子白板、投影仪的授课教室中讲课，不同地点学生可以在同一时间聆听同一教师的教学，师生之间也可以交流。目前，主要运用网络视频会议等系统来实现这种授课方式。

2. 异步讲授式

异步讲授式，要求教师将准备好的教学要求、教学内容、课后作业等素材编制成 Web 网页，或者事先在演播室录制好教师上课的录像，运用流媒体等技术进行加工，与讲稿一起存放在网络服务器上，学生通过网络浏览器浏览教学内容，以达到相应的教学目的。当学生遇到问题时可通过主页提供的链接阅读教师提供的参考资料予以解决，也可以发电子邮件给教师，教师再以电子邮件的形式将帮助或指导信息发给学生。

（二）基于因特网的自主学习

1. 基于网络课程的自主学习

网络课程是通过在网络环境下运行的软件来表现的某门学科的教学内容及实施的教学活动的总和。它包括两个组成部分：按一定的教学目标、教学策略组织起来的教学内容和网络教学支撑环境，其中网络教学支撑环境特指支持网络教学的软件工具、教学资源以及实施教学活动的网络教学平台。一个完整的网络课程采用教师为主导、学生为主体的教学设计思路，由课程信息、课程学习、学习工具、案例示范、资源库、在线测试等模块组成。如图 6-9 所示。

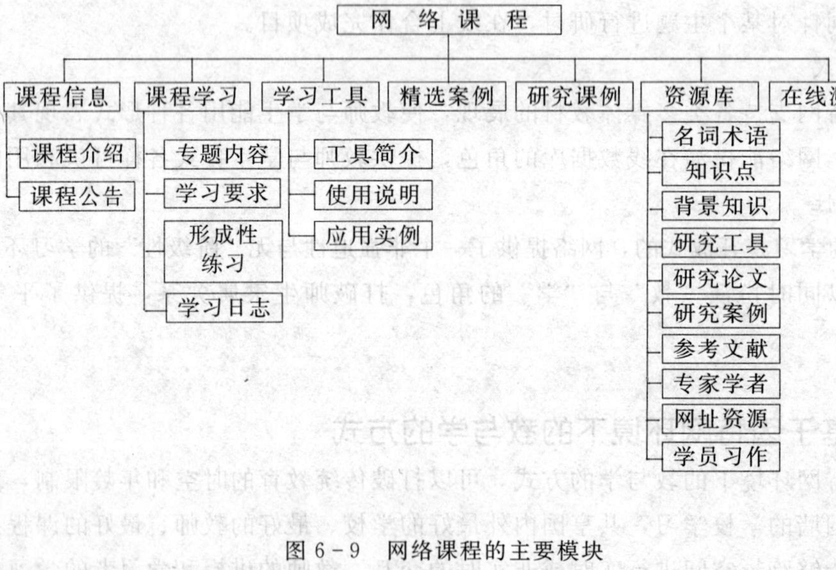

图 6-9　网络课程的主要模块

2. 基于网络课件和网络通信的自主学习

（1）在公共 FTP 文件服务器中提供网络课件资料库

教师可以将网络课件存放于因特网的FTP文件服务器上。学习者可根据自己知识建构的需要，选择教学软件并下载到自己的计算机上，然后运行该程序，进行个别化学习。

(2) 在万维网浏览器中运行网络课件

教师将用Java等语言编写的网络课件内嵌到万维网网页中，当学习者访问网页时则可直接运行其中的网络课件。这样可以大大地增强教学材料的交互性和实时性。教师可将多媒体信息引进网络课件中并与单机课件工作模式结合，从而真正地建立基于因特网的个别化学习系统。

(3) 网上个别辅导学习

个别辅导模式中教师对学生的个别化指导既可以通过电子邮件异步实现，也可以通过网络在线交谈工具同步实施。前者的优点在于学生可以随时通过网络向教师请教，但不能马上得到教师的辅导；而后者可以得到教师的即时辅导，就像面对面一样，但它要求师生必须同时上网，难以解决远距离的教师和学生对时间同步性的要求。

3. 基于网络自主学习的特点

(1) 学习具有较强的针对性。学习者按照自己的知识结构和需求来进行学习，能够选择自己认为相关或有用的知识，他们在学习中的角色可以是学习信息的接受者，也可能是学习信息的提供者，在学习中更多地进行主动的学习和思维。

(2) 学习具有较强的自由度。学习者能在很大程度上对自己的学习时间、过程和空间具有较大的支配权和决定权。

(3) 学习具有一定的交互性。学习者在学习过程中不但能灵活、适时地与教师和学习同伴及相关人士进行交流，还能方便、即时地对自己所学知识和掌握的技能进行测试，并得到及时的反馈。

(4) 学习具有较强的创造性。学习者的学习过程不再由教师统一控制，不再强调集中思维、求同思维、正向思维，学习者可以进行多向思维、发散思维。因此，学习者的学习活动是多方向、多维度的，也有利于培养学习者的创造精神。

(5) 学习者能不断提高自学能力。心理学研究发现，学习过程中的自我计划和自学方法都属于元认知。这并不是人人都具备的能力，但是在网络自主学习过程中，学习者必须针对学习方式的个体差异，努力培养自己的自学能力，这样才会提高学习效率。

(三) 基于因特网的协作学习

基于因特网的协作学习，是指利用计算机网络及多媒体技术，由多个学习者针对同一学习内容彼此交互和合作，结成若干个协作学习小组，以达到对教学内容更深的理解与掌握的过程。协作学习有利于促进学生认知能力的发展，有利于学生健康情感的形成。协作学习模式有两种形式：一是以协作、互助学习小组身份登录网络，参与协作学习；二是以个体身份登录网络，参与协作式学习。

1. 基于网络环境的协作学习的要素

(1) 协作小组：是协作学习模式的基本组成部分，小组划分方式不同将直接影响到协作学习的效果。通常情况下，协作小组的人数不要太多，一般以 2～4 人为宜。

(2) 成员：指学习者，一般按照其学习成绩、知识结构、认知能力、认知风格、认知方式等互补的原则，分派到各协作小组中。

(3) 辅导教师：在协作学习中并非可有可无，由于辅导教师的存在，协作学习的组织、学习者对学习目标的实现效率、协作学习的效率等都可以得到有效的控制和保证。

(4) 协作学习环境：主要包括协作学习的组织环境、空间环境、硬件环境和资源环境。组织环境是指协作学习成员的组织结构，包括小组的划分、小组成员功能分配等；空间环境是指协作学习的场所，如班级课堂、互联网环境等；硬件环境指协作学习所使用的硬件条件，如计算机支持的协作学习、基于互联网的协作学习等；资源环境是指协作学习所利用的资源，如虚拟图书馆、互联网等。

2. 计算机支持的协作学习的优越性

(1) 学习群体范围广阔。在网络环境下，学生个体可根据自己的意愿选择自己的网络学习伙伴。这种网络伙伴可跨越地域的限制，学生可在共同学习过程中接触和了解与自己的民族和文化完全不同的人群，这对促进人类多元化学习具有极其深远的意义。另外，由于网络学习伙伴来源广泛，一个学习小组的每一位网络伙伴也许具有不同的教育背景和思维层次，这对提高小组的总体创造性思维是很有帮助的。

(2) 资源获取途径多样，资源内容生动丰富。网络作为传输信息的载体，可以突破地理区域的限制，只要用户联入了因特网，就可以使用因特网的各种教学资源。网络环境下的协作学习，学生可通过搜索引擎查询自己所需要的资料，也可以通过给教师或相关专家发送电子邮件，询问自己所需要的信息。

(3) 群体教师共同参与教学过程。利用网络进行协作学习，教师可以从单个扩展成一个庞大的群体。学生可在这个群体中选择他所需要的指导教师，并且从这一群体教师中获得很多指导。

(4) 评价方式多样。学生的学习评价质量主要由评价教师的综合素质决定。网络将教师队伍扩大，学生可从各方面获取高质量的评价信息。同时，利用计算机对交互过程的记忆功能，可将学生在解决问题时的有效与无效过程进行记忆统计，从而获得量化的客观评价信息。

（四）在线学习

在线学习是指学习者在因特网的环境下，利用网上提供的教育教学服务系统获取学习资源、解决学习问题的一种学习方式。因特网为学习者提供了丰富的在线学习资源、方便的在线学习工具和广阔的在线学习空间。在线学习的学习内容、学习进度、学习方式、学习伙伴等都可以由学习者根据自己的情况进行选择，具有很强的自主性。

1. 网上学校

网上学校是指通过因特网进行各级各类学历和非学历教育或培训的远程教育网，包括教育部批准的几十所高等教育远程教育试点、面向基础教育的中小学远程教育网，以及一些企事业单位提供的网上岗位培训、继续教育的站点等。

2. 数字图书馆

随着计算机和通信网络技术的普及，人们希望以电子的方式共享图书馆巨大的信息资源。网上图书馆主要包括公共图书馆（如中国国家图书馆 http：//www. nlc. gov. cn）和大学图书馆（如清华大学图书馆 http：//net. lib. tsinghua. edu. cn）两大类。

3. 网上实验室

网上实验室也叫做网上合作实验室（collaboratory)，是一种虚拟实验室。它利用虚拟现实仿真技术，构筑在因特网上的科研环境，展示了信息时代科研环境变革的趋势。网上实验室可以方便、经济地提供昂贵的实验设备、复杂的数据处理硬件、必要的文献资料、编排有方的教材、经验丰富的指导教师，不仅为缺乏实验条件的自学者提供了良好的实验环境，而且方便广大在校学生预习和复习实验。网上合作实验室是对真实实验环境和虚拟实验平台的集成，它实现了基于网络的问题求解过程，为合作的科学研究和教学提供了有效的工作平台。如绿叶实验室（http：//vcourseware4. calstatela. edu/BLOL/Leaf-Lab. html）提供了测量叶绿素进行光合作用时氧气、二氧化碳含量与光的强度、空气温度、植物种类等关系的工具平台，使学生能在网上利用平台改变光照效果，及时测量和计算出叶绿素成分的变化，从而探索出光合作用的规律。

4. 网上资源库

基于网上资源库的学习是学习者通过开发与利用学习资源来完成课程目标和信息文化目标的学习，也就是一种自我更新知识和拓展知识的学习。基于网上资源库的学习具有灵活性和自主性两个基本特点，有助于培养学生自学能力和创造性思维，有助于培养学生的个性。

网上教育资源库包括丰富的学科学习与教学资料、学习工具软件等，提供快捷查询功能，是一个可以方便上传与下载的、开放的网络数据库。例如，中鸿网（http：//www. zhnet. com. cn）的教学资源库是目前国内较大的专业网上教育资源库，包括全国众多名校试卷库、提供在线智能组卷功能的最新试题库、独特周到的各科教师备课资料库、丰富的课件素材和成品库、分类详细的教师教学及学校管理软件库、完备丰富的教育政策法规库、分类细致的教育网址库、提供千所高校信息的高校库。同时开设了其他互动栏目，以形成学校、教师、学生、家长多方互动的沟通平台。

三、网络课程质量认证标准

网络课程质量认证的含义是指由第三方教育质量监督机构或质量认证中心作为主体，与申请认证客体不存在直接利益关系。认证的目的是促进教育质量的整体提高，建立合理的教育市场机制。认证具有很强的规范性和可操作性，可多次认证，直至认证通过为止。

表 6-3　网络课程质量认证标准

一级指标	二级指标	三级指标	选项要求	分值	备注说明
教学设计	课程定位	有明确的学习对象和基础要求说明	M	2	声明课件的使用对象以及所需的基础知识。
	学习动机激励	能运用多种策略激发学习动机	O	3	在课件中使用多种与学习内容相关的教学策略，有效地引起和维持学习者的注意和兴趣。
	学习目标	有明确的学习目标或教学基本要求	M	2	课件中有明确的学习目标或教学基本要求陈述（体现到章节）。
	学习向导	有必要的自学建议或指导	O	2	为自学者提供学习方法或内容的建议、帮助。
	组织结构	课件的知识组织结构符合本门课程的内在逻辑体系和学生的认知规律	O	2	组织结构是指根据学科知识体系所作的学习内容安排。
	教学交互	1. 有超链接设计	M	2	利用超链接技术体现知识点及相关内容之间的联系，而不只是翻屏或翻页。
		2. 人与人交互活动设计	E	4	课件中利用网络特性，设计有效的师生交互和生生交互的学习活动，包括专题讨论、网上协作、网上练习等。
	练习设计	1. 提供练习	M	2	提供练习或测试（至少到章/讲）
		2. 练习方式多样化	O	3	在题型、内容和方法上做到形式多样，题量充足。
	学习评价	提供及时的评价与反馈	O	2	学习评价包括作业评价、在线练习反馈等，评价应该是及时、有效和可靠的。
	实践	课程设计中提供知识运用的社会实践活动	E	4	学习者借助工具或真实工具的代替物，能够将知识灵活应用在模拟情境或现实生活中。
教学内容	科学性	教学内容正确，无科学错误，模拟仿真准确	M	2	
	引用说明	说明网络课件所使用素材或资料的来源	M	2	有网络课件中所使用的内容材料或素材的版权问题的声明，举证材料中对版权的承诺由项目负责人签名，加盖公章。
	内容规范	文字、符号、单位和公式符合国家标准	M	2	标准包括国家关于出版物的标准、学科专业标准等。
	知识覆盖面	教学内容覆盖教学基本要求	M	2	知识点覆盖面达到了课程定位的要求。
	知识点讲解	疑、难、关键知识点的讲解透彻	O	5	根据知识点讲解的数量和透彻程度来评分。
	先进性	教学内容体现学科前沿	E	2	引进或融入先进教学内容的程度。

续表

一级指标	二级指标	三级指标	选项要求	分值	备注说明
	开放性和可扩充性	教师可对教学内容进行调整和组合	E	4	根据不同教学需要，教师可以对课件内容进行调整与组合，方便新增或删除内容，并重新打包。
	支持教学的资源	1. 提供与知识点相关的丰富的资源链接	O	3	课件中提供与学习内容相关的丰富资源，充分体现网络资源的共享性。
		2. 资源表现形式多样	O	2	
		3. 提供课件中自带资源的检索	O	2	
可用性	导航	导航清晰、明确	M	2	通过导航，学习者能清楚了解知识内容结构以及功能模块。
	链接	链接准确，无死链	M	2	课件需要通过链接测试，如计算机程序测试或抽样测试。
	程序响应	响应及时有效	M	2	课件程序对学习者操作要作出正确的反应，且响应时间可接受。
	定位	学习内容定位	O	3	学习者能迅速查找到知识点在知识体系中的位置及与其他知识点的关系。
	学习记录	学习过程记录及定位	E	4	课件提供学习过程跟踪记录的机制，学习者可以从前一次退出的地方开始新的学习。
	帮助	1. 联机帮助及时有效	O	2	
		2. 联机帮助易读、易懂	O	2	
	插件	带有课件运行时所需的且现行浏览器中不支持的附加插件	M	2	课件在本地运行过程中遇到需要下载插件时，能提供自动下载。
	可控性	学习者可以控制多媒体信息的呈现	O	2	
技术性	可靠性	1. 安装/卸载方法简便易用	O	3	
		2. 课件运行出现意外中断，重新开始课件能正常运行	M	2	意外中断包括系统环境因素、人为因素（误操作和恶意破坏）和程序自身因素。
	兼容性	课件可以跨平台使用	O	1	
	安全性	学习者不能随意删除或添加数据	M	2	和教师重新调整组合内容的关系。
	规范性	课件中的资源达到《现代远程教育资源建设技术规范》的要求	M	2	至少应满足现行最新标准的要求。

续表

一级指标	二级指标	三级指标	选项要求	分值	备注说明
信息呈现	媒体选择有效性	1. 各种媒体表现与学科专业内容有机结合	O	2	
		2. 各种媒体使用协调	O	2	
	界面设计	1. 页面的长度适中	M	2	一般不能超过三屏。
		2. 页面元素布局合理	O	6	全局导航元素个数在 3～7 个。全局导航元素指总是出现在课件的主窗口中的导航标识，如回首页、向前翻页、向后翻页和帮助等。
		3. 按统一的风格设计页面			
		4. 色彩协调			
		5. 教学内容、层次表现分明			
		6. 全局导航设计合理			
文档资料	技术文档资料	有相关技术文档资料	M	2	有完整的技术文档材料，包括技术实现方式、运行环境和具体用户使用手册。
	学习辅导材料	提供学习的辅助材料	O	2	课件所附带教学指南、习题参考答案、重点解析等。

说明：

教师教育网络课程质量认定标准：

1. 选项要求中，M（must）为必选项，O（option）为可选项，E（encourage）为鼓励的加分选项。
2. 17 个 M 项，合计 34 分；O 与 E 选项合计 67 分；认证合格为 60 分，但条件是 M 项须全部通过。

思考题

1. 计算机网络主要有什么功能？计算机网络安全要注意什么问题？
2. 校园网系统设计的基本原则与校园网的基本功能是什么？
3. 接入因特网主要有什么方式？各自有什么特点？
4. 因特网主要有哪些信息服务功能？各自有什么特点？
5. 搜索引擎主要有什么功能？工作原理是什么？
6. 设计与开发一个网站的主要过程是什么？
7. 试述网络环境下的教与学的特性与优势。
8. 简述基于因特网环境下的教与学的主要方式及各自的特点。

第七章　多媒体数据库与教学应用

数据库（databases，DB）是指按照某种模型组织起来的、可以被各种用户应用共享的数据的集合，通常以文件的形式长期保存在计算机里的存储设备。传统数据库管理系统（database management system，DBMS）只能存储和处理数值、字符、文字等格式化数据。对于图形、图像、声音等非格式数据，传统数据管理系统难以胜任。因此，需要研究与建立既能存储和处理格式化数据，又能存储和处理非格式化数据的多媒体数据库。多媒体数据库广泛应用于多媒体教学资源库、学科资源网站、专题资源网站、数字图书馆等的建设中。

第一节　多媒体数据库

一、多媒体数据

多媒体数据既包括数值、文字等格式化数据，又包括图形、图像、音频、视频、动画等非格式化数据。

（一）图形数据

图形一般是指一些简单的、规则性的几何形状。图形数据由计算机按一定的算法自己生成的。与图像数据不同，图形不是点阵像素，而是一段体现绘图算法的程序及其数据结构。

（二）图像数据

图像是指图画、照片之类的静止画面。在数字化时，把图像分成若干像素（pixel）。在黑白图像中，每个像素以其灰度表示；在彩色图像中，每个像素用红、绿、蓝三个分量表示其颜色。颜色分得愈细，表示其灰度或颜色的位数越多，则图像的质量越好。由于图像数据量比较大，给存储和传输都带来问题。因此，一般需对图像进行压缩。

（三）音频数据

语音、声响和音乐是常见的音频媒体。音频的模拟信号是随时间变化的波形，经数字化后就成为音频数据。音频数据是一种基于时间不断变化的时变媒体，又称连续媒体。

（四）视频数据

视频媒体是指动态图像，由一系列静止图像组成的序列，与音频数据一样，也是一种时变媒体。一般的视频数据中还包含音频、图形、图像或文字等视频数据。视频数据比图像数据的数据量更大，因此，要进行数据压缩。

（五）动画数据

动画媒体与视频媒体相似，只是构成动画媒体的静止图像或画面不是客观世界真实存在的，而是美术制作人员抽象绘制或通过计算机软件直接绘制出来的。动画，根据其生成的原理一般可分为帧动画和造型动画两种。也有人认为动画媒体是视频媒体的一种。

二、多媒体数据管理

计算机的应用从数值计算、文字处理、图形图像处理一直发展到音频视频处理，相应地，数据管理的对象也从数值、文字等数据扩展到图形、图像、音频、视频、动画等数据。数据管理技术经历了人工管理、文件系统管理和数据库系统管理三个阶段。多媒体技术的发展，使得计算机对于图形、图像、音频、视频、动画的数据处理能力大大增强，数据处理事务大量增加，这就要求计算机系统能对这些多媒体数据进行管理。在多媒体系统中，所涉及的不仅仅是数值、字符等格式化数据，更多的是图形、图像、音频、视频、动画等非格式化数据。对于这些数据的管理，传统的数据库管理系统不能满足要求。因而，必须开发专门的数据库技术来管理这类多媒体数据，以体现多媒体系统的特点和要求。多媒体数据管理与传统数据管理比较，主要应解决以下五个方面的问题。

（1）多媒体数据量庞大，且不同媒体数据类型差异很大，统一综合管理这些数据需要解决好数据的组织与存储方法问题。

（2）视频音频媒体等时性与同步性。视频音频媒体在播放时必须按一定的稳定速率传送数据，称为等时性；视频数据和配音音频数据、字幕文字数据在播放时必须保持同步性，以使口型画面与声音保持同步性。

（3）视频音频数据的非格式化，本身没有严格的数据结构，即数据结构复杂。对于这种非格式化数据，必须另外加入一些描述和解释，否则难以利用。对于数据的描述和解释不是数据本身，而是关于数据的信息，即元数据。元数据的生成是多媒体数据管理中的一个重要而突出的问题。

（4）多媒体数据不同的查询机制与方法。多媒体数据的查询是多媒体数据管理中又一个非常重要的问题。格式化数据的查询一般采用精确匹配的查询机制与方法，相对简单且易于实现；而非格式化数据的查询则复杂得多，现在多采用特征匹配和模糊匹配的查询机制与方法。

（5）多媒体数据要有特殊的用户接口，多媒体数据管理的最终目的是为了用户更好地应用。因此，多媒体数据管理系统中，用户接口的设计非常重要。各种媒体特征差异很大，数据的输入、输出涉及多种不同的设备，这使得多媒体数据管理系统中用户接口的设计较为复杂，具有区别于一般数据管理中用户接口（如视图与报表）的特殊性。

三、多媒体数据库

多媒体数据库是为了实现对多媒体数据的存储、读取、检索和管理而出现的一种新型数据库技术。简单地说，多媒体数据库是按一定方式组织在一起的可以共享的相关多媒体数据的集合，简称 MDB（multimedia database）。与传统数据库应用中的主流数据库系统——关系模型数据库相比，多媒体数据库中的非格式化数据是不规则的，没有统一的取值范围，没有相同的数据量级，也没有相似的属性集。关系数据库中关系模型主要针对的是整数、实数、定长字符等规范数据，关系数据库的设计者必须把真实世界抽象为规范数据；目前的多媒体数据库一般应用经过扩展的关系模型，多媒体数据库的设计者将真实世界的模拟信号（图形、图像、音频、视频等）经数字化，并对原始多媒体数据进行特征参数提取获得规范数据（元数据），然后将这些规范数据和原始多媒体的非规范数据通过关系模型合成为一个元组。

（一）多媒体数据库的特点

与传统的数据库相比，多媒体数据库具有以下特点。

（1）占用存储空间大，数据源广泛。多媒体的数据量很大，从而会影响数据库的组织和存储的方法。

（2）大量的非格式化数据，即多媒体信息结构复杂。由于多媒体的媒体数据种类较多，而且随时可能扩充，这就要求数据库管理系统应易于扩充并保证用户操作媒体的方式不变。

（3）多媒体不仅改变了数据库的接口，使其图、文、声并茂，而且也改变了数据库的操作形式。特别是查询方法，不能用字符查询，应是语义查询，然而不同媒体很难用统一语义描述。

（4）设备的依赖性大。

从多媒体数据库的特点上可以看出，多媒体数据库既要对一般数据库增加一些功能，如信息处理（图像反转或增强）和信息显示播放（声音或动画播录）；又要对其用户接口进行改进，如数据模型、体系结构、数据操作等。

（二）多媒体数据库的要求

（1）有统一多媒体数据模型。在使用时可屏蔽各种媒体之间的差别，而在实现时对不同媒体又能区别对待。

（2）有大容量、高带宽的存储器系统。处理输入输出相当频繁，有相当庞大的多媒体数据量要求。

（3）有能表达复杂的时空概念的查询语言。而信息检索可能引入基于内容的检索方法，也可能基于模糊的条件。

（4）有等时、同步和演示管理。多媒体数据中多种媒体的数据在播放时应保持良好的协调关系。

（三）多媒体数据库的实现方法

1. *扩展关系数据库的实现方法*

传统的关系模型结构简单，是单一的二维表，数据类型和长度也被局限在一个较小的子集中，又不支持新的数据类型和数据结构，很难实现空间数据和时态数据，缺乏演绎和推理操作，因此表达数据特性的能力受到限制。在多媒体数据库中使用关系模型，必须对现有的关系模型进行扩充，使它不但能支持格式化数据，也能处理非格式化数据。关系模型扩充的主要技术策略有三种，这些策略的关键是扩充数据类型，解决非格式化数据的语义解释。

（1）使关系数据库管理技术和操作系统中文件系统功能相结合，实现对非格式化数据的管理。其主要方法是，若关系中元组的某个属性是非格式化数据，则以存放非格式化数据的文件名代替。这种方式中，数据库管理系统不负责非格式化数据本身的存储分配，对非格式化数据的管理是松散的，它管理的只是非格式化数据的引用（文件名），对非格式化数据的并发控制和恢复只能通过操作系统、文件系统和应用程序来实现。这种方法的缺点是效率较低，优点是简单、容易实现，可充分利用操作系统中文件系统的优点来实现非格式化数据文件共享。

（2）将关系元组中的格式化数据和非格式化数据装在一起形成一个完整的元组，存放在数据页面或数据页面组中。由于非格式化数据的数据量一般很大，所以存放非格式化数据常常需要多个页面，这样读取一个完整的元组，就需要多次的页面读写操作。这时，只涉及元组中的格式化数据而不涉及非格式化数据的操作，无形中增加了不必要的页面读写，影响了系统的响应速度。反之，数据库管理系统必须能够确定元组中各列值在页面上的存储情况，这必将增加实现难度和系统开销，故一般小系统不采用这种策略，而大型关系数据库管理系统则往往采用这种策略。这种策略的优点是，统一处理格式化数据和非格式化数据，实现了管理的一致。

（3）将元组中非格式化数据分成两部分，一部分是格式化数据本身，另一部分是对非格式化数据的引用。将元组中格式化数据和对非格式化数据的引用放在一起存储，而非格式化数据本身则单独存储，这样一般元组的存储只涉及格式化部分，仅在有必要访问对应非格式化数据时才要求进行较多的页面读写。一般情况下，对非格式化数据的访问必然要经过元组的格式化数据部分，其中某些处理（如并发控制等）只需要考虑对格式化数据部分处理，这恰好是传统关系数据模型的处理，这就把某些有关非格式化数据处理简化为格式化数据处理问题了。采用这一策略的优点是资源分配使用较为合理，实现性能较好，对资源不太充裕的小系统更为适宜。

2. *面向对象数据库扩充方法*

面向对象的数据模型允许现实世界的对象以更接近于用户思维的方式来描述，而且具有描述和处理聚集层次、概括层次的能力，能支持抽象数据类型和行为，可扩充性和可共享性好，适宜于表示和处理多媒体信息，也适宜于多媒体数据库中各种媒体数据的存取与不同操作的实现。

（1）面向对象数据库系统结构

面向对象数据库的实现方法倾向于从数据模型入手，重新考虑系统整体结构，对象类层次的存储结构、存取方法和继承性的实现方法，用户定义的数据类型和方法的处理策略，必要的版本控制和友好的用户界面，建立一个全新的数据库管理系统。

方法一：根据系统模型功能，设计适当的面向对象的数据库子系统结构。

例如，在多媒体数据库系统中可以有消息处理子系统，用于处理发送到系统中的所有消息；对象子系统用于提供高级的数据管理功能，包括查询优化、模式管理、长数据管理（包括正文检索）以及支持版本对象复合对象和多媒体对象；存储子系统用于处理对存储在磁盘上的对象的存取要求，它包括两个子系统——页缓冲区管理和磁盘段管理，分别负责内存页缓冲区管理和磁盘中页段管理；事务管理子系统用于采用锁和日志技术协调系统的并发控制与恢复机制。

方法二：根据办公信息、工程要求及硬件设计，使不同的对象能适应不同的面向对象设计方法。

以惠普（HP）实验室开发的面向对象系统 IRIS（integrated regional information system，集成化区域信息系统）来具体说明。该系统试图满足办公信息和基于知识的系统、工程需求和软硬件设计等潜在的数据库应用。这些是传统数据库管理系统所不支持的。除了一般的数据永久性、控制共享、后缓和恢复的需求之外，新需求的功能包括丰富的数据建模结构、对推理的直接数据库支持、新的数据类型（图像、语音、矩阵等）、长事务处理以及数据的多版本。数据共享必须在对象级别上以并行共享和串行共享两者的意义实现，允许一个给定的对象能够由用不同的面向对象的编程语言编写的应用来操作。IRIS 系统结构如图 7－1 所示。

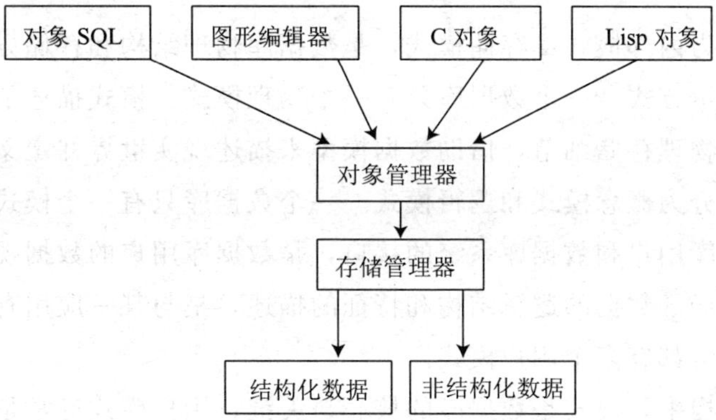

图 7－1　IRIS 系统结构

（2）面向对象的数据库系统的存储结构和存取方法

面向对象的数据库管理系统中处理的是存储在磁盘上的多媒体数据组成的对象，因此，设计有效的对象存储结构和多媒体数据的存取方法就成为系统实现的重要问题。目前存储结构的实现方法可分为两大类，一类是基于现有关系系统存储结构的方法，另一类是重新设计更符合多媒体对象特点的存储结构的方法。

第二节　多媒体数据库管理系统

多媒体数据库自身并不能实现对多媒体数据的管理。正如数据库需通过数据库管理系统才能实现对数据的管理一样，多媒体数据库也是通过多媒体数据库管理系统（multimedia database management system，MDBMS）管理多媒体数据的。

一、数据库管理系统的三层模式

数据库管理系统以数据库为核心，通过三层模式以实现在数据库设计人员、数据库管理人员和数据库使用者之间数据的分层管理。依据数据独立性原则，一个数据库管理系统一般分为物理模式、模式和用户模式。如图 7-2 示。

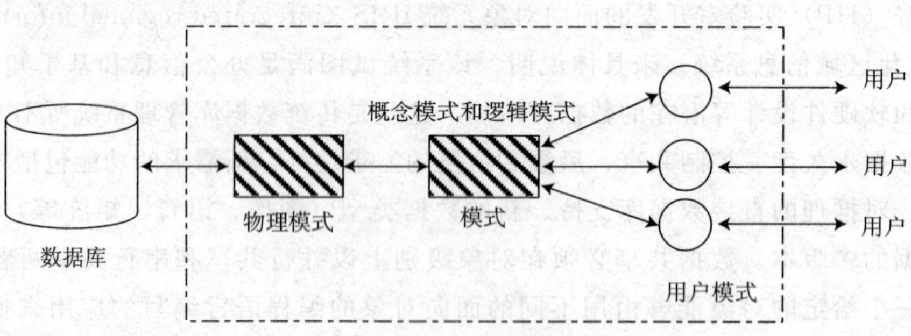

图 7-2　数据库管理系统的三层模式

物理模式又称为内部模式或存储模式，是数据库物理结构和存储方式的描述，是数据在数据库内部的表示方式。一个数据库只有一个物理模式。模式描述了数据库的逻辑结构且隐藏了数据库的物理存储细节，借助数据模型来描述现实世界并定义对现实世界加以抽象的方法。模式又分为概念模式和逻辑模式。一个数据库只有一个模式。用户模式，又称为外模式，是数据库用户和数据库系统的接口，是数据库用户的数据视图，是数据库用户可以看见和使用的局部数据的逻辑结构和特征的描述，是与某一应用有关的数据的逻辑表示。一个数据库通常都有多个用户模式。

在三层模式结构中，模式是数据库的核心与关键，用户模式通常是模式的子集，是模式对用户有用的那一部分。数据按用户模式的描述提供给用户，按物理模式的描述存储在硬盘上，而模式介于用户模式与物理模式之间，既不涉及外部的访问，也不涉及内部的存储，从而起到隔离的作用，有利于保持数据的独立性。物理模式依赖于全局逻辑结构，但也可以独立于具体的存储设备。

二、多媒体数据库管理系统的基本功能

根据多媒体数据管理的要求，多媒体数据库管理系统的基本功能如下。

（1）必须能表示和处理各种媒体的数据，特别是非格式化数据，如图形、图像、音频和视频等。

（2）必须能反映和管理各种媒体数据的特性以及各种媒体数据之间的空间、时间的关联性。

（3）必须能满足媒体数据独立性的要求。媒体数据独立性是指在多媒体数据库管理系统的设计和实现时，要求系统能保持各种媒体的独立性和透明性，即用户的操作可最大限度地忽略各种媒体的差别，而不受具体媒体的影响和约束；同时要求它不受媒体变换的影响，实现复杂数据的统一管理。

（4）必须能提供媒体数据的操作功能，如基于内容的检索、媒体浏览操作等。

（5）应具有网络功能，目前多媒体应用一般以网络（尤其是宽带局域网）为中心，应解决分布在网络上的多媒体数据库中数据的定义、存储、操作问题，并对数据一致性、安全性、并发性进行管理。

（6）应具有开放功能，提供多媒体数据库的应用程序开发接口 API，并提供独立于外设和格式的接口。同时，还应提供事务和版本管理的功能。

三、多媒体数据库管理系统的组织结构

多媒体数据库管理系统的组织结构一般可分为三种，即集中型、主从型和协作型。

（一）集中型多媒体数据库管理系统的组织结构

集中型多媒体数据库管理系统是指由单独一个多媒体数据库管理系统来管理和建立不同媒体的数据库，并由这个多媒体数据库管理系统来管理对象空间及目的数据的集成。如图 7－3 所示。

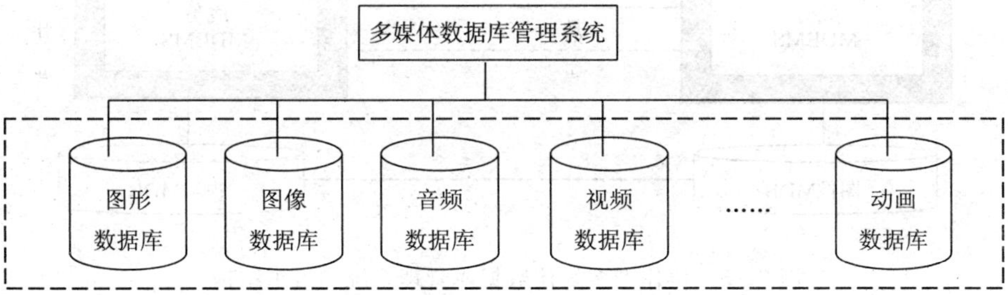

图 7－3　集中型多媒体数据库管理系统的组织结构

（二）主从型多媒体数据库管理系统的组织结构

主从型多媒体数据库管理系统中每个数据库都有自己的管理系统，称为从数据库管理系

统，它们各自管理自己的数据库。这些从数据库管理系统又受一个称为主数据库管理系统的控制和管理，用户在主数据库管理系统上使用多媒体数据库中的数据，是通过主数据库管理系统提供的功能来实现的，目的数据的集成也由主数据库管理系统管理。如图 7－4 所示。

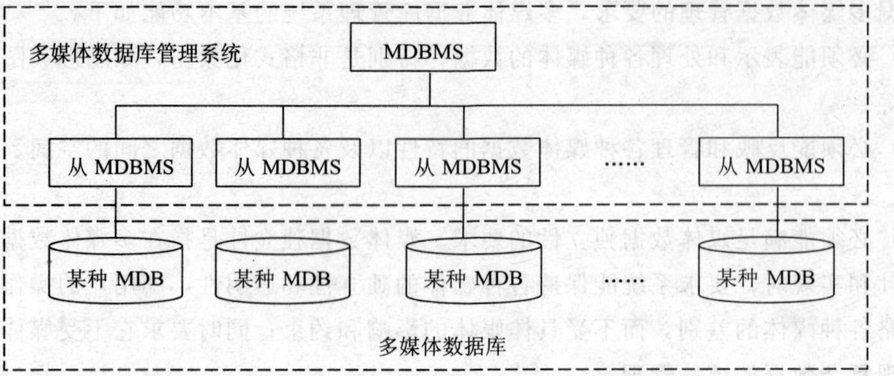

图 7－4　主从型多媒体数据库管理系统的组织结构

（三）协作型多媒体数据库管理系统的体系结构

协作型多媒体数据库管理系统也由多个数据库管理系统来组成，每个数据库管理系统之间没有主从之分，只要求系统中每个数据库管理系统（称为成员多媒体数据库管理系统）能协调地工作，但因每一成员多媒体数据库管理系统彼此有差异，所以在通信中必须首先解决这一问题。为此，对每个成员要附加一个外部处理软件，由它提供通信、检索和修改界面。在这种结构的系统中，用户位于任一数据库管理系统位置。如图 7－5 所示。

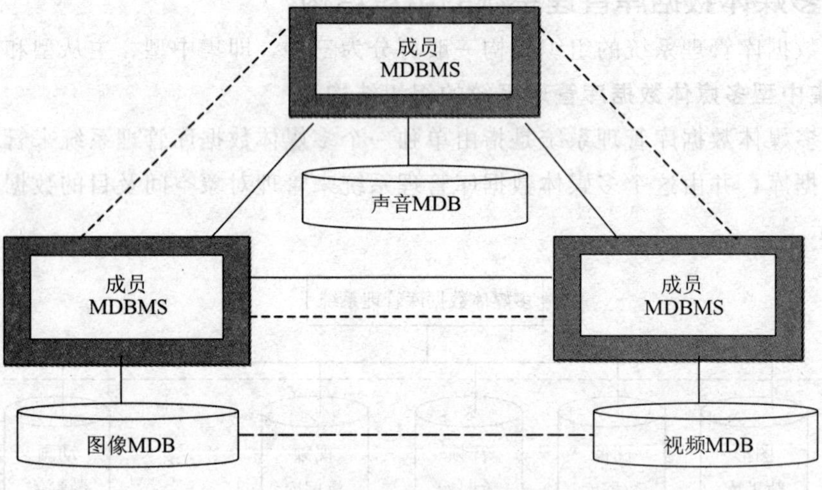

图 7－5　协作型多媒体数据库管理系统的组织结构

四、多媒体数据的存储管理和存取方法

多媒体应用系统中，一个关键问题就是对系统数据进行有效的管理。所谓有效管理主

要体现在数据共享，提高多媒体应用程序执行的效率和运行质量。为了对多媒体数据进行有效的管理，需要建立多媒体数据管理的硬件和软件环境。

（一）多媒体数据的存储环境

多媒体数据对存储环境总的要求是容量大，质量好，存取速度快，价格合理。主要有三类存储介质。其一是可更换的硬盘。可更换的硬盘既可作工作介质也可作为档案介质。档案介质是指用来长期存储图像、音频、文本等数据的介质，工作时把其中的数据读入内存和硬盘中。工作介质是指计算机程序在执行中所使用的数据介质。其二是磁带备份介质。磁带可以多次使用，且有足够的存储空间。其三是光盘档案介质。光盘具有存储容量大、保存时间长、平均存取时间短等优点，是目前最流行的介质。

（二）多媒体数据的传输环境

多媒体数据经常需要在不同硬件结构和不兼容的操作系统间进行传输。一般在小范围操作可使用更换介质进行人工传输，或使用串行端口进行点对点传输。用电缆连接待传输数据的两台计算机，安装相应的通信软件进行数据传输。要实现多台计算机之间的数据传输，应使用网络系统。这是最理想的传输环境。但网络环境系统管理比较复杂，且在设计中要考虑系统性能、安全保密等。

（三）多媒体数据管理的软件环境

对多媒体数据资源的有效管理方法可以从下几个方面考虑。其一可利用操作系统提供的文件管理系统，通过不同媒体建立不同属性文件，对文件进行维护和管理。其二是利用操作系统提供的文件管理系统，建立特定的逻辑目录，把不同的源文件和数据资源分别存放在独立的目录中。例如，一个目录存放文本文件，一个存放音频文件，一个目录存放图像文件等。还可以把文件管理系统和传统的字符、数据库管理系统结合起来，对多媒体数据资源中的常规数据由传统的字符、数值数据库管理；而对非常规的数据，则按操作系统提供的文件管理系统要求来建立和管理，并把数据文件的全文件名作为一个字符串数据纳入传统的数据库系统进行管理。

第三节　多媒体数据库的查询

数据库的检索与查询是数据库最重要的功能之一。因为多媒体数据库中包含大量的图像、音频、视频等非格式化数据，所以多媒体数据库查询系统不能只提供基于媒体描述、关键字一类的检索和查询，而应能对图像或声音等媒体进行内容语义分析，以达到更深的检索层次。

一、查询与检索的问题

对于多媒体数据的检索与查询方法一般有基于表示形式和基于内容两种方法。

（一）基于表示形式的检索与查询

基于表示形式的检索与查询，与表示的数据类型和数据结构有关，不需要对内容作任何分析，在多媒体数据库中常用于复杂媒体对象的检索。对于基于表示形式的检索与查询必须使用约束来限定检索空间。

（二）基于内容的检索与查询

基于内容的检索与查询，是根据媒体内容语义进行的。最容易做到的是对文本媒体的内容检索查找，由用户描述一组对象，然后对内容进行匹配。在文本数据的全文检索中，困难的不是找到，而是如何缩短找到的时间和如何在结果上表示，即是对文本媒体实行标注还是提出全部结果。对于图像、声音这一类媒体来说，基于内容的检索和查询就更困难了。符号标注法（如关键字标注、属性描述）对于实现者来说使事情变得容易，而自动语义分析对于用户来说则更为有利。目前，实现基于内容的检索技术主要有以下两种方式。

1. 模式识别

对于图像、音频和视频等多媒体数据的查询，一般由用户提供目标媒体数据对象，多媒体数据库管理系统通过模式识别的技术对其与数据库中的源媒体数据对象进行模糊匹配，然后以读取数据进行表示。这种方法检索的精确度较低，查询执行时间长。

2. 特征提取

这种方法的基本思想是将基于媒体内容的检索转化为基于媒体内容特征描述的检索，首先认真分析诸如图像、音频与视频等多媒体内容，建立一套描述这些多媒体内容特征的方法与规则（如自然语言、图像解释与特征矢量），然后在软件的作用下实现媒体内容到媒体内容描述的转化。最终，通过对基于媒体内容描述的检索而实现真正的基于内容检索的技术。

二、多媒体数据库查询语言

作为用户查询的一部分，为了选择某个对象不得不被计算。估值的条件称为查询谓词。这些谓词可由一些逻辑操作组成，例如：NOT（非）、AND（与）、OR（或）。查询语言是用来描述查询谓词的，对多媒体数据库应用程序来说，查询语言需要有描述下面谓词的特性：时间谓词，空间谓词，描述举例查询的谓词，应用程序指定谓词。

除了需要描述不同谓词的特性外，查询语言还需要描述不同媒体对象的特性。多种查询语言可用于多媒体数据库应用程序，例如结构查询语言（SQL）、多媒体结构查询语言（SQL/MM）、PICQUERY+和 VIDEL SQL。

三、查询管理

多媒体数据库查询管理系统可通过下列需求描述：用户查询接口、多媒体数据提交（演示）、提交（演示）过程用户干预。

（一）用户查询接口

查询接口允许用户根据内容、例子、时间、空间及其可能的组合进行查询。对例子查询，用户查询接口必须从适当的设备中获得实例对象（例如，实例对象可通过扫描仪或存储的文件获得），查询接口能提供提示性的输入以简化查询处理。在解析查询出现部分匹配的情况下，查询接口可提供修改查询以获得完全匹配的方法。

（二）多媒体数据提交（演示）

媒体对象可以是不同的格式。例如，图像可存储成 TIFF 或 GIF 格式。因此，对象演示工具应具有处理不同格式的能力。

（三）提交（演示）过程用户干预

在多媒体对象提交（演示）的过程中，用户可以干预。由于包含了多媒体对象，这种干预与传统数据库相比更复杂。例如，除了传统的通过键盘和鼠标处理输入的方法外，可用麦克风和视频照相机等设备进行输入。因此，需要不同设备和处理用户输入的同步控制。

第四节　多媒体数据库的教育应用

多媒体数据库广泛应用于多媒体教学资源库、学科资源网站、专题资源网站、数字图书馆等。基于多媒体数据库技术的视频点播（也包括音频点播 AOD 及影片点播 MOD）大大地丰富了人们的学习资源，使得人们基于网络资源的学习效率极大地提高。

一、多媒体教学资源库

多媒体教学资源，从媒体资源对象的粒度属性来划分，大致有媒体素材、课件、试题、案例与网络课程等。关于教学资源，不同的教师有不同的需求。例如，有些老师具有多媒体设计开发的能力，想通过已有的素材来自己设计开发教学用的多媒体 CAI 课件；有些教师不具备设计开发多媒体 CAI 的能力，想直接检索一些课件、试题或案例在教学中应用；对于一些基于网络开展教学的网络课程，则直接检索整个课程供学生通过网络自主学习。因此，素材媒体、课件、试题、案例与网络课程具有互相补充的作用，为教师和学生的灵活使用提供检索与存取的弹性与可选择性。从教育资源库（特别是基于网络的教育资源库）进入人们的视野，到目前已发展成具有多种建设模式和各类服务目标的不同形式的资源库。总的看来，主要有以下几种教学应用模式。

（一）文件目录管理

这种方式根据教育资源不同的分类方法，将其存储在服务器上不同的目录中，通过计算机的操作系统目录共享功能对资源进行管理和操作。这种存储方式的特点是资源管理直观、简单。远程访问时速度快，可通过计算机网络将该资源文件下载到本地。但随之而来的是资源安全性差，易受病毒侵蚀，易被他人盗用和破坏。这是最简单、最原始的资源管理方式，当资源积累到一定规模时，由于缺少便捷的检索工具，使用和管理都很不方便。目前很多学校自发组织资源共享基本上都是采用这种存储方式。

（二）专题资源网站

除了最简单的文件管理之外，还有一些更有针对性的资源建设方式。如主题学习资源库，它与国外的探究式学习网站（WebQuest）比较类似，针对某一主题，提供各种探究活动、学习资源和讨论组，为研究性学习提供丰富的资源和广阔的空间。另外还有虚拟社区资源库，它以讨论组的方式将本站中的资源划分成不同板块，用户在获取资源时也可以将自己的资源贡献出来，每个版的负责人会定期整理本版中的发言，将零散、无序的内容条理化和系统化，并作为精华资源推荐给用户。比如教育技术通讯(http://www.etc.edu.cn)和惟存教育网(http://www.being.org.cn)等。

（三）学科资源网站

按学科分类，将各学科的教育资源通过网页的方式连接在一起，并由此而形成学科群资源网站。网站资源框架内容设计针对学科特点，不拘一格，形式多样，结合该地区的教学研究，充分体现不同学科教与学的需求，同时重视发展素质教育。各网站内容除了题库、教案库和课件、素材库外，还根据不同学科的特点设计多种特色栏目、热点专题。如语文的作品欣赏、读写天地，地理的地图大全、地理大百科、旅游专题，生物的环保专题、克隆技术等热点内容，历史的历史名人、历史名城、历史遗产，等等。

学科网站针对基础教育的特点，以学科分类，一方面能调动学科教研员的积极性，尽快组织学科骨干参与建设；另一方面由于学科教育所积累的资源较丰富，便于短期内建设起网站的框架，并不断充实资源，同时更能直接体现教与学的主题。

（四）教育资源管理数据库

教育资源管理数据库一般将资源文件以二进制数据形式存储在关系型数据库中，对教育资源的管理都是基于对数据库的操作。所有的资源都以结构化的方式存储，数据间的关联性强，并通过数据表产生关系映射。教育资源管理系统是对存储于资源库介质中的教育资源进行管理、维护和更新的软件系统，主要包括三个子系统：资源管理子系统（媒体素材库的管理、题库管理、试卷库管理、案例库管理、课件库管理、文献库管理、常见问题解答库管理、资源目录索引库管理和网络课程的管理等），系统管理子系统（安全管理、网络性能管理、计费管理、故障管理等），资源建设与使用交流子系统（资源更新、邮件列表订阅、资源定制、异步交流、同步交流）。这三个子系统为三类用户（管理员、审核员、一般用户）提供资源检索、资源发布、资源审核、权限管理、计费、用户信息交流等多方面的服务。

这种存储方式的特点是资源管理效率高，定位准确，容易备份，能保证资源信息的完整性。由于资源数据都存储在数据库中，安全性好，抗病毒能力强；并且对用户来讲，资源文件的存储方式是透明的，很难被盗用或直接访问。

然而，由于要把所有关于资源文件的信息都存储在数据库中，必然对数据库的性能要求较高，必须保证大数据量资源的读取和存储不会产生错误，同时也会延长访问时间，服务器端的应用程序必须先将资源从数据库中读取出来，再传送到客户端，这也加大了对网络带宽的要求。教育资源数据库对管理大数据量（几百 G 甚至几 T）是非常有效的，但它采用关系数据库的方式存储和组织，无法达到存储和应用的统一，对一线教师来说仍然不够直观，查找和操作相对复杂，各学科的资源混杂在一起，良莠不齐，干扰信息太多，对一线教师教学应用支持不直接，功能不强，界面不友好。而且，资源库相对封闭，添加和更新数据工作量大，不能够进行数据的自动更新处理，管理和维护复杂、成本高，是一般中小学难以承担的。

（五）教育资源中心

就一个城市的教育资源管理而言，可以形成包括城域教育资源中心系统，区、县教育资源系统和学校教育资源库系统的三级资源组织结构。每一级资源库向上一级提出资源和服务需求或将零散资源提交上一级整合汇总，因而上级对下级来说以资源中心的角色存在。

1. 城域资源中心

安装在城域教育网络中心，它通过软件和网络把各区县的资源库有机地结合在一起，构成一个综合化的教育资源共享、交流和交易系统，为学校间、地区间开展有关教育资源的各项活动提供理想的大平台。

2. 区、县资源库

分别安装在各区、县（市）教育网络资源中心，它通过软件和网络把该辖区内各学校的资源库有机地结合在一起，供本辖区共享和与全市交流。

3. 学校资源库

分别安装在该地区的各个学校，学校资源库为各学校建设、开发和使用教育资源提供灵活、方便、高效的局部环境。

但必须强调，资源库不仅包括教与学的素材资源，还包括各种工具性资源，如搜索引擎、讨论组和邮件列表。相邻级别的资源库能以多种渠道进行数据沟通，包括计算机网络、卫星宽带网、电视节目和光盘等多种方式。对于卫星宽带网，接收端只要安装特定的设备，就可定期下载成套的教学素材和课程资源，这对于互联网络不发达地区是一种有效的解决途径，使用户能共享到丰富的教育教学资源，以提高当地的教育质量。

（六）分布式教育资源网

分布式资源网并不局限于一个网站中，它可以由多个不同级别的站点组合而成，形成一个以地域范围为单位的教育资源网。资源网和资源中心的类似之处在于二者都是由多个资源站点所构成，但前者所包括的各个站点并没有主次之分，它们之间是对等的关系。

这是一种有效整合区域资源的方式，各子区域和学校中的资源可以保持原始的分布式存储状态，而重点在于建立大型编目系统，该系统包含了所有资源的索引信息，但并没有实际的物理存储，用户在大型编目系统中检索到资源后，通过代理服务将其他站点的资源传送给用户。整个资源网络的结构对用户来说是透明的，他们在编目系统中能访问到网络中的所有资源目录索引，而无需关注资源实际的物理位置，任何涉及远端访问的操作，当地站点会自动启动资源代理为用户服务。教育资源网的核心思路为以下几点。

1. 分布存储

教育资源网是由多个资源站点组成，资源网内每一个提供资源信息服务的站点都是资源网中的一个节点，存储实际的物理资源，资源节点之间可以进行资源互访和共享，资源的描述信息定期向目录中心提交。

2. 资源网目录集中

为用户提供一个覆盖本地区所有教育资源站点的最新资源目录，实现本地区不同教育资源站点的系统互访和资源共享。通过资源中心维护一个资源目录系统来实现对本区域内不同资源站点资源目录的同步更新管理，并提供一个强大的检索系统，通过对本目录库进行检索，就可以实现对不同资源站点上资源信息的快速查询，达到共享资源的目的。当用户需要打开某个资源时，目录系统提供重定向的功能。

3. 异构数据互换

目前很多厂家都有自己的资源库管理系统，其中收集整理了不少有价值的教育教学资源。但不同的资源库采用不同的系统管理，将使用户无所适从，通过异构资源互换功能，可以将以前开发的资源库管理平台中的数据快速导入到教育资源网系统中，实现资源的快速征集。另外，导入到本系统中的资源，可以通过系统强大的检索功能供给更多的用户使用。

4. 高速资源缓存

从学校所在的区、市等上一级资源站点通过初始化设置，缓存一部分资源到本地，以后根据资源访问概率对缓存的资源数据进行不同层次的优化调整，达到在本地保存访问率高的资源数据。

5. 资源的动态采集

动态跟踪、自动采集因特网上丰富的教育资源，因特网教育资源雷达搜索代理实现对因特网上广泛存在的教育资源的自动发现与采集整理。

教育资源是信息化教学中最为关键的要素之一，也是教育信息化重点建设的内容，通过城域教育网整合一个地区的教育资源，为整个地区提供一个量大、质优的教育资源服务系统，是大势所趋。分布式资源网可以有效地整合大范围内的教育资源信息，使得教育资源可以得到最大范围的共享，但又可以避免大量资源集中存储造成单点拥塞以及单点故障的问题。通过不同的配置，可以形成层次性的、对等的网状等不同的资源存储分布的模式，资源网采用分级管理的模式，切合了我国当代教育行政管理的模式，真正实现了集中与分布的有效统一。另外，资源网的组成模式，为不同教育行政系统之间运营结算提供了可能性，对教育资源产业的发展将有很大的推动作用。

基于以上思路，可以建立了一个全省的教育资源目录索引中心，采用分布式技术，将下属各市区教育资源的描述信息集中，资源则分布在各地存储，在各地资源库内容更新的同时，同步更新省资源中心的索引目录，目录索引中心以及各地市的资源库系统，通过宽带网络无缝连接成了一个覆盖全省的教育资源网，从而最终实现全省范围内资源的分布式存储、分布式管理和提供基于共享资源教育增值服务体系。

二、数字图书馆

多媒体数据库在教育领域又一个典型应用是数字图书馆。随着社会的信息化，所有的传统图书馆都需要走向数字化。图书馆的数字化，不仅是指传统文字数据的数字化，更包括一些录像带和录音磁带数据的数字化。如此海量的视音频数据的管理必须依赖于多媒体数据库技术。

三、视频点播

视频点播是当前宽带局域网、校园网及互联网上较为成熟与普及的多媒体信息服务之一。一个视频点播系统主要由三部分构成：服务端系统、网络系统、客户端系统。服务端系统就是一个综合的多媒体数据库管理系统，主要包括一个多媒体数据库存储服务器、视频服务器、视频应用服务程序、视频内容管理程序、视频数据制作五个部分组成。多媒体数据库存储服务器负责多媒体数据的物理存储；视频服务器是多媒体数据库管理系统的核心，主要实现视频数据的存取、检索与管理的功能；视频应用服务程序是多媒体数据库管理系统的用户接口，实现视频数据的输出；视频内容管理程序主要是做一些视频元数据的收集与管理工作；视频数据制作主要实现视频数据的输入。

四、远程教学与培训

网络与远程教育是近几年发展迅速的一个领域。网络教育系统大多数都具有基于多媒体数据库技术的教学资源制作与管理系统。网络教育的优势主要就是通过大量优秀的多媒体教育资源的提供而表现出来的。

五、多媒体信息系统

多媒体信息系统是一些专业机构专门收集、制作与发布的、面向社会提供的专业性多媒体信息服务系统。这些系统为专业教学提供了极为珍贵的教学资源，如我国新华社的多媒体数据库检索系统、由北京市农林科学院农业科技信息研究所为配合京郊农业结构调整而设计制作的农业实用技术多媒体数据库等。这些专业多媒体信息系统为我国专业技术人员的继续教育与职业培训提供优秀的教学资源。

思考题

1. 多媒体数据库有什么主要特点与要求？
2. 多媒体数据库有什么实现方法？
3. 简述多媒体数据库的查询。
4. 多媒体数据管理系统有什么基本功能与组织结构？
5. 多媒体数据有什么存储管理和存取方法？
6. 试述多媒体数据库的教育应用。

第八章　人工智能与教学应用

人工智能（artificial intelligence，AI），既是计算机科学的一个分支，又是计算机科学、控制论、信息论、语言学、神经生理学、心理学、数学、哲学等多种学科相互渗透而发展起来的综合性学科。智能教学系统使教育软件表现出智能的特征，更具人性化，能够更好地促进学生的学习，因而成为计算机辅助教学领域中的一个重要的研究方向。

第一节　人工智能概述

一、智能与人工智能

关于“人类智能”，目前还没有明确的定义，但从智能的外部特征来看，人们基本上是有共同认识的。大致可概括为：

（1）通过视觉、听觉、触觉、嗅觉等感官活动，接收并理解文字、声音、图像、语言、气味等各种外界的“自然信息”，这就是认识和理解外界环境的能力；

（2）通过人脑的生理与心理活动及有关的信息处理过程，将感性知识抽象为理性知识，并能对事物运动的规律进行分析、判断和推理，这就是提出概念、建立方法、进行演绎和归纳推理、作出决策的能力；

（3）通过教育、训练和学习过程日益丰富自身的知识和技巧，这就是学习的能力；

（4）对变化多端的外界环境、条件（如对干扰、刺激等作用）能灵活地作出反应，这就是人类自我适应的能力。

总之，人类智能涉及信息描述和信息处理的复杂过程。一般可认为，智能是知识和智力的总和，其中知识是一切智能行为的基础，而智力是获取知识并运用知识求解问题的能力。

何谓“人工智能”？顾名思义，人工智能就是用人工的方法在机器（计算机）上实现的智能。由于人工智能是在机器上实现的，因此又可称之为机器智能。

现在，“人工智能”这个术语已经被用作“研究如何在机器上实现人类智能”这门学科的名称。从这个意义上来说，可把它定义为：人工智能是一门研究如何构造智能机器（智能计算机）或智能系统，使它能模拟、延伸、扩展人类智能的学科。通俗地说，人工智能就是要研究如何使机器具有能听、会说、能看、会写、能思维、会学习、能适应环境变化、能解决各种面临的实际问题等功能的一门学科。总之，它是要使机器能做人才能完成的工作，甚至比人更高明。

二、人工智能的发展简史

1956年夏季，在美国达特茅斯（Dartmoth）大学，由年轻数学助教麦卡锡（J. McCarthy）和他的三位朋友明斯基（M. Minsky）、罗彻斯特（N. Lochester）、申农（C. Shannon）共同发起，邀请IBM公司的摩尔（T. Moore）和塞缪尔（A. Samuel）等人参加夏季学术讨论会，历时两个月。在这次历史性的聚会上，第一次正式使用了“人工智能”这一术语，从而开创了人工智能的研究方向和学科。

人工智能自1956年夏天诞生以来至今已有将近五十年的历史，其间，人工智能经过许多波折，但终于作为一门边缘新学科得到世界的承认，并且日益引起人们的兴趣和关注。

（一）形成和第一个兴旺期（1956～1966）

在形成和第一个兴旺期，人工智能研究的主要方向是机器翻译、定理证明、博弈等，人工智能研究出现了一些较有代表性的成果。

1953年，美国乔治敦大学组织了第一次机器翻译的实际实验。1954年7月，IBM公司在701计算机上进行了俄译英的公开表演。

1956年，纽厄尔和西蒙他们编的程序Logic Theorist证明了《数学原理》第二章中的38条定理，又于1963年证明了该章中的全部52条定理，走向了以计算机程序来模拟人类思维的道路，第一次把求解方法和问题的领域知识分离开。1958年，美籍华裔数理逻辑学家王浩在IBM704计算机上用3～5分钟证明了《数学原理》有关命题演算的全部220条定理，还用了几分钟证明了该书中带等式的谓词演算的150条定理中的85%；1959年再接再厉，仅用了8.4分钟就证明了以上全部定理。

博弈同样是人工智能第一个时期的研究热点。1956年塞缪尔研制了跳棋程序，它在1959年击败了塞缪尔本人，又在1962年打败了美国一个州的跳棋冠军而荣获州级冠军。

1960年，麦卡锡建立了人工智能程序设计语言LISP。从1957年开始，纽厄尔和西蒙等人就开始研究一种不依赖于具体领域的通用解题程序GPS。

1965年鲁宾逊（Robinson）独辟蹊径，提出了与传统的自然演绎法完全不同的消解法，当时被认为是一项重大突破，掀起了研究计算机定理证明的又一高潮。

一连串的胜利使人们盲目乐观，醉心于人工智能远景的专家们作出了种种乐观的预言。1958年，纽厄尔和西蒙充满自信地说：不出十年，计算机将成为世界冠军；不出十年，计算机将要发现和证明重要的数学定理；不出十年，计算机将能谱写具有优秀作曲家水平的乐曲；不出十年，大多数心理学理论将在计算机上形成。有人甚至断言：照此趋势下去，80年代将是全面实现人工智能的年代；到了2000年，机器的智能就可以超过人了。

（二）萧条波折期（1967 年～70 年代初期）

当人们进行了比较深入的工作后，发现人工智能研究碰到的困难比原来想象的要多得多。人工智能研究进入了萧条波折期。

例如，1965 年发明的消解法（归结原理）曾给人们带来了希望，可很快就发现了消解法的能力也有限，例如证明“连续函数之和仍连续”这条微积分中的简单定理，可是用消解法（归结法）来证明时，推了十万步（归结出几十万个子句）尚无结果。

初期机器翻译只是采取“查词典→词到词翻译→重新排序”。而实际的语言翻译很复杂，每种语言的句子的句法结构、语义结构、译词选择等都是多义的或有歧义，还有成语、熟语、习惯用法、指代、照应等问题，用词到词的简单映射是解决不了的。

自 1966 年到 70 年代初期，美国、英国等政府机构和科研部门取消了许多人工智能研究项目，削减了人工智能的研究经费，人工智能研究遇到波折，进入萧条期。

尽管当时的社会压力很大，但并没能动摇人工智能研究先驱者的信念，他们认真总结经验教训。自人工智能形成以来，科学家们遵循一条明确的指导思想：研究和总结人类思维的普遍规律并用计算机模拟它的实现，创造一个万能的逻辑推理体系。而年轻一代〔以斯坦福大学的年轻教授费根鲍姆（Feigenbaum）为代表〕认为，万能的逻辑推理体系根本就不可能存在，它最大的弱点是缺乏知识，它的主要技术（状态空间搜索技术）的主要困难是“组合爆炸”。要摆脱困境，只有大量使用知识。

在这个波折萧条期，很多国家的人工智能研究人员不仅加强基础理论研究，而且在专家系统、自然语言理解、机器人、计算机视觉等方面做出了很有成效的工作。这个时期出现了不少较有代表性的工作，如 DENDRAL、MACIN 等著名的专家系统。

这期间发生的重要事件还有：1968 年奎利恩（Quilian）提出了语义网络知识表示法，试图解决记忆的心理学模型；1974 年明斯基提出表示知识的另一种方法——框架（frame）理论，1970 年由英国爱丁堡大学的科瓦尔斯基（R. Kowalski）首先提出以逻辑为基础的程序设计语言 Prolog，1972 年由法国马赛大学的科麦瑞尔（A. Colmeraues）及其研究小组实现了第一个 Prolog 系统。Prolog 和 LISP 一样被称为面向人工智能的语言，成为继 LISP 语言之后的最主要的一种人工智能语言。

（三）第二个兴旺期（70 年代中期～90 年代）

1977 年第五届国际人工智能联合会会议上，费根鲍姆教授在一篇题为《人工智能的艺术：知识工程课题及实例研究》的特约文章中系统地阐述了专家系统的思想并提出“知识工程”的概念。至此，人工智能的研究又有新的转折点，即从获取智能的基于能力的策略，变成了基于知识的方法研究。人工智能研究进入了第二个兴旺期。

知识作为智能的基础开始受到重视，知识工程的方法很快渗透了人工智能各个领域，促使人工智能从实验室研究走向实际应用。例如，RI 系统用作 VAX 计算机的组装每年为 DEC 公司节约 2 000 万美元；斯坦福大学国际研究所研制的用于地质勘探的专家系统 Prospector 在 1982 年预测了华盛顿州的一个勘探地段的钼矿位置，其开采价值超过了一亿美元。人工智能研究从萧条期转入第二个兴旺期并进入黄金时代。

日本1981年10月向全世界公布了它制造第五代电子计算机的十年计划（1982～1991），拨款4.5亿美元用于该项目。美国1983年制定了6～10年的研制规划，投资6亿多美元拟研制能看、听、说和思考的新一代电子计算机。英国于1982年10月制定了在五年内集资5.5亿美元来发展自己的第五代电子计算机的阿尔维计划。欧洲共同体也于1983年11月提出一项“欧洲信息技术研究开发战略计划”（ESPRIT），准备在机器人学、微电子学、人工智能和软件方面采取联合行动，预计在十年内将投资13亿美元。中国也制定了“七五”攻关计划和863高技术计划，把人工智能列为重点研究技术之一。

但是在兴旺发展中也不是事事顺心。例如，十年过去了，日本的第五代机计划未能达到预期效果而不了了之。80年代中后期，人们想研究通用的智能机器或专家系统的设想或计划开始出现危机，遇到了以下难题。

（1）智能系统的实时性以及与环境的交互性不尽人意，感知问题要解决很不容易，声音、图像、文字信息等多媒体信息处理也是个问题，而要模拟人的直觉、顿悟、灵感等智能就更难了。

（2）人工智能问题在规模扩大后有了新问题。例如，专家系统走向一般化时出现了问题，问题不在存储量和检索速度，而在于专家系统的专用领域有质的变化，目标判断（属于哪个领域的问题）要求更高层的知识、常识、推理知识、通用概念和理论等。

（3）推理问题、常识的形式化问题没有解决，常用的一阶谓词推理与常识推理有较大差别。

于是人工智能研究人员开始从事“顶天立地”的工作。“顶天”是指研究和解决人工智能的一系列关键技术问题，例如常识性知识表示、非单调推理、不确定推理、机器学习、分布式人工智能、智能机器体系结构等基础性研究，以期取得突破性进展。“立地”是指研究人工智能的实际应用，特别是专家系统、自然语言理解、计算机视觉、智能机器人、机器翻译系统都朝实用化迈进。

三、人工智能的研究途径

目前，人工智能的研究途径主要有以下三种不同的观点。

1. 符号主义

这种方法的核心是符号处理，起源于20世纪50年代中期，是在纽厄尔和西蒙等人研究的通用问题求解系统GPS中首先提出来的，用于模拟人类问题求解的心理过程，逐渐形成为物理符号系统。这种方法认为，计算机自身具有符号处理的推算能力，这种能力本身就蕴涵着演绎推理的内涵，因而可通过运行相应的程序系统来体现出某种基于逻辑思维的智能行为，达到模拟人类智能的效果。目前的人工智能的大部分研究成果都是基于这种方法实现的。

但是，人类并非仅仅依靠逻辑推理来求解问题，有时非逻辑推理在求解问题的过程中起着更重要的作用，甚至是决定性的作用。人的感知过程主要是形象思维，这是逻辑推理做不到的，因而无法用符号方法进行模拟。

2. 连接主义

以网络连接为主的连接机制方法属于非符号处理范畴，这种方法又称为连接主义。它是在人脑神经元及其相互连接而成网络的启示下，试图通过许多人工神经元间的并行协同作用来实现对人类智能的模拟。坚持这种方法的人认为，大脑是人类一切智能活动的基础，因而从大脑神经元及其连接机制着手进行研究，搞清楚大脑的结构以及进行信息处理的过程与机制，可望揭示人类智能的奥秘，从而真正实现人类智能在机器上的模拟。连接主义的主要特征是：

（1）通过神经元之间的并行协同作用实现信息处理，处理过程具有并行性、动态性、全局性；

（2）神经元间分布式的物理联系存储知识及信息，因而可以实现联想功能，对于带有噪声、缺损、变形的信息能进行有效的处理，取得比较满意的结果；

（3）通过神经元间连接强度的动态调整来实现对人类学习、分类等的模拟；

（4）适合于模拟人类的形象思维过程；

（5）求解问题时，可以比较快地求得一个近似解。

但是，这种方法不适合模拟人们的逻辑思维过程，而且就目前神经网络的研究现状来看，由固定的体系结构与组成方案所构成的系统还达不到开发多样知识的要求，因此单靠连接机制方法来解决人工智能中的全部问题也是不现实的。

近几年来，人们提到“计算智能”的概念，并成为人工智能中的研究热点，人们通常把仿照自然法则构造的计算，称之为计算智能。有时也把这类计算叫做软计算，如模拟人类处理问题方式而引入的模糊计算，依据生物神经网络的工作规则引入的神经计算，模仿生物界的“优胜劣汰”法则的遗传算法、进化规则等，均属此类。

3. 行为主义

又称控制论学派，以布鲁克斯（R. A. Brooks）为代表，认为反馈是控制论的基石，没有反馈就没有智能。根据目标与实际行为之间的误差来消除此误差是控制的基本策略，强调智能系统与环境的交互，从运行的环境中获取信息，通过自己的动作对环境施加影响。

以上三种观点将长期共存与合作，取长补短，并走向融合和集成，为人工智能的发展作出贡献。

四、人工智能的研究目标与内容

人工智能研究的中心目标是使计算机有智能，一方面是使它们更有用，另一方面是理解使智能成为可能的原理。

在人工智能的研究中有许多学派，不同学派的研究内容和方法都不相同，在人工智能的不同发展阶段，研究的侧重点也有区别。这里，只能在较大的范围内讨论人工智能的基本研究内容，它们有以下几个方面。

(1) 机器感知，就是使机器具有类似于人的感知能力，其中以机器视觉与机器听觉为主。

(2) 机器思维，是指对通过感知得来的外部信息及机器内部的各种工作信息进行有目的的处理。

(3) 机器学习，就是使机器具有获取新知识，学习新技巧，并在实践中不断完善、改进的能力。

(4) 机器行为，主要是指计算机的表达能力，即“说”、“写”、“画”等；对于智能机器人，它还应具有人的四肢功能，即能走路、能取物、能操作等。

(5) 智能系统及智能计算机的构造技术，是指构造智能系统或智能计算机的模型、系统分析与构造技术、建造工具及语言等的研究。

第二节　知识的表示与推理

知识的表示与推理是人工智能研究中的重要内容。首先，知识是智能的基础，为了使计算机具有智能，使它能模拟人类的智能行为，就必须使它具有知识。其次，为使计算机具有智能，还必须使它具有思维能力，即运用知识进行推理，求解问题。

一、知识与知识的表示

1. 知识

数据、信息、知识是密切相关的概念。数据是信息的载体和表示，信息是数据在特定场合下的具体含义，或者说信息是数据的语义，只有把两者密切地结合起来，才能实现对现实世界中某一具体事物的描述。信息在人类生活中占据着越来越重要的地位。但是，只有把信息关联在一起的时候，它能表达出更加丰富的实际意义。一般来说，把有关信息关联在一起所形成的信息结构称为知识。

知识是人们在长期生活和社会实践中、科学研究及实验中积累起来的对客观世界的认识与经验，人们把实践中获得的信息关联在一起，就获得了知识。例如，我们常用的一种信息关联关系是“如果……那么……”，它反映了信息间的某种因果关系。通常，信息之间的关系有许多不同的类型，因而就形成了不同的知识。

知识从不同角度划分，可得到不同的分类方法，常见的知识分类方法是从知识的作用和表示来划分的，可分为事实性知识、过程性知识和控制性知识。事实性知识用于描述领域内的有关概念、事实、事物的属性和状态等。过程性知识一般是通过对领域内各种问题的比较与分析得出的规律性的知识，由领域内的规则、定律、定理及经验组成。对于一个智能系统来说，过程性知识是否丰富、完善、一致将直接影响到系统的性能及可信任性，是智能系统的基础。控制性知识又称为深层知识或元知识，它是关于如何运用已有的知识进行问题求解的知识，因此又称为“关于知识的知识”。比如推理的策略、搜索的策略、求解的策略等都属于控制性知识。

2. 知识的表示

知识只有用适当的形式表示出来才能进行交流、处理和应用。在人工智能中，所谓知识的表示实际上就是对知识的一种描述，或者说一组约定，一种计算机可以接受的用于描述知识的数据结构。对知识进行表示的过程就是把知识编码成某种数据结构的过程。

知识的表示方法可分为两大类：符号表示法和连接机制表示法。符号表示法是用各种具体含义的符号，以各种不同的方式和次序组合起来表示知识的一类方法，它主要用来表示逻辑性知识。连接机制表示法是用神经网络技术表示知识的一种方法，它用网络的结构和连接方式来表示相关的概念及知识。连接机制表示法是一种隐式的表示知识的方法，特别适用于表示各种形象性的知识。

对于同一知识，一般都可以用多种方法进行表示。每一种表示方法都有其适用的场所，在一个具体的系统中，通常需要把几种表示模式结合起来，作为一个整体来表示知识，以取得取长补短的效果。

二、推理的基本概念

1. 推理

从初始证据出发，不断运用已经掌握的知识，逐步推出新的事实（结论）的过程就是推理。在人工智能系统中，推理是由程序实现的，称为推理机。

2. 推理方式及其分类

人类的智能有多种思维方式，人工智能作为对人类智能的模拟，相应地也有多种推理方式；从不同的角度，推理方法也有不同的分类方式。

从结论推出的途径来划分，推理可分为演绎推理、归纳推理及默认推理。演绎推理是从一般到特殊的推理，即由一般性知识推出适合于某一具体情况的结论。归纳推理是从足够多的事例中归纳出一般性结论的推理过程，是一种从个别到一般的推理。根据归纳时所选事例的广泛性来划分，通常又可分为完全归纳法和不完全归纳法。默认推理又称为缺省推理，它是在知识不完全的情况下假设某些条件已经具备所进行的推理。

按推理时所用知识的确定性来划分，推理可分为确定性推理和不确定性推理。所谓确定性推理是指推理时所用的知识是精确的，推出的结论也是确定的。不确定性推理是指推理时所用的知识不都是精确的，推出的结论也不是完全肯定的。不确定性推理是生活中常见的现象，因而要使计算机能模拟人类的思维活动，就必须使它具有不确定性推理的能力。

按推理过程中推出的结论是否单调地增加，推理又分为单调推理和非单调推理。单调推理是指在推理过程中随着推理的向前推进及新知识的加入，推出的结论呈单调增加的趋势，并且越来越接近目标；而非单调推理是指在推理过程中由于新知识的加入，不仅没有加强已有的结论，反而要否定它，使得推理退回到前面的某一步，重新开始。

若按推理中是否运用与问题有关的启发性知识，推理可分为启发式推理与非启发式推理。启发性知识是指与问题有关且能加快推理进程、求得问题最优解的知识。

3. 推理的策略

推理过程是一个思维过程，即求解问题的过程。问题求解的质量与效率不仅依赖于所用的求解方法（如匹配方法、不确定性的传递算法等），而且依赖于求解问题的策略，即推理的控制策略。

推理的控制策略主要包括推理方向、搜索策略、冲突消解策略、求解策略及限制策略等。

推理的方向用于确定推理的驱动方式，分为正向推理、逆向推理、混合推理及双向推理四种。正向推理是以已知事实作为出发点的一种推理，又称为数据驱动推理、前向链推理。逆向推理是以假设目标作为出发点的一种推理，首先选定一个假设目标，然后寻找支持该假设的证据。逆向推理又称为目标驱动推理、逆向链推理。正向推理具有盲目、效率低等缺点，推理过程中可能会推出许多与问题求解无关的子目标；逆向推理中，若提出的假设目标不符合实际，也会降低系统的效率。混合推理就是将两者的优势结合起来，在推理过程中，既有正向推理又有逆向推理。双向推理是指正向推理和逆向推理同时进行，且在推理过程中的某一步骤“碰头”的一种推理。

搜索是在问题空间进行求解的基本方法，在人工智能中，通常采用启发信息以提高搜索的效率。

冲突消解策略是指在推理过程中，遇到有多条规则符合条件可供使用时，采用什么样的策略优先使用哪一条规则。消解冲突的基本方法是对知识进行排序，比如按针对性排序、按已知事实的新鲜性排序、按匹配度排序等，优先选择排序靠前的知识来使用。

求解策略是指，推理是只求一个解，还是求所有解以及最优解。

限制策略是为了防止无穷的推理过程，以及由于推理过程太长增加时间及空间的复杂性，可在控制策略中指定推理的限制条件，以对推理的深度、宽度、时间和空间等进行限制。

三、常见的知识表示与推理方法

（一）一阶谓词逻辑表示法

谓词逻辑是一种形式语言，也是到目前为止能够表达人类思维活动规律的一种最精确的语言，它与自然语言比较接近，又可方便地存储到计算机中去由计算机作精确处理。因此，它成为最早应用于人工智能中表示知识的一种逻辑。

谓词逻辑适合于表示事物的状态、属性、概念等事实性的知识，也可以用来表示事物间的因果关系，即规则。事实通常用谓词公式的与或形，即用合取符号（∧）及析取符号（∨）连接起来的公式表示，规则通常用蕴涵式表示，例如对于：

如果 x，则 y

可表示为：

$x \rightarrow y$

用谓词公式表示知识时，需要首先定义谓词，指出每个谓词的确切含义，然后再用连接词把有关的谓词连接起来，形成一个谓词公式表达一个完整的含义。

例如，设有下列知识：

张三是教育系的学生，他喜爱教师这个职业。

计算机系的学生都喜欢编写程序。

为了用谓词公式表示上述知识，首先需要定义谓词：

EDUCATION（x）：x 是教育系的学生。

LIKE（x）：x 喜爱做教师。

COMPUTER（x）：x 是计算机系的学生。

LOVE（x，y）：x 喜欢 y。

这样，就可以用谓词公式表示上述知识：

EDUCATION（张三）∧LIKE（张三）

（$\forall x$）〔COMPUTER（x）→LOVE（x，编写程序）〕

一阶谓词表示法表示知识具有自然、精确、严密的优点，且容易实现，但不能表达不确定性的知识，也难以表达具有归纳结构的知识、多层次的知识类型。

用一阶谓词逻辑来表示知识时，可以采用经典逻辑的推理规则来进行推理，称作自然演绎推理，它拥有丰富的推理规则，推理过程灵活，便于在它的推理规则中嵌入领域启发式知识。自然演绎推理的优点是表达定理证明过程自然，容易理解，但是不便于系统的实现。后来，鲁宾逊归结原理的提出，将推理的过程简化为字句集的归结过程，推理的规则只有一条，即归结定理，使得定理证明的机械化变为现实，是对机械化推理的重大突破。

（二）产生式表示法

产生式的基本形式是：

IF　　P　　THEN　　Q

其中，P 是产生式的前提，用于指出该产生式是否可用的条件；Q 是一组结论或操作，用于指出当 P 所指出的条件被满足时，应该得出的结论或应该执行的操作。例如：

IF　动物会飞　AND　会下蛋　THEN　该动物是鸟

产生式规则与逻辑中的蕴涵式的基本形式有相同的形式，但蕴涵式只能表示精确的知识，产生式可以利用知识强度来表示不精确的知识，利用产生式进行推理的时候，其前提的匹配也可以采用模糊的或近似的匹配方法。

基于产生式规则，可以构造一个产生式系统，一个产生式系统由以下三个基本部分组成：规则库、综合数据库、控制系统。它们之间关系如图 8-1 所示。

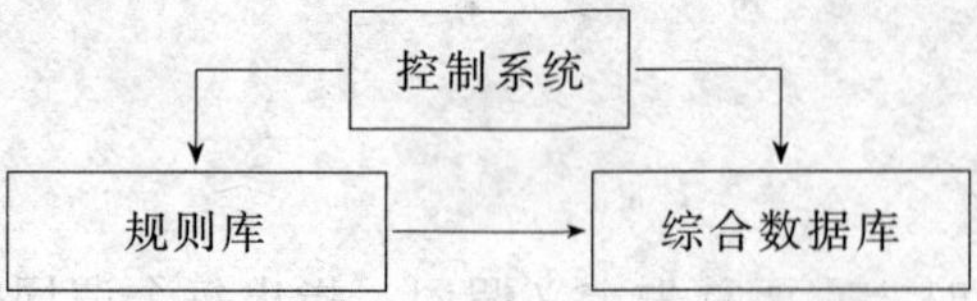

图 8-1　产生式系统的基本结构

1. 规则库

规则库中包含了相应领域内知识的产生式的集合。规则库是产生式系统赖以进行问题求解的基础，其知识是否完整、一致，表达是否准确、灵活，对知识的组织是否合理等，将直接影响系统的运行效率。

2. 综合数据库

综合数据库又称为事实库、上下文、黑板等。它是一个用于存放问题求解过程中各种当前信息的数据结构，例如问题的初始状态、原始证据、推理中得到的中间结论及最终结论。当规则库中某条产生式的前提可与综合数据库中的某些事实匹配时，该产生式就被激活，并把它推出的结论放入综合数据库，作为后面推理的已知事实。

3. 控制系统

控制系统又称为推理机构，由一组程序组成，负责整个产生式系统的运行，实现对问题的求解。粗略地说，控制系统需要按照一定的策略，选择知识，执行匹配，解决冲突，进行各种判断和处理。它要做以下几项工作。

(1) 按一定的策略从规则库选择规则与综合数据库中的已知事实进行匹配。所谓匹配，是把规则的前提条件与综合数据库中的已知事实进行比较，如果两者一致，或者近似一致且满足预先规定的条件，则称匹配成功，相应的规则可被使用；否则称为匹配不成功，相应规则不可用于当前的推理。

(2) 匹配成功的规则可能不止一条，这称为发生了冲突。此时，推理机构必须调用相应的解决冲突策略进行消解，以便从中选出一条执行。

(3) 在执行某一条规则时，如果该规则的右部是一个或多个结论，则把这些结论加入到综合数据库中；如果规则的右部是一个或多个操作，则执行这些操作。

(4) 对于不确定性知识，在执行每一条规则时还要按一定算法计算结论的不确定性。

(5) 随时掌握结束产生式系统运行的时机，以便在适当的时候停止系统的运行。

产生式知识表示方法具有自然性、模块性、有效性、清晰性等优点，但是它具有不能表示结构性的知识且执行效率不高等缺点。

(三) 框架表示法

框架表示法是明斯基于 1975 年提出来的，它是针对人们在理解情景、故事时提出的心理学模型。框架表示法的基本观点是人脑已存储有大量的典型情景，当人面临新的情景时，就从记忆中选择一个称作框架的基本知识结构，这个框架是以前记忆的一个知识空框，而具体内容依新的情景而改变，对这空框的细节加工修改和补充，形成对新情景的认识又记忆于人脑中。框架理论将框架视作知识的单位，将一组有关的框架连接起来便形成框架系统。系统的推理过程是由框架的匹配和框架间的协调来完成的。

产生式系统中知识单位是规则，这种知识单位过小，难以处理复杂问题，而且产生式系统的知识库与推理是相互分离的。框架表示法是一种适应性强、概括性高、结构化良好、推理方式灵活、又能把陈述性知识与过程性知识相结合的知识表示方法。

1. 框架结构

框架是表示某一类情景的结构化的一种数据结构。框架的最顶层是固定的一类事物，基于概念的抽象程度表现为自上而下的分层结构。框架由框架名和一些槽组成，每个槽有一些值，槽值可以是逻辑的、数字的，可以是程序、条件、默认值或是一个子框架。槽值含有如何使用框架信息、下一步可能发生的信息、预计未实现该如何做的信息等。

框架一般可表示成如下格式：

框架名
＜槽名 1＞
　　＜侧面 11＞
　　　　＜值 111＞＜值 112＞…
　　＜侧面 12＞
　　　　…
　　…
＜槽名 2＞
　　＜侧面 21＞
　　　　＜值 211＞＜值 212＞…
　　＜侧面 22＞
　　　　…
　　…
…

例如一个教师的框架可描述如下：

框架名：＜教师＞
　　姓名：单位（姓、名）
　　年龄：单位（岁）
　　性别：范围（男、女）
　　缺省：男
职称：范围（教授，副教授，讲师，助教）

缺省：讲师

部门：单位（系，教研室）

住址：<住址框架>

开始工作时间：单位（年、月）

截止时间：单位（年、月）

缺省：现在

2. 框架网络

由于框架中的槽值或侧面值都可以是另一个框架的名字，这就在框架之间建立起了联系，通过一个框架找到另一个框架。例如在上例中，通过教师框架可以找到其住址框架。

框架之间除了上述的横向联系外，还可以在有关框架间建立纵向联系，这种纵向联系反映了框架之间的继承关系。例如，建立一个“教职工框架”，“教师框架”继承了“教职工框架”的所有属性。

框架之间的横向联系和纵向联系都是通过框架的特殊槽值建立起来的，常见的槽值有：ISA槽、AKO槽，可用于指出事物间抽象概念上的类属关系；Part-of槽，用于指出“部分”与“整体”关系；Infer槽，用于指出框架所描述事物之间的逻辑推理关系等。

像这样具有横向联系及纵向联系的一组框架称为框架网络。

3. 框架系统中问题求解的基本过程

在用框架表示知识的系统中，问题的求解主要是通过匹配与填槽实现的。当要求解某个问题时，首先把这个问题用一个框架表示出来，然后通过与知识库中已有的框架进行匹配，找出一个或几个可匹配的预选框架作为初步假设，并在此初步假设的引导下收集进一步的信息，最后用某种评价方法对预选框进行评价，以便决定是否接受它。

框架系统中的问题求解过程与人类求解问题的思维过程有许多相似之处。当人们对某事物不完全了解时，往往是先根据当前已经掌握的情况着手工作，然后在工作过程中不断发现、掌握新情况、新线索，使工作向纵深发展，直至达到最终目标。

框架式表示法的突出优点是善于表达结构性的知识，且比较自然，其主要的不足之处是不善于表达过程性的知识，因此，它经常与产生式表示法结合起来使用，以取得互补的效果。

（四）语义网络

语义网络是1968年奎利恩在研究人类联想记忆时提出的心理学模型，认为记忆是由概念间的联系实现的。1972年西蒙首先将语义网络表示法用于自然语言理解系统。

1. 语义网络的表示方法

语义网络是通过概念及其语义联系来表示知识的一种网络图。从图论的观点看，它其实就是一个“带标识的有向图”。其中，有向图的节点表示各种事物、概念、情况、属性、动作、状态等；弧表示各种语义联系，指明它所连接的节点间的某种语义关系。节点和弧都必须带有标识，以便区分各种不同对象以及对象间各种不同的语义联系。每个节点可以带有若干属性，一般用框架或元组表示。另外，节点还可以是一个语义网络，形成一个多层次的嵌套结构。

一个最简单的语义网络是如下一个三元组：节点1、弧、节点2，称作一个基本网元。例如，事实“雪是白色的”，可表示成

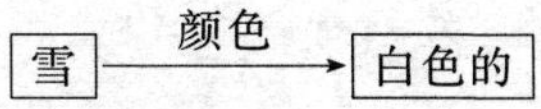

而规则R含义是“如果A那么B”，可表示成：

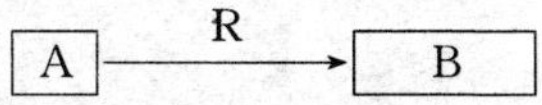

例如，图8-2语义网络表达了“猎狗是一种狗”，“狗是一种动物”这样的事实，并且分别指出了“猎狗”、“狗”、“动物”的属性。

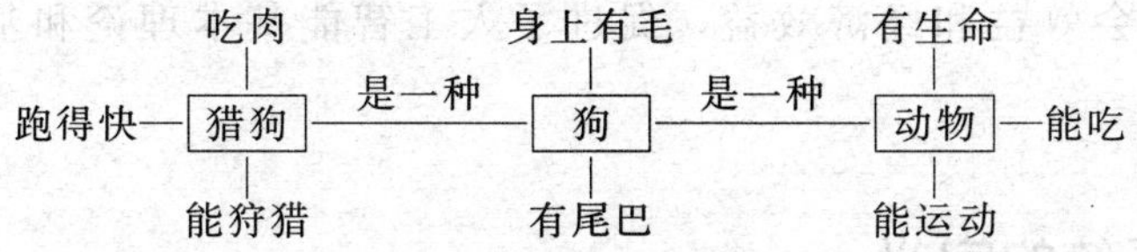

图8-2 “狗”的语义网络

语义联系反映了节点间的语义关系，鉴于现实生活中语义关系的复杂性，语义联系也是多种多样的，可以根据需要定义。常用的语义联系有：

(1) A-Member-of联系，表示个体与集体之间的关系；

(2) Have联系，表示属性或事物的“占有”关系；

(3) Before，After，At联系，表示事件之间的时间先后关系；

(4) Located-on (-at，-under，-inside，-outside等)，表示事物间的位置关系。

其他如前面在讨论框架中槽的设置时，用到的ISA，AKO，Infer等，也可以用作语义网络的语义联系。

2. 语义网络中求解问题的基本过程

用语义网络表示知识的问题求解系统称为语义网络系统。该系统主要由两大部分组成：一部分是语义网络构成的知识库；另一部分是用于求解问题的解释程序，称为语义网络推理机。

在语义网络系统中，问题的求解一般是通过匹配来实现的。其主要过程是：

(1) 根据待求解问题的要求构造一个网络片断，其中有些节点或弧的标识是空的，反映待求解的问题。

(2) 依此网络片断到知识库中去寻找可匹配的网络，以找出所需要的信息。当然，这种匹配一般不是完全的，具有不确定性，因此需要解决不确定性匹配的问题。

(3) 当问题的语义网络片断与知识库中的某语义片断匹配时，则与询问处匹配的事实就是问题的解。

语义网络也是一种结构化的知识表示方法，但与框架表示法又不完全相同。框架表示

法适合于表达固定的、典型的概念、事件和行为，而语义网络表示法具有更大的灵活性，用其他表示方法能表达的知识几乎都可以用语义网络表示出来。同时，用语义网络来表示知识，还具有自然性、联想性等特点。但是，由于语义网络没有公认的形式表示体系，不够严格，同时其灵活性也带来了处理上的复杂性。

第三节　专家系统

专家系统是人工智能的一个重要分支。自20世纪70年代中期费根鲍姆提出“知识工程”的概念并系统地阐述专家系统的思想以来，专家系统技术已经获得了迅速发展，并产生了巨大的社会效益和经济效益，促进了人工智能基本理论和基本技术的研究与发展。

一、专家系统的定义

关于专家系统，还没有一个公认的严格定义，一般认为：

(1) 它是一个智能程序系统；

(2) 它具有相关领域内大量的专家知识；

(3) 它能应用人工智能技术模拟人类专家求解问题的思维过程进行推理，解决相关领域内的困难问题，并达到领域专家的水平。

将上述三点概括起来可以说，所谓专家系统就是一种在相关领域中具有专家水平解题能力的智能程序系统，它能运用领域专家多年积累的经验与专门知识，模拟人类专家的思维过程，求解需要专家才能解决的困难问题。

二、专家系统的特征

1. 具有专家水平的专门知识

一个专家系统为了能像人类专家那样地工作，就必须具有专家级的知识，知识越丰富，质量越高，解决问题的能力就越强。

2. 能有效地进行推理

3. 具有获取知识的能力

当前专家系统自动获取知识的能力还比较弱，一般是通过知识工程师与领域专家密切配合，利用知识编辑器把领域知识传授给专家系统，以建立起知识库。

4. 具有灵活性

在大多数专家系统中，采用了知识库与推理机相分离的构造原则，彼此既有联系，又相互独立。这样做，提高了系统的灵活性，特别是有利于知识库的管理和维护；另外，有利于专家系统外壳的建立，降低专家系统开发的成本。

5．具有透明性

专家系统的透明性是指专家系统具有解释功能，能够回答用户关于“为什么是这样”的提问。

6．具有交互性

专家系统一般是交互式系统。专家系统一般通过与专家或知识工程师进行对话以获取知识，另一方面也需要通过与用户对话以索取求解问题时所需的已知事实以及回答用户的询问。

三、专家系统的结构

不同的专家系统，其功能与结构都不尽相同，但一般都包括人机接口、推理机、知识库及其管理系统、数据库及其管理系统、知识获取机构、解释机构这六个部分。如图 8-3 所示。

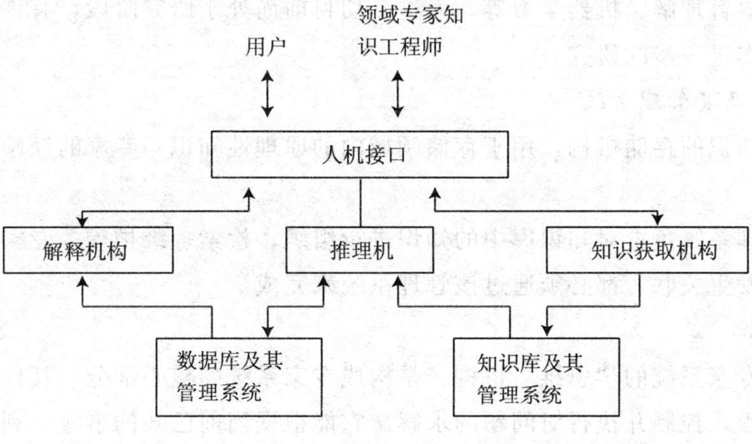

图 8-3　专家系统的一般结构

1．人机接口

人机接口是专家系统与用户或知识工程师交互的界面，用于完成输入和输出工作。在输入、输出过程中，人机接口需要进行内部表示形式与外部表示形式的转换。人机接口的方式通常有两种方式：菜单方式和命令语言方式。

2．知识获取机构

专家系统的知识是通过知识获取机构负责将其转换为计算机可存储的内部形式，然后把它存入知识库。在不同的系统中，知识获取的功能及实现方式差别很大，按知识获取的自动化程度，可分为非自动知识获取和自动知识获取两种方式。

（1）非自动知识获取

非自动知识获取其工作过程如图 8-4 所示，首先由知识工程师从领域专家或有关的科技文献那里获取知识，然后再由知识工程师用某种编辑软件输入到知识库中。

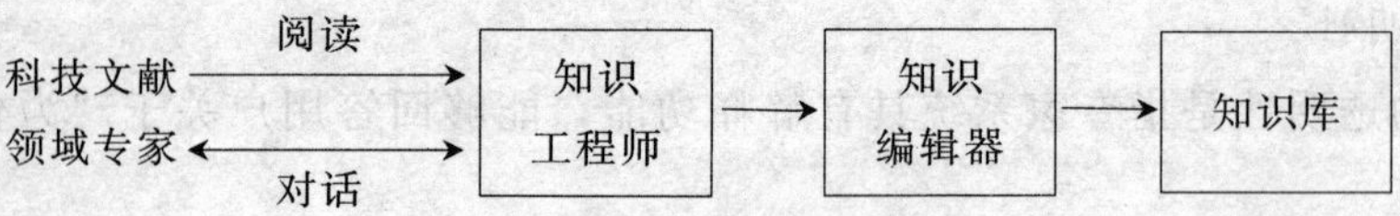

图 8-4　非自动知识获取

（2）自动知识获取

自动获取知识的过程如图 8-5 所示，它不仅可以直接与领域专家对话，从专家提供的原始信息中“学习”到专家系统所需要的知识，而且还能从系统自身的运行实践中总结、归纳出新的知识，发现知识中可能存在的错误，不断自我完善。

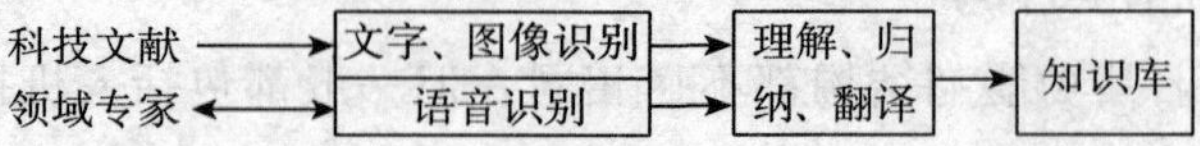

图 8-5　自动知识获取

自动知识获取是一种理想的知识获取方式，但它涉及人工智能的多个研究领域，如模式识别、自然语言理解、机器学习等，而这一切目前尚处于研究阶段，有许多理论及技术上的问题需要作进一步的研究。

3. 知识库及其管理系统

知识库是知识的存储机构，用于存储领域内的原理性知识、专家的经验性知识以及有关的事实等。

知识库管理系统负责对知识库中的知识进行组织、检索、维护等。专家系统的其他部分要与知识库发生关联，都必须通过该管理系统来完成。

4. 推理机

推理机是专家系统的“思维”机构，是构成专家系统的核心部分。其任务是模拟领域专家的思维过程，控制并执行对问题的求解。它能根据当前已知的事实，利用知识库中的知识，按一定的推理方法和控制策略进行推理，求得问题的答案或证明某个假设的正确性。

推理机的性能与构造一般与知识的表示方式及组织方式有关，但与知识的内容无关，这样有利于保证推理机与知识库的相对独立性，当知识库中的知识有变化时，无须修改推理机。

5. 数据库及其管理系统

数据库由“黑板”、“综合数据库”等组成。它是用于存放用户提供的初始事实、问题描述以及系统运行过程中得到的中间结果、最终结果、运行信息等的工作存储器。数据库中的内容是动态变化的。

数据库由数据库管理系统进行管理和维护。

6. 解释机构

能够对自己的行为作出解释，回答用户提出的“为什么”、“结论是如何得出来的”等问题，是专家系统区别于一般程序的重要特征之一，也是其取信于用户的一个重要措施。另外，通过对自身行为的解释还可以帮助系统建造者发现知识库及推理机中的错误，有助于对系统的调试及维护。

解释机构由一组程序组成，它能跟踪并记录推理过程，当用户提出询问需要给出解释时，它将根据问题的要求分别作出相应的处理，最后把解答用约定的形式通过人机接口输出给用户。

四、专家系统的开发

1. 开发过程

专家系统是一个计算机软件系统，因而对它的开发也存在一个生命周期的问题，称之为知识工程的生命周期。

知识工程与软件工程既有类似也有区别，知识工程的建造过程一般可分为八个阶段，即需求分析、系统设计、知识获取、编程调试、原型测试、修正与扩充、系统包装与总调、系统维护等。如图 8－6 所示。

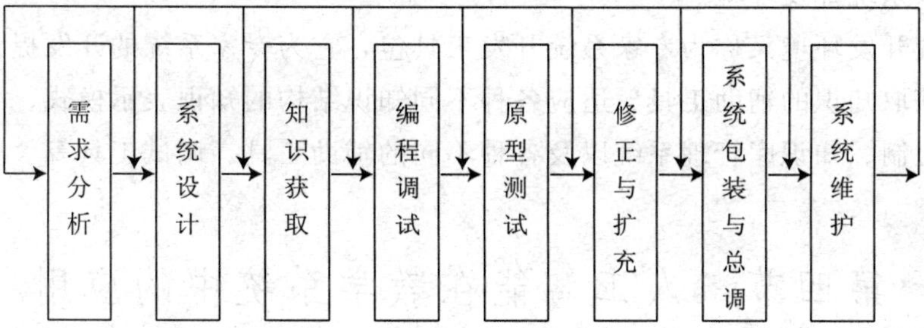

图 8－6　建造专家系统的过程

2. 开发工具

专家系统的开发是一件复杂的工作，其开发的方法有多种途径，从目前已有的开发工具来看，可分为四种主要的类型：人工智能语言、专家系统外壳、通用型专家系统工具和专家系统开发环境。

（1）人工智能语言

人工智能语言是程序设计语言的一个子类，由于其表示方式、功能及机理适合于描述人工智能范畴的问题，因而常被用来编写专家系统及其他以知识为基础的系统。常用的人工智能语言有 LISP 语言、PROLOG 语言等。另外，其他一些通用的语言，如 C、C＋＋也常用于专家系统的开发。

（2）专家系统外壳

专家系统外壳由骨架系统组成，它由一些已经开发成功，并且在实际使用中被证明为行之有效的专家系统演变而来。通过抽去这些专家系统中具体的知识，保留它的体系结构和功能，再把领域专用的界面改为通用界面，就得到了相应的专家系统外壳。例如，在专家系统的建造中发挥了重要作用的专家系统外壳主要有EMYCIN、KAS以及EXPERT等。

在专家系统外壳中，知识表示模式、推理机制等都是确定的。当用这种外壳建造专家系统时，只需把相应领域的知识用外壳规定的模式表示出来装入到知识库中就可以了。因此，利用外壳建造专家系统可以大大减少开发的工作量；但是，外壳只适合建造与之类似的专家系统，其推理机制和控制策略都是固定的，因而局限性较大，灵活性差。

（3）通用型专家系统工具

通用型专家系统工具不依赖任何已有的专家系统，是完全重新设计且提供更多灵活性的一类专家系统开发工具，OPS5和ART就是这样的工具。

OPS5是由美国卡内基—梅隆大学研制开发的一种基于规则的通用型工具。OPS5由三大部分组成：产生式规则库、推理机及推理库。

ART是由美国的克莱顿（B. D. Clayton）和威廉姆斯（C. Williams）等人研制开发的一种基于规则、基于框架、面向过程的通用型工具。ART由知识语言、编译程序、推理机和开发环境四部分组成。

（4）专家系统开发环境

专家系统开发环境又称为专家系统开发工具包，它为专家系统的开发提供多种方便的构件，例如获取知识的辅助工具、适应各种不同知识结构的知识表示模式、各种不同的不确定性推理机制、知识库管理系统以及各种不同的辅助工具、调试工具等。

第四节　人工智能在教学系统中的应用

人们尝试将人工智能的技术应用于计算机教学，于是出现了智能导师系统ITS（intelligent tutoring system）或称智能教学软件ICAI（intelligent computer assisted instruction）。另一方面，随着技术的发展，多媒体技术、超文本技术以及网络技术的兴起，教学系统越来越网络化和超媒化，它们与人工智能技术的结合，使智能教学系统进入一个新时代，出现了网络环境下的适应性教育超媒体系统，并成为一个引人注目的研究方向。

一、智能教学系统

（一）智能教学系统的特征

智能教学系统的最大特征是系统利用了学科专家知识，能够针对不同学生的特征而因材施教。智能教学系统具有如下特征：

（1）自动生成适合学习者学习程度的问题和练习；

（2）能根据学生的不同水平与学习情况选择学习内容，调整学习进度，改变教学策略；

（3）能理解教学内容并对其具有解释咨询的能力；

(4) 具有自然语言的生成与理解能力，改善人机接口；

(5) 能诊断学生错误，分析错误发生的原因并采取相应的纠正措施；

(6) 能评价学生的学习行为。

(二) 智能教学系统的结构

智能教学系统的结构，如图 8-7 所示，由五个模块组成：

(1) 领域知识库，描述了领域知识的结构；

(2) 学生模型，描述学生的知识状态，即学生知道什么，不知道什么；

(3) 教师模型，主要描述了教学策略；

(4) 诊断模块；

(5) 人机接口。

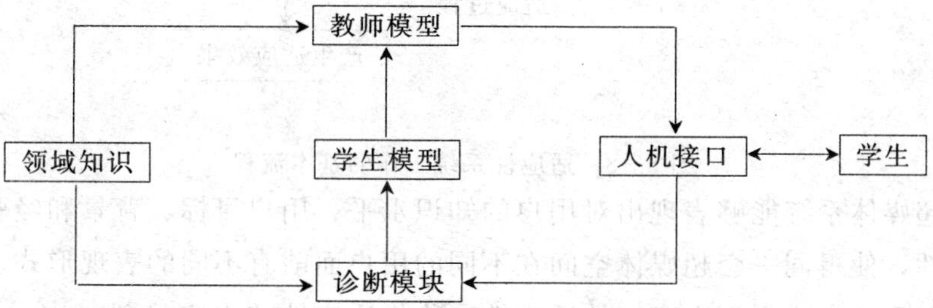

图 8-7 智能教学系统

显然，智能教学系统的目标就像有一个好的教师在指导学生的学习一样。但由于人工智能技术还处于发展阶段，人类对学习本质的认识也不充分，要使一个智能教学系统具备上面的全部智能特征并不容易，一个实用的智能教学系统往往只具备其中的部分特征。

智能教学系统的研究，依然是一个前沿性的、具有很好应用前景但还未能有妥善解决办法的热点和难点问题，在 80 年代和 90 年代初曾掀起一个研究的热潮，但之后又趋于沉寂。

二、适应性教育超媒体系统

适应性超媒体是超媒体技术和人工智能技术相结合的产物，适应性超媒体系统（adaptive hypermedia system，AHS）是指该超媒体系统包含用户模型（记录了用户的某些特征），系统的表现将根据用户模型而适应于不同的用户。

适应性超媒体的研究起始于 80 年代末 90 年代初，首先应用于传统的超媒体系统中。1996 年之后，研究方向转向了 Web 环境下的超媒体系统，且大部分是适应性教育超媒体系统。

适应性超媒体应用于教育领域，便成了适应性学习支持系统，事实上，大部分适应性超媒体系统的研究案例是针对教学系统；同时，目前适应性学习支持系统的研究内容和方法也主要来源于适应性超媒体系统的研究，两者具有很大的重叠关系。适应性超媒体主要强调内容呈现和导航方式的适应性，而适应性学习支持系统则包含有更多的内容，比如适应性练习测试、协作学习手段、学习指导和反馈等。

适应性系统的基本工作过程如图 8-8 所示，系统通过收集用户的数据建立起用户模型，并且根据它去适应用户，产生一定的适应效果。

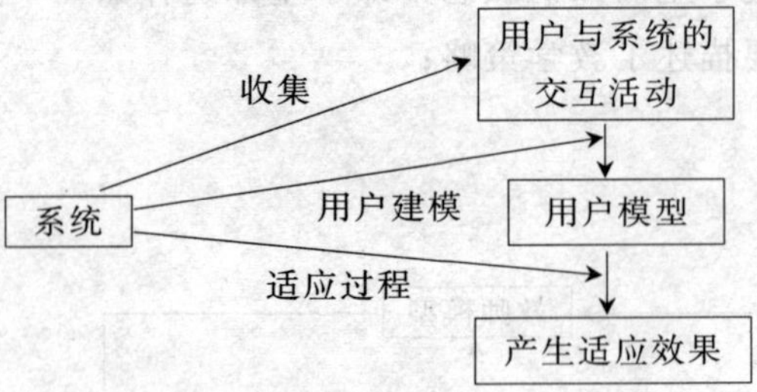

图 8-8 适应性系统工作的基本流程

适应性超媒体系统能够表现出对用户的知识水平、用户目标、背景和经验以及爱好与习惯的适应性，使得同一套超媒体空间在不同的用户面前有不同的表现形式。适应性特征主要体现在以下两点：页面内容上的适应性，称作适应性的内容呈现（adaptive presentation）；超文本链的适应性，称作适应性的导航支持（adaptive navigation support）。

（一）适应性超媒体系统的方法与技术

下面分别从两个方面介绍适应性超媒体系统的方法与技术。

1. 适应性内容呈现

（1）适应性内容呈现的方法

适应性的内容呈现表现在对于不同的用户，所看到的页面内容可能不一样。所采用的方法有以下几种。

①附加解释　对于某个特定的概念，根据用户的知识水平隐藏一些无关的信息。例如，同一个页面，对于一个低级的用户，隐藏那些用户目前还不能理解的低层的细节，同时给予更多的解释和指导；而对于有较好知识基础的用户，可以呈现更多深入的知识。

②前提知识解释或比较性解释　前者利用概念之间的前提关系链，当访问某概念时，系统在该概念知识的前面插入用户尚未掌握的有关前提知识；后者利用概念之间的比较关系链，当访问某概念时，用户可以得到与该概念相似的其他概念的比较性知识。

③解释变体　由于不同的用户对同一概念可能需要不同的信息，因此，系统可能对同一概念存储了几种不同的解释内容，不同类型的用户可以得到不同的解释方式。

④信息排序　对页面上的信息片段进行排序，按照用户的习惯与背景知识选择不同的排序方式。

（2）适应性内容呈现技术

①条件文本　将页面中的内容组织成若干片段，通过插入条件语句选择性地呈现某些片段。这是一种低级的技术，但是非常灵活，需要超媒体系统创作人员设置各种条件。

由于HTML语言没有条件语句的功能，采用这种方法，通常是在页面发布前，利用CGI程序进行预处理，执行有关的条件语句，发布到用户方的页面是普通的HTML文件；也可以通过在页面中插入JavaScript语句，实现由前台控制的条件文本。

②伸缩文本　是指页面中的片段信息可以依据用户的知识状态展开和收缩，收缩时呈现成“热区”状态。其初始状态根据用户模型中的有关信息决定，学习过程中用户还能主动地去收缩和展开。

③解释变体　可以用片段变体或页面变体技术来实现，页面变体相对比较简单，即同一个概念用不同的页面来描述；片段变体控制的粒度要精细一些，需要用条件文本的方式选择不同的片段。

④基于框架的技术　这种方法利用框架结构来描述页面，框架的槽填充了该概念的片段信息、解释变体、指向其他页面的链、范例、练习等，同时还包含一些规定了这些信息如何呈现或以什么次序呈现的规则。

2. 适应性导航支持

适应性导航主要是为了解决用户在超媒体空间航行过程中的方向性问题，系统根据用户的知识状态，引导着用户浏览合适的页面内容，避开无关的干扰信息，以一条最合适的路径引导着用户在超媒体系统中航行。主要的方法有以下几种。

(1) 直接导航　系统根据用户当前的知识状态，推荐一条最佳的学习路径引导着用户在超媒体空间航行。

(2) 链排序　对多个超文本链按照重要程度排序，最合适的链排在最上面。这种方法更适合于信息检索系统或以目标为导向的教学系统中，对多个搜索结果或菜单中的多个菜单项排序，文字信息中的上下文链则不太适合采用这种方法。

(3) 链标记　根据用户的知识水平对页面上的链进行分类，分别加上不同的标记（不同的颜色、图标、字体或字型等），不同的标记具有不同的含义。例如，绿色代表目前适合去访问的链，红色表示目前不太适合去访问的链，灰色代表已经掌握的链，等等。标记的产生是由适应性超媒体根据当前的用户模型决定的。不同的标记对用户下一步的行动有着指导和定向的作用。

(4) 链隐藏　根据当前用户的知识状态，系统通过隐藏某些超文本链，从而对超文本空间进行适度的剪裁，以阻止用户访问无关的内容或访问尚未具备访问条件的内容。这种方法可以进一步分为：①链隐藏，超文本链和周围的普通文本变成一样，没有突出显示，但链依旧存在，可以去访问链接的页面；②链失能，虽然还能看出该链的存在，但已失效，不能去访问原来指向的结点；③链删除，超文本链已经变得和周围文本完全一致。

直接导航、排序、隐藏、标记是实现适应性导航支持的主要技术。大多数系统采用了其中几种方式的组合。

（二）适应性超媒体系统的结构

适应性超媒体系统是一个新兴的研究领域，属于超媒体系统和智能教学系统的交叉与集成。大多数适应性系统的案例都来自教育领域，这些系统虽然各自采取了不同的技术和方法，但系统的组成与结构则大体类似。

系统欲表现出对用户的适应性，首先它必须理解领域的结构，其次它必须了解用户。因此，领域模型和用户模型是适应性超媒体系统必需的两个成分。除此，系统还需要利用上述知识，知道怎样去适应用户。

De Bra 提出了适应性超媒体的参考模型 AHAM。如图 8－9 所示。在这个参考模型中，适应性超媒体中的四个核心部件是：领域模型（domain model，DM）、用户模型（user model，UM）、教学模型（teaching model，TM）或适应模型（adaptation model，AM）、适应性引擎（adaptive engine，AE）。

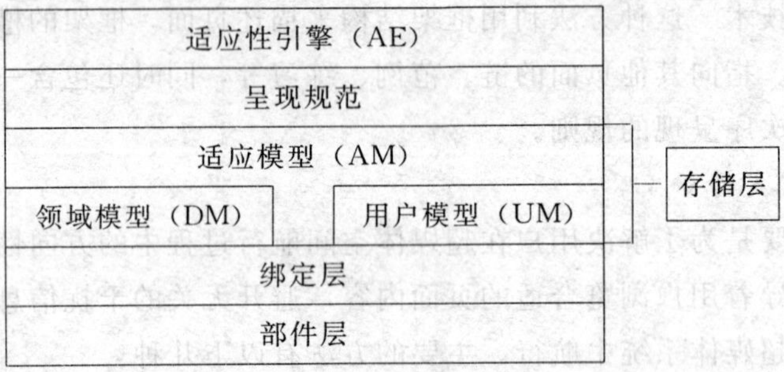

图 8－9　AHAM 参考模型

1. 领域模型

领域模型是对应用领域（如某门具体的课程）的组成元素及其结构的描述。

简单的领域模型就是一些离散概念的集合。复杂的领域模型区分了不同的概念类型和不同的关系类型，概念及关系的类型往往因不同的系统和作者的设计选择而有所区别，概念相互关联构成了一个语义网络。

2. 用户模型

用户模型是对用户信息的抽象描述，适应性超媒体系统利用用户模型中的信息来对用户表现出适应性。根据系统的需要，在用户模型中可以有选择性地描述用户的若干特征信息，包括用户的知识状态、目标、背景和经历、认知风格和爱好等。

在适应性教育超媒体系统中，知识状态是用户模型中重点描述的对象，通常采取覆盖模型（overlay model），即对于领域知识模型中的每个概念，附加一个值来表示用户对该概念的掌握程度。另外一种简单的叫做铅版模型（stereotype model）的用户模型，它实际上是一个组用户模型，是将用户根据某种特征分成几组。

3. 适应模型

适应模型规定了系统如何实施内容的适应性、链的适应性以及如何修改用户模型的一套规则。在适应性教育超媒体中，这些规则实际上体现了教师对课程的教学设计思想。

4. 适应性引擎

领域模型、用户模型、适应模型构成了适应性超媒体中的存储层，是系统的数据部分；适应性引擎则对应着系统的实现，是执行部件。它的功能包括：响应用户的请求，根据用户模型选择、组装和呈现页面，执行适应性规则（体现内容及链的适应性），根据用户与系统的交互记录修改与维护用户模型等。

实验表明，采用适应性技术的网络课程可以提高用户的学习效率，节省学习时间，学习过程中的方向性更明确，学生在自学过程中感觉更舒适，将适应性超教育媒体系统和网络环境下其他教学支持工具相结合，是今后网络教学中的一个研究方向。

三、网络环境下智能技术的教育应用前景

智能技术在网络教学系统中的应用类型可分为三类：ITS技术在Web-based教育系统中的运用，如课程序列化、问题求解等；适应性超媒体技术在Web-based教育系统中的运用，如适应性呈现和适应性导航支持等；Web环境所引发的一些新的技术（web-inspired technologies）在教学系统中的运用，这些技术在非因特网环境中不具备实现的条件。例如，学生模型匹配技术（student model matching），这种技术其实质是在网络环境下许多人同时参与学习，系统可以分析同时在线的用户的状态，从而能够实现适应性对等帮助和智能的课程监控。

语言哲学家塞尔（John R. Searle）把人工智能分为“强”的和“弱”的两种。其核心思想是，虽然几十年人工智能的研究离强人工智能的要求还差得很远，但毕竟不断地产生着新的成果，有些成果还颇有些应用价值。因此，在研究智能系统的时候，不必追求一定要让机器和人一样，遇到计算机犯傻的时候，由人介入一下就可以了，也就是说，该人干的事让人干，机器只干机器能干的事就行了。这便是弱人工智能的研究思想。在网络环境下的教学系统，在学习过程中，除了学生和教学系统软件之间的互动之外，学生还能够利用网络环境与教师、同伴交流。因此，不必把一切智能交给教学系统软件去完成。

适应性内容呈现、导航支持以及模型匹配技术与Web的技术环境结合起来，容易解决智能教学系统研究的难点，并且可以构造通用的创作工具。这是智能技术在教学应用中可能容易取得突破的研究方向。

另外，网络教学系统可以很方便地记录大量学生的学习历程数据，这为数据挖掘技术在教学中的应用提供了良好的前提条件，因此，如何利用数据挖掘技术以发现学生学习过程中的难点，有针对性地提供个性化的教学内容，或者为教师提供更好的教学建议，也是智能技术在教学中值得特别重视的研究方向之一。

思考题

1. 什么是人工智能？人工智能的研究目标是什么？

2. 人工智能有哪几个主要学派？各自的特点是什么？

3. 什么是知识？常见的知识表示方法有哪些？各自有哪些特点？

4. 试述什么是产生式系统？它由哪几部分组成？

5. 产生式的基本形式是什么？试述产生式系统求解问题的一般步骤。

6. 什么是专家系统？专家系统有哪些基本特征？专家系统由哪几部分组成？

7. 智能教学系统有哪些基本特征？它的一般结构是怎样的？

8. 什么是适应性超媒体？与传统的超媒体比较，适应性超媒体表现出哪些不同的特征？适应性超媒体一般由哪几部分组成？

第九章　现代远程教育

在人类社会步入21世纪的今天，“终身教育”的概念已为人们所普遍接受。现代远程教育作为一种应用现代信息技术和教育技术，适应“终身教育”需求的新型教育模式，已体现出巨大的发展潜力和广阔的发展前景。

第一节　现代远程教育概述

一、现代远程教育的含义

远程教育，就是远距离教育。中文“远距离教育”一词，来源于英文distance education。英文distance原意是指距离、路程，也有在空间和（或）时间上远离或间隔的意思。Distance education在英文中相应的名称还有teaching at a distance或distance teaching（远距离教学）、distance learning（远距离学习）等，而distance education的汉译名还有隔空教育（中国台湾）、遥距教育（中国香港）、遥授教育（新加坡）等。无论名称和译名有多少种，指的都是同一类与常规院校师生之间面对面进行的面授教育不同的教育形式。也就是说，远程教育是指学习者在时间和空间上与教师处于分离状态，利用媒体进行有组织的系统学习的教育方式。

根据信息技术的发展，远程教育经历了三次重大发展阶段。第一阶段的远程教育是函授教育，它是以印刷课程材料（印刷教材）为主要学习资源、以邮政传递书写作业和批改评价（函授辅导）为主要通信手段，主要代表是独立设置的函授学校和传统大学开展的函授教育、校外教育。第二阶段的远程教育是广播教育与电视教育，它除了印刷课程材料外，主要以广播、电视和录音、录像等媒体为主要学习资源，主要代表是各国独立设置的开放大学、广播电视大学及远程教育大学。第三阶段的远程教育，我国称为现代远程教育，它是建立在多媒体计算机技术与网络通信技术为核心的现代信息技术应用的基础上，逐步构建而成的一种新型教育与教学体系。现代远程教育并不排斥利用印刷课程材料或广播、电视和录音、录像等第一、二阶段的远程教育的传播媒体，而是以最佳的形式结合这些传播方式，主要利用数字技术来实现教育信息的传送。它与电视教育的不同之处是学习者在计算机网络的开放环境下，不受时间和空间的限制，进行“随时随地交互式”的学与教，使学习者接收方便、高效、高质的教育。它是一个新型的、交互的、开放的终身学习体系，给学与教赋予新的内涵，给教育带来深刻的变革，推动了教育观念、教育思想、教育模式和教学方式的更新。

二、现代远程教育的特点

（一）教学交互性强

以计算机和网络为主要传播载体的现代远程教育，使学生在远程学习的过程中，不再是孤单的学习个体，而是与远程教育单位、教师以及其他远程学生紧密联系在一起的学习个体。在现代远程教育中，教师通过计算机网络和卫星等向学生传送远程教育的多媒体学习课件，充分发挥出视频媒体的优势；而学生则可以通过BBS、电子邮件等向教师提出学习上所遇到的问题，得到来自教师的反馈。条件允许的话，几个地区的学生还可以同时通过网上或卫星双向视频会议系统，同时与教师、与其他学生进行交流。这些是现代远程教育中的人—人交互。由于计算机交互功能可以和电视所具备的视听合一功能结合在一起，产生一种新的交互方式，即人—机交互。它不但图文并茂，而且还可以立即给予学生一定的反馈，大大地提高了学习效率。如互动式的远程教育课件，在学生做完习题后，立即判别学生的答案，给予分数，提醒学生的错误所在，这能够有效地激发学生的学习兴趣，从而更加全面地真正实现学生在学习中的主体作用。

（二）共享丰富的教学资源

现代远程教育的主要传播载体——因特网，将全球的信息资源连接起来，是信息、知识和智慧的网络。因特网对于现代远程教育来说，不仅仅是传播载体，更是共享教学资源的所在地。全世界的远程学习者都可以通过因特网获取自己学习的必要资料，在资源型学习（resource-based learning）环境下实现学习的自主性和个性化；远程教育机构更通过建立网上资源库，向学生提供系统、翔实、优秀的学习资料，彻底改变了过去学生在远程教育中学习资料不足的状况。

（三）突破和延伸教学时空，实现教与学的再度整合

学生和教师处于时空上的准分离状态是远程教育的基本因素之一，现代远程教育有了现代信息技术的支持，教学活动得到了极大的延伸和扩展。学生上课不再受到时间的限制，也不再受到教室、学校、地域甚至国家的限制。教学活动可以同步进行，也可以异步进行；可以实时进行，也可以非实时进行，实现了远程教育中教与学的再度整合。

（四）构建终身学习体系，实现人类的学习理想

在信息时代，信息呈爆炸式增长，新知识、新事物随时随地都在大量涌现，未来教育发展的必然趋势是从一次性的学校教育走向终身学习。我国教育部2003年2月13日发布的《中国教育与人力资源问题报告》也再次强调，构建完善的全民终身学习体系是持续提高国民素质的重要保障。随着信息时代的日趋深入，终身教育和终身学习已不再是一种国际思潮，而变成许多国家的教育政策和实际行动。现代远程教育向大众提供了灵活、方便的学习

方式，任何人只要想继续学习，掌握更多的知识，都可以享受现代远程教育带来的便利。

三、现代远程教育机构的类型

（一）政府远程培训机构

这是确立已久的一种模式，建于1939年的法国国家远程教育中心和建于1946年劳厄·哈图（Lower Hutt）的新西兰开放工学院（Open Poly-technic），就是两个著名例子。

这种模式的院校是政府特别构建的远程培训院校，长期聘用专职工作人员进行教学及管理工作，所以在学术水平、教师培养水平、技术水平和其他方面保证远程教育的质量，并不断地完善教学和管理。这些专职人员负责远程学生的课程开发，并为学生的远程学习提供双向通信和支助服务。它们已经存在了几十年，每年参加培训的学生有几十万。但由于它们是继续教育层次的政府机构，在文献中较少提到它们对远程教育的贡献。

由于上述原因，法国和新西兰的政府远程培训机构还继续保持着市场和较大的办学规模。然而澳大利亚的校外学习院校中，有的已经和面授院校合并，失去了对远程教育的主导地位。

（二）远程教育大学或开放大学

远程教育大学或开放大学模式是政府作出的关于国家教育系统的另一种选择：当政府认为远程教育非常重要，需要建立一所独立设置的专门进行远程教育的全国性教育院校，就会成立专门的远程教育大学或开放大学。这种类型的远程教育机构有以下主要特征：大多数是开展大规模的开放与远程高等教育；它们是建立在现代信息技术的基础上，应用多种教育技术和教学媒体；办学中分工明确，过程规范，能达到较高的成本效益。

这类远程教育大学分布很广，如英国开放大学、泰国的素可泰（Sukhothai Thamatirat）开放大学、土耳其的阿拉多鲁（Anadulo）大学、印度尼西亚的特布卡（Terbuka）大学、印度的英迪拉·甘地（Indir Ghandhi）国立开放大学等。所有这些都是拥有很好声誉和优秀质量的国立大学。它们没有一所是新建的或实验性的。多数已拥有几十年的经验，它们已经有成千上万名毕业生进入了各国的劳动力市场。

（三）常规大学中的远程教育部门

这一模式如今被欧洲许多决定不建立开放大学的国家所采用，例如芬兰、瑞典和法国。在英国，虽然有英国开放大学，但是也有约一百所常规大学提供远程教育课程，与英国开放大学争夺远程教育市场。美国和澳大利亚的许多常规大学已经应用因特网和万维网为学习者提供远程教育课程，同时也有不少院校应用卫星和视频会议系统开展远程教育。

（四）私立远程培训机构

在欧洲和世界上私立院校开展远程教学已有近一百五十年历史。私立远程院校模式的基本结构特征是：学院开发或购进学习材料并将它们发送给学生。学生学习课程材料后将作业送交学校，学校批改加上评语后返还给学生，学生学习评语再完成下一份作业并重复上述程序。学生一般通过邮件、电话和电子邮件与学校代表接触交流。基更（D. Keegan）

认为这种类型的远程教育在最近的20年中仍很少应用新的技术。在一些发达国家，如芬兰、挪威、瑞典和法国，私立远程教育院校由于不应用新的电子通信技术，而变得越来越少被学习者接受，很快地失去了市场。

四、现代远程教育的发展现状

现代远程教育如今在全世界的发展已形成不可阻挡的趋势。2000年，世界上已经有一百多个国家开展了现代远程教育，全世界85%的大学在网上拥有自己的网站，其中1/4的大学推出了网络教育课程。其中欧美地区在技术的革新上走在了前列，现代远程教育发展的速度也较快。目前，美国已有超过60%的大学开展了以因特网为主要手段的远程教育，远程教育开设的学历、学位课程数已达近5万门，基本上覆盖了美国高等学校的所有学科和专业。德国也有近1万所学校上网，其中的1/4开设了远程教育课程。英国政府甚至把普及远程教育作为保证英国人才培养紧跟世界潮流的战略性举措。

我国现代远程教育发展以1998年教育部批准清华大学、浙江大学、湖南大学和北京邮电大学四所高校开展现代远程教育试点工作为标志，进入了一个新的发展阶段。目前，我国成为现代远程教育试点的高等院校已达到67所，招收学生达100多万。高等教育层次的现代远程教育为我国高等教育的大众化、国民素质的提高以及终身学习社会的建成提供了一条切实可行的道路。我国现代远程教育涉及高等教育、基础教育、职业教育、幼儿教育等领域。

五、现代远程教育的发展趋势

（一）技术和资源建设

远程教育技术发展的主流趋势，从技术发展引领教学发展，转向教学需求引领技术发展。教育观念和教学法的改革，必将推动远程教育技术的发展，从而使得远程教育技术在跟踪技术前沿与教学应用需求双重动力的驱动下，在信息传输技术、资源开发应用技术和远程教学技术等各领域，面向规范化、实用化、智能化方向发展。

（二）定位和办学

发展现代远程教育的目的是为构建终身教育体系服务，而远程教育的可持续发展也依赖于远程教育是否能够融入终身教育体系。

我国远程教育在完成了原始积累后，将从服务于高等教育大众化的需求过渡到服务于终身教育需求的轨道上来，将从重在高等学历教育转向为构建终身教育体系服务。

（三）教学模式和学习支持服务

一方面，由于各个试点院校在诸多方面存在着差异，因此教学模式呈现多样化和多元化特点；另一方面，远程教育的本质特征决定了教学模式在多元化中有趋同，适应“分离状态”的个性化学习和“再度综合”的协作式学习正在脱颖而出。

我国远程教育的学习支持服务体系将在规范服务和特色服务的双重需求下，向多元化和多功能化方向发展。

（四）质量和管理

试点高校的管理将从高校分散的各自为政的管理向横向联合、行业自律方向转变，从阶段式的对重点环节的管理向建立完整的质量保证体系方向发展。

随着试点的深入，在远程教育基本规律的支配下，尤其是在市场经济杠杆的作用下，这种以质量控制为中心的管理必然要向质量效益为中心的管理转移。

（五）政策和制度

远程教育政策和法规的稳定性，政策和法规制定的科学化与法制化是决定远程教育成败和可持续发展的重要因素。决策的科学化与法制化是相辅相成的。

（六）产业化

远程教育理论和实践的发展，将推动远程教育率先实现产业化。产业化的车轮将推动这一朝阳事业滚滚向前发展。

第二节　现代远程教育工程

1999年国务院批准了教育部《面向21世纪教育振兴行动计划》。该计划将现代远程教育工程列为六大工程之一，明确提出要实施“现代远程教育工程”，形成开放式教育网络，构建终身学习体系。在现代远程教育工程中，网络建设是基础，资源建设是核心，教学应用是目的，制度建设是保障。因此，现代远程教育工程有四项基本内容，即硬件基础设施建设、软件资源建设、试点实践和管理制度的建立。

一、硬件基础设施建设

（一）主要任务

现代远程教育工程在硬件基础设施建设方面主要实现三大任务。

1. 建设中国教育和科研计算机网的高速国家主干网

在教育部的归口管理下，利用国家光纤基础设施，建设连接中国教育和科研计算机网八大地区网络中心和主节点的高速国家主干网。

2. 建设中国教育和科研计算机网的中高速地区网

以国家投资为主，与地方投资相结合，利用国家光纤基础设施和卫星信道，建设通达全国中心城市60所高校的中高速中国教育和科研计算机网地区网。利用国家投资和地方投资，支持贫困地区中小学利用各种方式与中国教育和科研计算机网联网，建立现代化教育环境。

3. 建设数字卫星视频广播与中国教育和科研计算机网相结合的现代远程教育系统

建设数字卫星视频广播与中国教育和科研计算机网相结合的现代远程教育系统，支持中央广播电视大学与中国教育和科研计算机网以10M～100M速率联网，支持广播电视大学各地的办学点与中国教育和科研计算机网联网。

（二）具体实施内容

中国教育和科研计算机网是我国的主干网络之一，卫星电视教育网是我国第二大电视网。实施现代远程教育工程应以教育部领导建设的这两大网为重要依托，并在它们的基础上，适应现代远程教育发展的需要，进行升级改造，构建现代远程教育工程的专业平台。同时，充分利用我国现有的公众电信网和有线电视网资源，与现代远程教育专业平台形成多元化的区域性远程教育网络。

实现卫星数字广播传输中心、各地区远程教学点、重点资源库与中国教育和科研计算机网的联网，提供基于万维网，以学生为主体的自主学习、交互式答疑和讨论环境，扩大教育规模。现有的卫星电视教育网改造后，向着数字化、交互式和Ku波段方向过渡，C波段改为Ku波段卫星传输；将模拟信号改为数字压缩信号；利用中国教育和科研计算机网及其他公网资源建立教学反馈系统，实现交互式教学；建立远程教育信号回传系统，可汇集各办学单位需要用卫星传送的教学业务，实行统一上行，提高频率资源的利用率；改造后的卫星电视教育网还可以高速下载图像、声音、文字、数据等综合信息，并具有一定的交互功能，形成覆盖全国城乡的网络，使得边远贫困地区各类教育单位直接接收教育节目和教育信息，加速不发达地区的教育信息化进程。

（三）初步取得的成就

中国教育和科研计算机网已经有28条国际和地区性信道，与美国、加拿大、英国、德国、日本和我国香港特区联网，总带宽达到250Mbps。与中国教育和科研计算机网联网的大学、中小学等教育和科研单位达1 000多家，联网主机120万台，个人用户达到1 000多万人。中国教育和科研计算机网建成了总容量达800GB的全世界主要大学和著名国际学术组织的10个信息资源镜像系统和12个重点学科的信息资源镜像系统，以及一批国内知名的学术网站。①

中国教育电视台卫星宽带多媒体传输平台建成并实现了与中国教育和科研计算机网的高速连接，初步形成了天地合一的具有交互功能的现代远程教育和教育信息化的网络平台。另外各地区的城域教育网也在如火如荼地进行。

中国在下一代互联网技术方面，开展了五个网格项目：中国国家网格CNGrid（科技部）、中国教育科研网格计划ChinaGrid（教育部）、E-Science网格研究计划（国家基金委）、上海交通信息网格、中国空间信息网格。

二、软件资源建设

教育部规定现代远程教育资源建设要在“统筹规划，需求推动，扩大开放，提高质

① 中国教育和科研计算机网，http：//www. edu. cn。

量”发展我国现代远程教育的方针指导下，以现有中国教育和科研计算机网、卫星电视教育网为基础，充分利用国家已有的信息资源和远程教育教学与教学管理系统，构成覆盖全国城乡的现代远程教育网络。重视硬件建设，更重视软件建设。

（一）软件资源建设的方式

（1）通过自主研制、合作开发、挖潜改造、积极引进等方式，加快符合我国国情的远程教育资源建设。高质量、高速度、大量开发教学软件，大范围使用，在较短的时间内初见成效。

（2）对现有各种可利用的资源进行全面的整理，一部分资源要进行数字化、多媒体和交互式改造，以满足网上教学和学生利用多媒体计算机学习的需要；一部分资源要按电视教学和教学包的要求，以适应边远地区教学的需要。

（3）有规划、有组织、高质量地开发系统化的现代远程教育资源。

（4）引进世界上最新、最先进的教学课件开发平台，以多种方式和途径开发现代远程高等教育资源。

（二）软件资源建设的重点

（1）改变目前低水平的课件开发制作模式，发挥政府宏观调控作用，利用各类学校教育资源的优势，运用市场运作机制，开发高质量的、符合素质教育要求的现代网络教学软件。现代远程教育资源建设的主要内容是：建立覆盖面广、功能齐全的资源库。资源库包括中央远程教育资源信息中心和学科门类资源库、地区资源中心及学校资源库。

（2）在资源建设方面非常重要的一环就是探讨资源共享机制，实现教育资源共享是现代远程教育工程的一项重要工作，它有助于改变我国教育资源短缺的现状，消除地区间教育发展不平衡的状态，有利于形成终身学习体系的必要条件和环境。建设全国远程教育资源库是推进教育资源共享的一项基础性工作，主要任务是通过对现有资源进行整理改编，开发精品课程和课件，引进国外优秀资源，可以不断地丰富教育信息和多媒体资源，为全社会成员特别是教师、学生提供开放式的服务。另外，2000 年教育部投资四千多万元，启动了新世纪网络课程建设工程，用《面向 21 世纪教育振兴行动计划》中“现代远程教育资源建设项目”的经费，重点支持若干所高等学校网络学院的网络课程建设和应用，并实现资源共享。

三、现代远程教育试点的实践

（一）现代远程教育试点

我国现代远程教育工程的实施主体——67 所高校的网络教育学院与中央广播电视大学是我国远程教育试点校，它们正在摸索开展学历教育和非学历教育，探索网络教学模式和教学工作的管理机制以及网上资源建设。整个远程教育处在起步阶段。教育部 2001 年统计：“2001 年 3 月春季招生后，试点高校已开设八个大类共 51 个专业，共计招生 24 万多人，其中普通高校招生 6.5 万多人，电大网络教育招生 18 万人；试点高校的网络教育已经达到全国31个省、自治区、直辖市，并正逐步扩大覆盖范围到市和县；已经开设的学历学位教育分为4个层次类型：研究生课程进修班，专科起点攻读本科，高中起点攻读本科，普通专科；试点高校普遍采用弹性学制和学分制。”① 在教学授课方式的选择上，存在一定差异。有的高校以实时网上教学为主，有的高校以Web页面浏览和下载课件自学为主，试点高校都辅以必要的面授。

（二）现代远程教育试点的成就

（1）高等网络教育初具规模，已成为高等教育和终身学习体系的重要组成部分。

（2）促进了试点高校信息技术在教学、科研上的应用，教育信息产业发展迅速，开发了近百个支持现代远程教育的教学及教学管理平台和近万门网络课程教学课件，建成了若干个大型远程教育网站并投入网络教育实践。

（3）网络教学资源建设取得了较大进展，部分高校已开始探索教育资源共享的机制。

（4）开拓高校优秀资源向西部、农村和部队输送的渠道。比如中央电大成立的八一学院在北京军区、兰州军区设立了287个远程教学站，开设了8个专业，2万多名士官参加了学习，400多名士官获得大中专毕业证。

现代远程教育试点开展过程中，无论从硬件系统、软件系统，还是从教育资源方面来看，都是从重视教、重视管理转向到重视学。教育信息管理系统、教育资源库和软件的建设都从集中在支持老师管理、支持老师教学，逐步转向支持学生学习。

四、制度建设和管理环境

现代远程教育工程是国家构建终身教育体系的重要基础建设工程，因此政府需要不断加大指导和宏观管理力度，主要从政策、制度、标准方面来约束和规范远程教育的行为，促进现代远程教育积极、健康地发展。

（一）主要政策与制度

从2000年至今，教育部颁发的与现代远程教育有关的文件很多。其中，《关于支持若干所高等学校建设网络教育学院开展远程教育试点工作的几点意见》和《关于加强高校网络教育学院管理提高教学质量的若干意见》最受瞩目。

从教育部1998年批准清华大学、北京邮电大学、湖南大学、浙江大学开展现代远程教育试点以来，2000年颁布的《关于支持若干所高等学校建设网络教育学院开展远程教育试点工作的几点意见》有力地促进了现代远程教育的发展。截至2004年，教育部共批准67所高等学校开展现代远程教育试点，注册学生逾百万，高校网络教育已经形成一定规模，并且开发使用了大量的多媒体教学资源，积极探索并逐步形成了网络环境下的教学与管理方式，同时吸引了大量社会资金投入网络教育，促进了高校信息化建设。但是，在

① 《教育部通报关于现代远程教育试点基本情况》，http：//www. edu. cn/20010912/3001187. shtml，2001/09/12。

发展过程中也出现了一些不容忽视的问题。为规范高校网络教育学院的办学行为，促进网络教育的健康发展，保证办学质量，维护学习者的合法权益，教育部高教司特别提出《加强高校网络教育学院管理提高教学质量的若干意见》。该《意见》进一步明确了高校网络教育学院的主要任务，规定高校网络教育学院要以在职人员的继续教育为主；要减少并停止招收全日制高中起点普通本专科网络教育学生；要规范招生工作管理，加强教学过程管理，严格考试管理，保证网络教育学院的教学质量监控；要加强远程教育公共服务体系建设，促进资源共享，提高校外教学支持服务水平；要健全网络教育学院年报年检制度，加强质量监控；推动优秀教育资源向西部输送，促进西部教育质量的提高；等等。

（二）建立三级管理体系

我国初步形成了教育部、省级教育行政部门和试点高校对现代远程教育的三级管理体系，网络教育质量管理体系正在形成。

1. *教育部加强了对现代远程教育的宏观质量管理与制度建设*

（1）对试点高校实行严格的审批准入制度。由高校提出参加试点的申请报告，教育部组织专家实地考察，进行专家论证、学校答辩，教育部审批。全国 1 000 所普通高等学校，只有 67 所高校被批准进行试点。

（2）实行试点高校的年报年检制度。每年都要求试点高校上报年度报告。教育部组织专家进行年检，效果很好。

（3）实行质量认证和评估制度，分别对远程教育资源、课程、专业和学校、学习中心进行质量认证的课题研究和试点，从 2004 年开始开展试点高校网络教育的评估。

2. *教育厅加强了对现代远程教育的质量管理*

（1）对属地校外学习中心实行严格的审批准入制度。由试点高校向校外学习中心所在地的省级教育行政部门提出该学习中心的申请报告，由省级教育行政部门组织专家进行考察，省级教育行政部门审批，审批结果要上报教育部备案，并向社会公布。

（2）实行属地校外学习中心的年报年检制度。要求属地校外学习中心每年上报年度报告，省级教育行政部门组织专家进行年检。

（3）实行对属地试点高校现代远程教育的评议。

3. *试点高校加强了对校外远程教育的管理*

试点高校在政策制定、制度建设、机构设置、干部配备、机制探索、教学计划、经费管理和评估检查等方面加大了管理的力度。

第三节　现代远程教育的支撑环境

现代远程教育工程的实施，需要一定的支撑环境，包括硬件支撑环境和软件支撑环境。硬件支撑环境是指现代远程教育所需的各种各样的硬件设施、设备和物资等，除了包括传统校园面授教育所需的教室之外，还包括了现代远程教育所特有的电视网、电信网、计算机网等，它是现代远程教育运行的主要硬件平台。软件支撑环境是指现代远程教育所需的各种各样的教学和管理软件系统，它是现代远程教育运行的主要软件平台（又称网络教学平台、远程教学平台）。在现代远程教育中，两种支撑环境是相辅相成、相互作用、相互制约的关系。

一、现代远程教育的硬件支撑环境

硬件支撑环境也称硬件平台，现代远程教育以电视网、电信网和计算机网“三网”为主要的硬件平台。

（一）电视网

电视网是现代社会传播范围最广、受众最多、最有影响力的信息传播网络。在远程教育领域，尤其在我国农村远程教育中，电视网依然在发挥着它的重要作用。在电视网中，有线电视网是最活跃的一个网络。

有线电视网由两部分组成，一部分为有线电视台之间节目源的传送网络（传输干线），一部分是面向用户的节目分配网络。有线电视台之间节目交换除使用卫星信道以外，还利用高质量的 SDH 微波和光传输系统。有线电视的 SDH 与电信网的传输网络没有本质的差别，而面向用户的分配网则与电信网和计算机网不同。有线电视网传送信息的特点表现为分配性和同一性，即有线电视网在同一时刻向所有的用户提供大量的相同的信息，用户通过终端设备（电视机）在有线电视网提供的电视节目中选取需要的信息。因此，它是一种多用户共享的宽带分配网络，有线电视信息的特点决定了有线电视网信息流的非对称性和分配性。为此目的建立的信息网最佳的网络拓扑结构是树状结构，信息流向为非对称传输分配型。

在使用卫星传输电视信号方面，通常使用 C 波段和 Ku 波段两种，其中 Ku 波段转发器功率要比 C 波段的大，但价格要贵一些。按照国家广播电影电视总局的规划，今后我国将大力发展 Ku 频段数字压缩卫星直播电视，以便将上百套中央、省市电视台的节目和其他各种教育电视节目直接送到亿万家庭中。

目前，以数字压缩为主的电视技术得到了飞速发展，应用日益广泛，其中最为瞩目的是卫星直播电视。利用卫星传输数字电视有两种方式，一种是将数字电视信号传送到有线电视前端，再由有线电视台转换成模拟电视传送到用户家中，我国目前的压缩上星传输采用的就是这种方式；另一种是将数字电视信号直接传送到用户家中（DTH）。DTH 方式还可开展许多电视业务以外的数字信息服务，如开展卫星远程教学、高速因特网下载等。

（二）电信网

电信网由基础网、相应的支撑网和它所支持的各种业务网组成。电信网的主要特点是采用电路交换形式，对实时电话业务有良好的业务质量保证，呼叫成本基于距离和时间。

电信运营部门经营着全国最大的固定电话网络，该网络向用户提供双向、实时和有质量保证的话音业务以及基于话带的传真及低速数据等二次复用业务。

中国电信从1996年开始规划建设我国公用宽带数据网。经过三期工程的建设，目前已建成覆盖全国31个省会城市的技术先进、功能完善、业务齐全、安全可靠的宽带骨干网，其中在北京、上海和广州还设有国际出入口，同时还有十几个省根据省内业务需求建立了省内的宽带网。可以说，公用宽带数据网已经覆盖了我国经济较发达、有宽带业务需求的各主要城市。① 公用宽带数据网采用ATM作为网络核心技术，主要提供帧中继和信元中继等业务。公用宽带数据网的主要特点有：设备性能优良，网络整体性能好；网络业务种类齐全；端口种类齐全，速率范围广；用户接入方式灵活；网管功能完善；符合国际标准。

电信网的优势是覆盖全国的高速大容量光纤网，光纤网易于通过技术升级成倍扩大带宽，因此，电信长途传送网可以满足近期各种信息的传送需求。

（三）计算机网

因特网是计算机网中最为活跃的网络，它也是现代远程教育的一个主要的支撑平台。我国67所试点院校大多数是基于因特网开展现代远程教育的。国外许多巨型大学、开放大学、虚拟大学等也纷纷利用因特网实施远程教育。

社会对因特网带宽的巨大需求，促成2.5Gbps/10Gbps时分复用和密集波分复用的应用；网络技术由TDM发展为分组交换；网络业务由简单的窄带话音业务，发展到宽带的数据业务；宽带接入技术纷纷涌现。在社会需求的推动下，美国几年前就开展了下一代互联网络的研究工作。它要解决的问题是：下一代IP协议、多协议标记交换、多播、网络管理、服务质量保证及网络安全等。它开发的主要应用是：宽带接入（包括xDSL、CATV、LMDS、3G)，电子商务，协同工作，虚拟实验室，虚拟现实，虚拟数字化图书馆，实时遥控科学仪器，大规模协同计算与数据库处理。此外，随着因特网的迅速增长和要求唯一IP地址的无线设备的激增，IP v4开始有点力不从心了，而下一代协议IP v6带来的并不仅是地址的扩展，而且将使用一种无国籍的自动配置方法，这种配置方法与一个接口相结合，例如机器现有的MAC地址，以及来自本地路由器的网络前缀等，以便为其分配IP地址而不是由DHCP服务器来分配。专家预计未来的因特网将向光因特网方向发展。光因特网是一个真正的链路层数据网，可以通过指定波长作旁路或直通连接，网络的业务工程可以只在IP层完成。

未来的因特网将具有大容量、高带宽、零时延、高速、灵活的接入，高可靠、绝对安全，无间断运营等特征，将为远程教育提供更为广阔的空间和舞台。随着信息化的发展，电视网、电信网和计算机网“三网”将趋于融合，将进一步推动远程教育的发展。反之，远程教育的需求将进一步推动“三网”的融合。

---

①《中国电信宽带数据网建设的现状与发展》，《中国高新技术产业导报》2000年6月7日。

二、现代远程教育的软件支撑环境

现代远程教育的实施，大都需要一套软件教学系统，即远程教学平台或网络教学平台。该软件平台是建立在硬件平台基础之上的。目前出现的网络教学平台非常之多，国外的网络教学平台主要有 WebCT、Blackboard、Learning Space、Virtual-U、Wish、LUVIT等，其中应用比较广泛的是 WebCT 和 Blackboard；国内自行开发的网络教学平台有“清华教育在线”、BluePower（北京大学）、中国人民大学的网络教学平台、北京邮电大学的网络教学平台、江苏科键等。

（一）WebCT 网络教学平台

WebCT 网络教学平台又称 WebCT 学习系统（WebCT learning system）。

1. WebCT 网络教学平台的用户

（1）管理员。管理员可以对 WebCT 服务器上的全部课程和用户实施全方位的控制。管理员的功能有：服务器管理、课程管理、用户管理、帮助台管理、系统设置、系统公告、系统配色、修改密码等。

（2）帮助台用户。根据管理员指定的权限级别，帮助台用户可以分别在课程和共用数据库中添加和删除设计者、学生和组教，修改密码和用户信息。

（3）设计者。通常是教师、助教或者教学设计人员，所有设计者都可以添加诸如测验、内容模板和作业等课程内容，给作业和测验评分，设置页面、文本和连接的颜色。根据管理员的设置，设计者还可以将学生和助教添加到课程中，从课程中删除学生，创建设计者共享访问帐户，更改框架颜色。

（4）助教。除了拥有与学生相同的权利外，助教还可以给作业和测验评分，更改学生成绩。

（5）学生。所有学生都可以查看课程内容，参加测验，提交作业，张贴邮件消息和讨论主题等。经过设计者允许，学生还可以处理学生演讲文稿区的内容。

2. WebCT 网络教学平台的特色

（1）所有的操作都在 Web 页面，简单易懂，客户端不用使用特殊的插件。五种类型用户都在 Web 界面操作。

（2）为各种形式的课件体（包括音频、视频、Office 文档、压缩文件）提供了操作平台，使教师和学生能相互交流。

（3）交互工具强大，老师可以让学生创作自己的主页，组成学生小组，开辟讨论室，利用邮件和白板进行交流。白板使设计者与学生可以实时共享图片、图像、公式或其他可视数据，所有人都可以在白板上画图和发布图像。

（4）老师可以跟踪学生进展，根据学生各种学习情况，发布课件或者学习工具。为了便于教师管理和监督学生学习课程的情况，平台提供了学生追踪功能。设计者通过该功能可以查看学生个人信息、访问信息以及阅读文章和访问文章等情况。

（5）测验工具非常强大。在该模块中，设计者可以创建问题库，编辑计算机题内容

（含有强大的公式编辑器，试题可以随机生成），测验和调查内容，添加测验问题，编辑测验设定，测验界面预览。在编辑试题时，设计者可以进行设置以随机产生数据，使得学生界面的数据试题、选项都不一样，也可以规定测验时间和测试地点（IP 地址）。

（6）支持 Iinux、Solaris、Windows 操作系统。

（二）“清华教育在线”网络教学平台

“清华教育在线”网络教学平台是应用教育技术学理论和计算机网络技术构建的一个集教学、教学资源库管理、教务管理与评价于一体的综合性网络教学平台。“清华教育在线”网络教学平台包括网络教学支持系统、网络教学资源管理系统、网络教务管理系统和系统管理等。

1. 网络教学支持系统

网络教学支持系统的模块和功能有教师备课系统、实时授课系统、辅导答疑系统、作业评阅系统、虚拟实验系统、学习跟踪系统、远程考试系统、协同学习支持系统、其他辅助系统、个人资源系统、我的海报、编写个人主页、通讯录及个人信息。

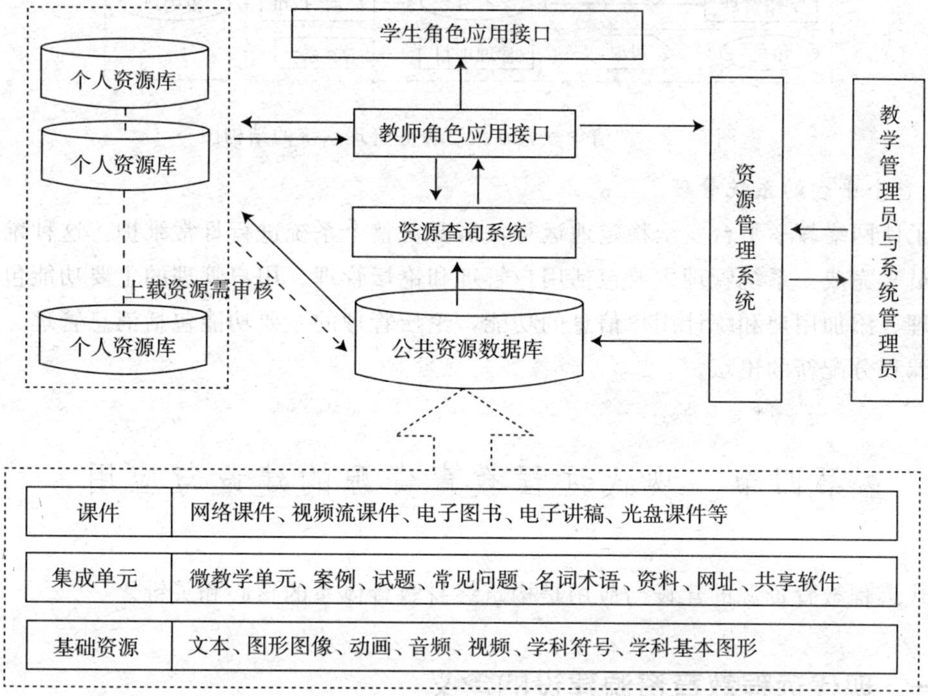

图 9-1 “清华教育在线”教学资源管理系统

2. 网络教学资源管理系统

图 9-1 的网络教学资源管理系统由公共资源数据库、个人资源库、资源库控制系统、资源查询系统、教师角色应用接口和学生角色应用接口等部分构成，其中除了公共资源数据库和个人资源库外，其余模块均提供资源库管理的功能。

3. 网络教务管理系统

教务管理是教学活动的中枢，完整的网络教务管理系统应当在提供教学服务管理这一核心功能的同时，还提供教学分析及电子结算功能，并可与相关的组织机构共享和交换教育信息（如招生信息、毕业生分配信息等）。如图 9－2 所示。

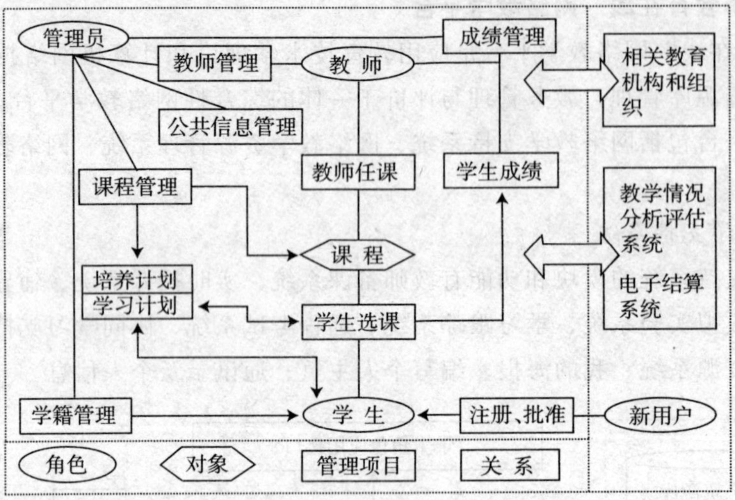

图 9－2 “清华教育在线”教务管理系统的结构图

4. 整个平台的系统管理

为了使网络教学平台安全稳定地运行，需要对整个系统进行日常维护。这种维护由系统管理员来完成。系统管理主要包括用户管理和论坛管理。用户管理的主要功能包括用户权限管理、添加用户和统计用户信息的功能，论坛管理的主要功能包括消息管理、分类管理和为课程分配新的论坛。

第四节 现代远程教育资源的建设与应用

现代远程教育资源的建设与应用是构筑终身教育体系的核心和关键之一。

一、现代远程教育资源建设的含义

现代远程教育资源建设可以有四个层次的含义，一是素材类教育资源建设，主要分八大类：媒体素材、试题、试卷、文献资料、课件、案例、常见问题解答和资源目录索引；二是网络课程建设；三是资源建设的评价；四是教育资源管理系统的开发。在这四个层次中，网络课程和素材类教育信息资源建设是基础；第三个层次是对资源的评价与筛选，需要对评价的标准规范化；第四个层次是工具层次的建设。网络课程和素材类资源的具体内容千变万化，各具特色，对应的管理系统必须适应这种形式的变化，充分利用它们的特色。

二、现代远程教育资源建设的步骤

（一）内容规划

确定资源建设的具体内容，确定教育信息的学科范围，按教学大纲和课程目录的顺序划分各学科要建设的资源的详细内容。

（二）确定标准

根据教育部教育信息化技术标准委员会（Chinese e-Learning Technology Standardization Committee，CELTSC）确定的《教育资源建设技术规范》必须细化到对资源每个属性的具体要求，以便于操作。

（三）编制评价指标

编制资源的评价指标主要是作为后期“资源建设专家组”和“各学科工作小组”对征集上来的资源进行审查、分类的依据。此外，明确评价标准有利于保证资源的质量。

（四）资源建设培训

对资源建设有关人员（如老师、技术组人员）进行有针对性的培训，使各部分人员掌握工作的技术细节，明确资源建设项目的目的、任务和整体实施计划等。

（五）资源征集

分配资源征集任务，并向各个部门下发。在任务分配时要考虑到各个地区、各个学校和任课教师的长处与特色，尽可能最大限度地发挥其优势，保证资源征集的完善与成功。

（六）资源审核

由资源建设领导小组组织资源建设专家组及各学科工作小组、技术小组按照已定的“资源评价指标”对征集到的资源进行审核、筛选、优化、整合并确定资源的等级和价格。

（七）资源入库

利用计算机网络技术，批量或单个地将资源存入数据库中，在入库时要对资源的所有属性进行预校验，确保资源库中数据的精确性。

三、现代远程教育资源库系统

（一）现代远程教育资源库系统的体系结构

现代远程教育资源库系统的体系结构，如图 9－3 所示。其中，媒体素材库在整个资源中是最基础的，课件库中的课件、案例库中的案例、常见问题解答、网络课程，甚至试题库都可能要使用媒体素材库中的媒体数据。多个知识点课件或不同教学环节的课件、自测或考试题库综合而成网络课程。所有上述资源库都分别建有其索引信息，以便快速地查询、浏览和存取。基于远程教育资源库的教学工具、学习系统、授课系统、教育资源编辑和制作系统都可能要与媒体素材库、试题库、试卷库、课件库、案例库、常见问题解答库、资源目录索引库和网络课程发生关联，考试系统要与试题库系统发生关联，评价系统则涉及教育资源的各个部分。现代远程教育资源库系统要得以高效顺利地运行，离不开教育资源管理系统。教育资源管理系统包括资源管理（媒体素材库管理、试题库管理、试卷库管理、案例库管理、文献资料库管理、课件库管理、常见问题解答库管理、资源目录索引库管理和网络课程管理）及系统管理（安全管理、性能管理、计费管理、故障管理等）。

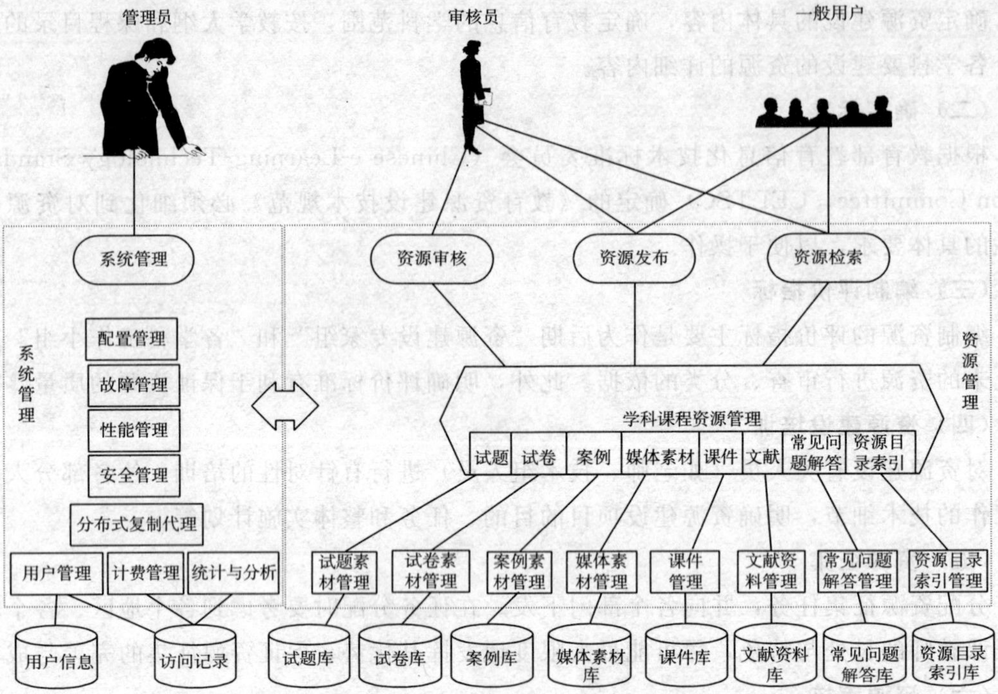

图 9-3　现代远程教育资源库系统的体系结构

（二）现代远程教育资源库系统的设计原则

1. 先进性

系统设计要充分考虑未来技术发展的需要，这不仅包括数据库所选用的结构、数据所采用的格式和分类方法等开发内容的先进性，而且也包括开发平台、操作系统、编程模式等具体开发技术的先进性。系统设计要广泛吸取国内外在该方面的成功经验，最大限度地采用当今世界最先进、最成熟、最有发展前途的技术，使系统建设能随着未来科学技术的发展而不断地平稳升级，这是系统获得强大生命力的根本保证。

2. 实用性

指使用最流行的开发平台和软件，采用通用的文件格式、界面风格和操作规范，使系统不仅便于使用和维护，而且易于移植推广。系统应提供完备的系统维护和检测手段，确保信息资源系统安全、高效地运行。

3. 规范性

资源使用的文件格式和分类标准要符合国家信息资源建设技术规范，这样才能最大范围地实现资源共享，从而提升资源的价值。

4．开放性

在底层技术标准上实现开放，采用模块化建设模式，以适应计算机技术和网络技术发展的需求。在资源开发上，采用专业与普及相结合的方法，调动多方面的积极性，扩大信息资源的来源。

5．经济性

网络教育的优势是让学生以尽可能低的费用获得优质高效的教学服务，这就决定了系统的建设必须遵循经济性原则。也就是说，系统建设成本要低，功能要强，性能价格比要高。

（三）现代远程教育资源库系统的功能要求

1．现代远程教育资源库系统的资源管理功能要求

教育资源管理系统要完成所有类型的资源管理功能，包括资源的索引编制、发布、修订、删除、传输、审核和检索等等。因而对教育信息资源管理系统要具有的功能有如下要求。

（1）具有对各种信息资料进行查、录、删、改等基本功能。

（2）录入信息资料可以选择单个资料的随机录入和大量信息资料的批量录入。

（3）能够支持单键查询功能、布尔查询功能，关联查询的段落定位查询、精确查询、模糊查询等，并支持通配符。

（4）多媒体素材应集成多媒体音频影像查询技术，例如可采用“关键帧捕获”技术，根据多媒体资料中场景的变化自动选择出关键帧，用于预览或建立索引以便查询。

（6）要具备良好的导航及检索预览功能。

（7）具备素材的远程提交功能，用户可以通过互联网络远程提交素材。

（8）具备相关素材的显示功能，相关素材显示可按学科类型、作者或关键词等。

（9）对于素材内容的使用者可以对素材发表评论，并能查看他人所撰写的评论内容。

（10）支持多文件压缩下载功能，当用户选择多个信息资源下载时，系统能自动将资源文件压缩成一个自解压的可执行文件供用户下载。

（11）支持多媒体文件的上传和下载，保证传输过程的安全性、稳定性、保密性、及时性和可靠性。

（12）支持基于标准互换格式的资源导入导出功能，具有能自动生成标准互换文档的接口模块，实现与其他资源库系统间数据的批量导入导出。

（13）提供与第三方应用程序的接口，允许扩展资源库系统的应用功能，如与电子备课系统的接口。

2．现代远程教育信息资源库的系统管理功能要求

（1）用户管理

能够对用户组别、基于分组的用户、用户注册和用户账号、用户授权和认证、策略信息等进行管理。

（2）网络故障管理

能够提供故障的跟踪记录，可以分析进而排除故障。

（3）网络配置管理

硬件平台满足用户需求和可扩充性要求，能够动态维护网络配置数据库。

（4）网络性能管理

能够收集影响网络性能的数据，提供对历史数据的分析、统计和挖掘功能，提供调整网络拓扑结构和配置的功能。

（5）网络计费管理

能够提供采集计费源数据的功能，提供计费策略管理功能，提供计费项目的管理功能，并能按时或实时自动更新用户费用，提供账单的查询和统计功能，提供计费的数据分析和数据挖掘功能。

（6）网络安全管理

能够提供基于CA的用户身份认证，提供SSL协议的安全传输模式，提供认证服务器管理功能。

（7）统计与分析

能够跟踪记录用户行为数据，形成日志文件，并以此为依据进行分析和统计。

（8）分布式复制代理

资源库系统之间的数据交换接口标准，并在此基础上形成软件代理，在分布式系统之间复制和检索数据。

第五节　远程教学模式和学习支持服务系统

远程教学模式是对远程教学活动加以概括而形成的系统、有序、概括的教学行为范型。国内外许多学者对远程教学模式进行过分类研究。与传统面授教学过程不同的是，在远程教学的整个过程中教师和学生处于准永久性分离状态，教的过程与学的过程是可以分别进行的，因而远程教育的教学（教与学）模式可以分为远程教授模式和远程学习模式。

一、远程教学模式

从不同角度出发，远程教学模式有不同的分类。

（一）基于远程学习组织形式的分类

无论是传统教学还是远程教学，学习组织形式的划分都主要划分为课堂集中学习、小组讨论和个别化学习三种模式。由于远程学习最本质的特点是教与学的分离，体现在时间上，就是可以同步教学或异步教学；在空间上，则是集中教学和分散教学。因此，远程学习不是传统教学的简单照搬，而是基于信息技术，在时间和空间上的拓展和延伸。根据不同技术创设学习环境的不同和提供学习资源的不同，在不同的教育理念的指导下，远程学习模式主要有以下三种形式。

1. 课堂集中学习

在远程学习中对应的形式是采用IP广播课程或电视广播课程授课。一个教师面对分布在各地的全体学生直接“面对面”地授课。这种“面对面”的课堂往往是虚拟电子课堂，通过卫星或网络等技术手段实现同步通信教学。由于各院校和学习中心的条件不同，应用的模式会有所区别。如有些院校的远程教学直播课程，有些学习中心是组织学生实时收看，有些学生在直播课堂上就直接通过各种媒体手段提问，有些学生是课后才通过媒体手段提问；而有些学习中心则根据自己的接收条件或课时安排，采用录播的方式组织集中学习，这样当然不可能实时提问，但可以与老师、同学进行非实时的交互。

2. 小组讨论

在远程学习中对应的形式主要有讨论学习模式和协作学习模式，教师可以在网上提出讨论问题，学生分成小组进行讨论，利用网络平台的聊天室或BBS论坛可以进行同步或异步讨论。协作学习模式是学生以小组形式参与，共同完成某一任务。

3. 个别化学习

这是一种由学生自我调控的学习形式，学生可以主动调控自己的元认知、学习动机和学习行为，实现远程教育中“任何时间、任何地点都可以学习”的理想。学生可以自主地选择学习进度、学习内容和学习方式等，使学习更富个性化色彩。

（二）基于远程教学法的分类

远程教学法可以划分为远程课堂教学法和函授教学法，因此远程教学模式可分为远程课堂教学模式（同步教学模式）和函授教学模式（异步教学模式）两种类型。

1. 远程课堂教学模式（同步教学模式）

远程课堂教学模式（同步教学模式），通常是由教师在远程主教室中通过口头讲解和多媒体演示等手段向学生传递教学信息，利用通信网络将这些信息传递到各地学习中心或远程分教室，学生同步同时进行学习，师生还可以进行实时交互。如在直播课堂中，可通过设置答疑热线，由各地的学生打进热线电话，由专人整理后，主讲教师随即进行现场解答，实现了师生间的实时交互。也可以通过开辟网上聊天室或论坛，由辅导教师协同解决同步讲授时出现的疑难问题。在远程课堂教学模式中，学生对于学习过程的管理是被动的，而且时间和教学进度严格受制于主讲教师。在国内许多开办网络远程教育的院校，由于接收同步讲授信号的设备要求较高，许多学生家庭尚不具备收视的条件，因而学生要到分教学点或地区学习中心进行集中收视，这类远程教学几乎就是传统课堂借助现代通信技术在空间上的延伸。

2. 函授教学模式（异步教学模式）

函授教学模式（异步教学模式），主要是由教师上课的时间与学生实际接收的时间不同步所引起的。函授教学就是典型的异步讲授模式，师生之间利用邮政通信手段传递印刷课程材料，递交和批改作业，教与学是分离的异步状态。基于互联网的异步教学方式通过访问存放在服务器上的流媒体课件或网络课程予以实现。流媒体课件与同步讲授的内容完全一样，学生在不具备实时收视直播流媒体课件的情况下，可以通过点播存储在视频服务器的流媒体文件进行补习。当学生遇到疑难问题时，可以利用电子邮件、BBS论坛、新闻组（News Group）或聊天室等形式向教师请教，或与同学进行讨论交流。需要指明的是，在不能同步直播主教室的同步讲授信号时（如教学计划或进度的差异），有些学习中心会接收和存储到当地的服务器端，再安排专门的时间进行类似电视录播式的播放，这时虽然仍是集中收看，但仍应看作是异步讲授，因为主讲教师的讲授过程与学员的收看过程不是在同一时间进行的。

（三）基于教学信息传输技术的分类

基于传输技术的分类，国际远程教育界有三代远程教育或五代远程教育的理论。我国远程教育专家倾向于三代的说法。第一代是以邮政通信和印刷技术为代表，第二代则在邮政通信和印刷技术的基础上，以广播电视、录音录像、大众及电信传播媒体为代表，第三代主要以计算机互联网络、卫星电视网络和电信网络等三大通信网络为代表。澳大利亚学者詹姆斯·泰勒（James Taylor）提出的五代远程教育则保留了前两代的技术特征，他认为第三代远程学习模式是以视音频远程会议、音频图像通信以及广播电视和播音加上音频远程会议等远程电信会议技术为代表，第四代灵活学习模式则是以计算机互联网和交互式多媒体等技术为代表，第五代智能灵活学习模式则增加了智能答疑系统。

目前国际远程教育界提倡混合学习模式（blend learning），认为教学中不存在超级媒体，每种媒体技术都有各自的优势和不足，只有互为补充，才能扬长避短，充分发挥各类技术的优势，取得一加一大于二的效果。同样，也不存在超级教学组织形式，各种教学和学习组织形式各有自己的特点和优势，不同的技术条件和不同的学习内容可以选择不同的学习形式。中国的现代远程教育正在试点，正在探索适合中国国情的，特别是分别适应东西部地区不同技术条件的天地人网相结合的教学模式。

二、学习支持服务系统

（一）学习支持服务概念的界定

国际上对学习支持服务有以下几种界定。

（1）将学生学习支持服务界定为师生之间或生生之间的人际面授交流活动。这一界定来源于对传统校园面授的亲近和认同，即认为人际面授这种集体教学活动是任何教育系统的必备要素。这是对学生学习支持服务的最原始、也是最狭窄的理解。一种更为普遍的界定是将学生学习支持服务包括师生之间或者生生之间的人际面授活动和基于信息通信技术媒体的双向交流两大部分。

（2）将学生学习支持服务界定为远程学生在远程学习时接受到的各种信息的、资源的、人员的和设施的支持服务的总和。其中，信息服务既包括向学生单向发送的课程注册信息、广播电视教学节目信息、网络课程教学信息等，也包括对学生求助信息、咨询信息或反馈信息的答复。资源服务主要是为学生提供各类课程学习材料和其他辅助材料，包括传统图书馆和电子（数字、虚拟）图书馆服务。人员服务包括上面讨论过的人际面授活动和基于技术媒体的双向通信交互活动两大类。设施服务就是远程教育院校及其在各地的学习中心或教学站点为学生提供各种学习设施和设备服务。这类观点是目前远程教育界的主流观点。

上述两类界定都将远程学习中的实践性教学环节和对学生的平时作业批改和检测评价涵盖在学生学习支持服务中了。实践性教学环节和学生课程作业及学业评价都涉及多种（信息资源、人员和设施）学习支持服务。

（3）对学生学习支持服务的最宽泛的一种界定是将上述各种学习支持服务同对学生的课程注册、学籍管理、学分认定和学位证书颁发以及财政资助等行政管理服务都包括在内。这种界定可以称之为学生支助服务。但比较严格的学生学习支持服务仅指前面三类学习支持服务，而不是将行政管理服务包括在宽泛的学生支持服务内。

（4）将学生学习支持服务界定为学生从注册学习课程的远程教学院校得到的各种学习支持服务。为此，将远程教学院校称为支持机构。但是，随着国家和全球信息技术基础设施的建立和完善，如今学生还可能从社会其他教育和培训提供者以及全球各类计算机网络得到学习支持服务。

瑞典学者霍姆伯格（Holmberg）认为远程教育系统包括课程设计开发发送和学习支持服务两个子系统，即学习支持服务不包括课程设计开发发送，学习支持服务专指在学生远程学习过程中提供的动态的各种支持服务。这一概念取得了国际远程教育界的广泛认同。但是也有人认为，学习支持服务包括为学生提供各种信息的、资源的、人员的和设施的支持服务，即涵盖了课程材料发送、接收和学生支持服务两部分，也就是说整个远程教育系统几乎都是学生支持服务系统。

学习支持服务系统是为支持学习者的远程学习活动而构建的动态系统，它是提供学习支持服务的组织结构、师生双向通信机制的基础设施和环境等各要素相互作用和制约的结果。学习支持服务系统是远程教学系统中的一个重要子系统，是远程教育区别于传统教育的关键之一。学习者是学习支持服务系统的核心，而依据师生双向通信机制的基础设施的不同，又可以将学习支持服务系统分为以下几类。一是以当地学习中心或社区中心为主要基础设施，学习中心由远程教育院校统一组织和管理。英国开放大学是这一类的代表。二是根据行政管辖划分各地教学站、教学点或教学班。中央电大以及我国现代远程教育试点院校大多是采用第二类方式。三是专门的教育院校或机构，它们与提供远程教育课程的远程教育院校实行平行的合作关系，专门负责实施远程教学全过程和教学管理。英国伦敦大学校外学位制度、中国电视师范学院等均属于第三类。

（二）学习支持服务理论的提出和发展

学生学习支持服务的思想最初是在英国开放大学的远程教学和远程学习实践中发生和发

展起来的。1978年，英国开放大学的西沃特（Sewart）在德国哈根远程教学大学发表的论著《远程学习系统对学生的持续关注》，被公认为西方学者关于学生学习支持服务的第一篇系统论述。西沃特提出远程教育院校和教师应给予学生持续的关心，为他们提供更好的学习支持服务。英国开放大学地区中心和当地学习中心为学生提供的辅导、咨询等远程教学实践活动，更是为学生学习支持服务的发展奠定了坚实的基础。

1979年，丹尼尔（John Daniel）和玛奎斯（Marquis）在《远程教学》杂志上发表的论文《交互作用和独立性：取得适当的均衡》中，首次提出并发展了独立学习和相互作用均衡发展的理论，这是学生学习支持服务理论走向成熟的标志。1981年凯依（A. Kaye）和鲁姆勃尔（G. Rumble）主编的《远程高等教育》，以及西沃特、基更和霍姆伯格主编的《远程教育：国际展望》等远程教育专著中均出现了专门章节论述学生学习支持。霍姆伯格则在各国远程教育实践基础上提出两大类学生学习支持服务：一类是完全基于信息技术媒体的非连续通信：书写的、印刷的、录制的或电子的；另一类是人际面授交流。1993年，西沃特在《开放学习》杂志上撰写了《远程教育中的学生支持系统》一文，对各国远程教育的学生支持系统（student support systems）的早期发展作了理论总结。目前远程教育学习支持服务研究成为备受关注的领域，面对的实质性问题集中为减少辍学率，提高毕业率，提高学习支持的质量。

（三）学习支持服务的典型应用

目前，由教育部批准开展现代远程教育试点的普通高校已经达到67所，以远程方式接受高等教育的学生超过100万人。然而在试点实施过程中最突出的矛盾就体现在如何为学生提供有效的学习支持服务。因此，建设满足远程教育需要的学习支持服务体系成为国际远程教育界研究的热点之一。英国开放大学、英国产业大学等的工作重点已从课程资源（教学包）建设转向对远程教育学习支持服务体系的研究与实践。法国国家远程教育接待中心以学生是“客户”的服务理念来建立和运行其远程接待系统（学习支持服务系统），极大地促进了远程教育在法国和其他欧洲国家的普及和发展。我国也在积极构建现代远程教育公共服务体系，其中学习支持服务将成为远程教育可持续发展的关键支柱之一。在学习中心或其他教学基地、教学站点、教学班组的集体教学或辅导以及个别辅导、答疑或咨询，短期住宿学校、课程或实验室工作，学生自学或互助小组、协作学习，实地考察及其他社会活动等都可以归结在这类学生学习支持服务中。英国开放大学有一个分布在各地的国家学习指导机构，为学习者提供支持。例如，有些学习者需要计算机和上网条件的学习支持，国家学习指导机构就要提供设备和学习条件方面的服务。

（四）学习支持服务的发展趋势

在新的形式下，学习支持服务系统应该减少系统层级，实行扁平化结构，这也是后福特主义背景下国际远程教育管理的发展趋势。系统层级的缩短，利于信息畅通，减少信息损失。试点以来，学习支持服务系统已经突破了原有的电大系统框架，其系统结构由原来电大系统的五级减少到网络学院和学习中心两个层级。未来学习支持服务的发展将呈现出以下趋势。

1. 建立起多样化和多功能化的现代远程教育学习支持服务系统

即一所网络学院在各地的学习中心，可能分属不同的教育形式，而同一学习中心可以同时为多所网络学院提供服务。多元化带来竞争，使学生有了更多的可选择性。

2. 学习支持服务体系的规范管理和形成特色服务

在一些地区，学习中心甚至出现了失控现象，因此规范管理就成了重要问题。多元化中的趋同，以及规范服务需求都要求建立公共服务体系。怎样建立公共服务体系？是完全依托电大系统，还是有条件的都可以建设？依托电大系统，是由中央集中控制还是建设一些地域性平台？一般而言，地域性的学习服务体系容易得到当地教育行政部门的支持，容易与终身教育体系的基层组织——社区学习中心接轨。这样，公共服务体系也可能出现多元化的局面。如果出现这一局面，那么学习中心和公共服务体系之间，竞争的就是服务的意识、质量和特色，比较的就是服务的科技含量和人文关怀，受益的是学生。

3. 突出学习支持服务体系的科技含量和人文关怀

学习支持服务体系科技含量的提升，将促使智能化的技术学习支持服务体系浮出水面。同时，除提供学习方面的问题解答外，还为学生提供有关心理方面，如知、情、意等问题和困扰的咨询，以尽可能地弥补远程学习者缺乏师生面对面情感交流、校园人文环境熏陶等方面的不足。

学习支持服务体系更加重视人文关怀，提供人文氛围。远程教育的全过程都伴随着人文精神和人文环境。随着现代远程教育实践探索和科学研究的深入，我国远程教育的学习支持服务体系将在规范服务的压力下，向多元化和多功能化方向发展。

思考题

1. 现代远程教育有什么特点？

2. 现代远程教育工程包括什么内容？

3. 现代远程教育有什么硬件与软件支撑环境？

4. 现代远程教育资源库系统的体系结构由哪几部分组成？有什么设计原则与功能要求？

5. 试述远程教学模式。

6. 什么叫做远程教育的学习支持服务？什么叫做学习支持服务系统？学习支持服务系统主要有哪些类型？

第十章 教学设计的原理和方法

教学设计是教育技术学的核心内容，也是教育技术领域中较为重要的分支。教学设计以分析教学需求为基础，以形成解决教学问题的步骤和方案为目的。

第一节 教学设计概述

一、教学设计的定义

教学设计是一种以认知学习理论为基础，以教育传播过程为对象，应用系统科学的方法分析研究教学问题和需求，确立解决问题的方法和步骤，并对教学结果作出评价的一种计划过程和操作程序。也就是说，教学设计是以分析教学需求为基础，以形成解决教学问题的步骤和方案为目的；教学设计在形成解决教学问题的过程中，是一个综合运用现代学习理论、教学理论、教育传播理论、教学媒体理论和系统科学理论等相关学科的理论和方法的过程；教学设计是一个系统计划的过程，有一套具体的操作程序；教学设计形成方案或产物，必须按照程序进行检验评价；教学设计过程的具体产物是经过验证的教学系统，这个系统是一种包含多种要素的、能实现某种目标的、具有一定功能的不同层次的综合体，它可能是一门课程、一个教学方案、一种教学软件或一组教学资源等。

二、教学设计的基本原理

根据认知学习理论、教育传播过程的特点和系统科学的原理，我们把教学设计分析教学问题和需求、确立解决问题的方法和步骤的基本原理归纳为目标控制原理、要素分析原理、优先选择原理和反馈评价原理。

（一）目标控制原理

在教学过程中，教师是教学信息的传播者，学生是教学信息的接受者，媒体和信息资源是教学信息的载体。但教师的活动、媒体和信息资源的选择、学生的反应都是要受到教学目标控制的，它们之间的关系是：教学目标控制教师的教学活动，控制学生的学习活动和学习反应，控制媒体和信息资源的选择；学生通过考试、回答提问等途径进行反馈，教师以教学目标为标准，评价学生学习状况，从而调节和控制整个教学过程。如图 10－1

所示。

根据这一原理，教学设计必须首先确定教学目标。它包括总体目标和具体目标两个层次，总体目标就是优化教学的总要求，而具体目标则依各门学科、各个教学单元的内容和学生的原有状态而确定。

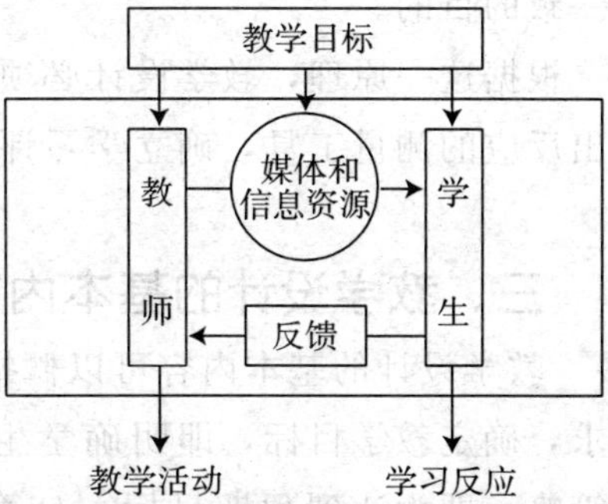

图 10-1 教学目标控制原理

（二）要素分析原理

在教学设计时，必须对构成这个系统的各个组成部分进行分析，找出哪些是对系统性质、功能、发展、变化有决定性影响的部分并作为系统的要素加以研究，而把次要的因素忽略。

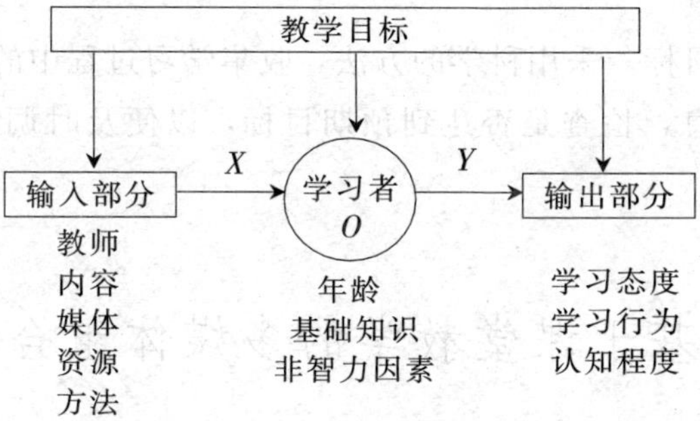

图 10-2 教学过程系统要素

图 10-2 中把刺激输入部分（X）、学习者（O）及反应输出部分（Y）看作三个子系统，而每个子系统又各自由不同的要素构成。输入部分（X）包括教师、学科内容、媒体、资源、方法等要素；学习反应（Y）则包括学习态度、学习行为和认知程度等要素；学习者（O）则属于一个“灰色系统”，我们无法完全了解其内部结构和思维过程，但应对其心理结构、基础知识水平两项要素有部分了解。

根据这一原理，教学设计的一项重要内容就是教学策略的设计，这实际上是对输入部分（X）这一子系统的设计，包括媒体、信息资源的选择与教学过程结构的设计。教学过程结构的设计实际就是这一子系统中各个要素的组成及其联系方式的分析与设计。

（三）优选决策原理

在教学策略设计过程中，必须使用系统方法中的模型化方法、优选方法与决策技术等具体方法，对各种设计方案可待选的对象进行分析、比较、评价，从而选取最佳的策略。

根据这一原理，在教学设计的实际操作中，使用了媒体选择几率公式、媒体选择坐标判定决策模型、流程选择方法、等级综合评判方法等优选决策方法，使教学策略更能符合教学目标的需要。

（四）反馈评价原理

反馈控制是系统科学的重要方法，就是利用反馈信息，使系统的反应输出状态与预期目标相比较，然后根据比较的结果，对输入值进行修正，以达到系统输出状态与目标要求相一致的目的。

根据这一原理，教学设计必须重视反馈信息的收集，即必须进行学习评价，设计各种输出反应的测量工具，确立学习评价指标体系，以获得反馈信息，控制和调整教学过程。

三、教学设计的基本内容

教学设计的基本内容可以概括为三个部分：分析教学需求，确定教学目标，即明确学生学习什么内容；设计教学策略，即为达到预期目标，打算如何进行学习；进行学习评价，即及时获取反馈信息，检查是否达到预期的目标。如图 10－3 所示。

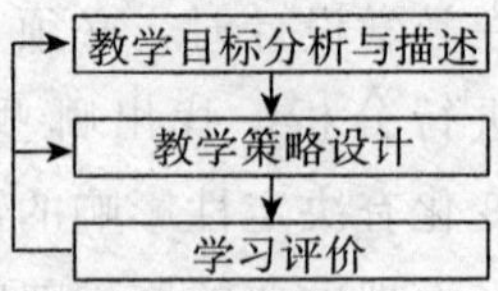

图 10－3　教学设计的基本内容

学习评价依据教学目标，采用科学的方法，收集学习过程中的学习反应资料，通过量化分析，以获得反馈信息，检查是否达到预期目标，以便及时调整教学目标或修正教学策略。

第二节　基于课堂教学的多媒体组合教学设计

一、多媒体组合教学的基本思想

多媒体组合教学，是指在以班组授课形式的课堂教学过程中，根据教学内容与教学目标的需要，合理地选择和应用现代教学媒体，继承传统教学媒体的有效成分，使两者有机地结合起来，各展所长，互为补充，相辅相成，构成教学信息传输及反馈调节的优化教学媒体群，共同参与课堂教学的全过程，达到教学过程的优化。

二、课堂多媒体组合教学设计的基本内容

根据教学设计的基本内容，基于课堂教学的多媒体组合教学设计内容主要包括：分析教学目标，确定教学策略，进行学习评价。如图 10－4 所示，虚线框内表示的是每一节课堂教学活动的四项具体设计内容。

三、学习内容与教学目标的分析

教学设计以分析教学需求为基础，需求就是指要学习什么（即学习内容）、预期达到的水平（即教学目标）。因此，教学设计的第一步就是要分析学习内容，确定教学目标。

布卢姆（B. S. Bloom）等美国学者将教育目标分成三个领域，即认知领域、情感领域和动作技能领域。其中认知领域按智能特性的复杂程度分为识记、理解、应用、分析、综

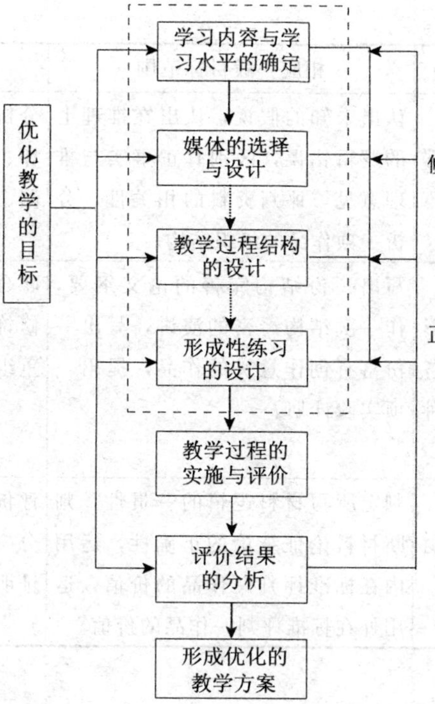

图10－4　多媒体组合教学设计的基本内容

合、评价六个等级，情感领域分为注意、反应、价值判断、组织化和价值五个等级，动作技能领域则按肌肉与神经所要求的动作协调程度分为模仿、操作、精确和联接等四个等级。表10－1是认知领域中六个水平等级相应的目标范围和常用行为动词的情况。

分析学习内容与教学目标可通过如下步骤完成。

表10－1　认知领域的教学目标分类

目标层次	相应一般目标范围	常用行为的动词
1. 识记（knowledge） 对个别事物和同类事物的记忆，对有关方法和过程的记忆，或对形式、结构和背景的记忆。	知道普通名词，知道具体事实，知道方法与过程，知道基本概念，知道原则。	定义、描述、指出、标明、列举、选择、说明、配合、背诵
2. 理解（comprehension） 对知识的掌握，将知识内在化和系统化。	了解事实与原理，解释文字资料，解释图表，转译文字资料为另一资料形式，估计资料中可能获取的结果，验证方法与过程。	转换、辩护、区别、估计、解释、引申、归纳、猜测、举例说明、摘要、预测、重写
3. 应用（application） 在各种特定的、具体的情景中使用抽象的概念、原则和理论。	应用概念及原理于新的情况，应用定律及学说于实际情况，解答数学应用问题，制作图表，正确使用表现方法与过程。	改变、计算、示范、表现、发现、操纵、修饰、操作、准备、产生、列举、解答、运用

续表

目标层次	相应一般目标范围	常用行为的动词
4. 分析（analysis） 将知识分解为各个因素或部分，使得各相关层次更为清楚，各部分关系更为明白。	认出未知的假说，认出在推理上的逻辑错误，区别真正事实与推理意见，评判资料的相关性，分析一项作品的组织结构。	分析、图示、细述理由、分辨好坏、区别、指明、举例说明、猜测、选择、分开、再分
5. 综合（synthesis） 将各个元素或部分加以组合形成一个整体，包括安排和结合各个片段、部分或元素以构成一种更清楚的形式或结构。	写出一份结构完善的论文纲要，作一次结构严密的演讲，写出一份富有创作意义的作品，提出一项实验计划。	联合、组成、创造、计划、归纳、修饰、组成、重建、重新安排、重组、重改、重写、总结
6. 评价（evaluation） 能对于用来达到特定目标的材料和方法，给予价值的判断。	判定所写材料逻辑的一贯性，判断材料论证结论的正确性，运用内在标准评判一作品的价值，运用外在标准评判一作品的价值。	评价、比较、结论、对比、检讨、分辨好坏、解释指明、总结、证明

（一）对学科内容进行分类并将单元内容划分成若干个知识点

1. 学科学习内容的分类

从学生不同的智能活动出发，可将学习分为三大类，这就是知识学习（包括事实、概念和原理的学习）、技能学习、问题解决学习。

2. 学习单元知识点的划分

根据知识内容的类型并考虑知识总体的结构，将每一单元内容划分成若干个知识点，如图 10－5 所示。

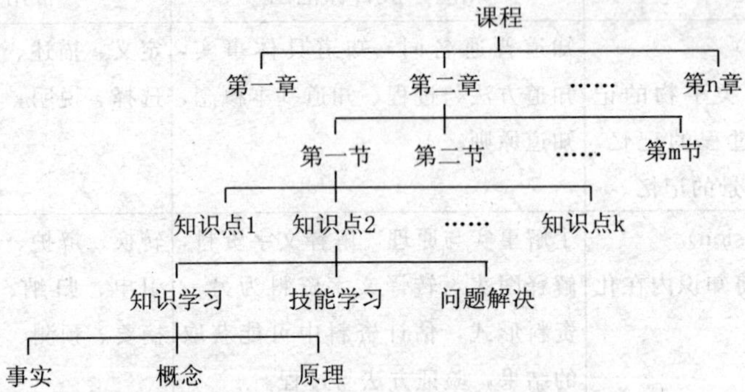

图 10－5　知识点的划分示意图

（二）依据二维层次模型确定各个知识点预期的学习水平

学习内容与教学目标的关系可用图 10－6 所示的学习内容/教学目标二维层次模型来表示，这一模型是确定具体教学目标的主要工具。

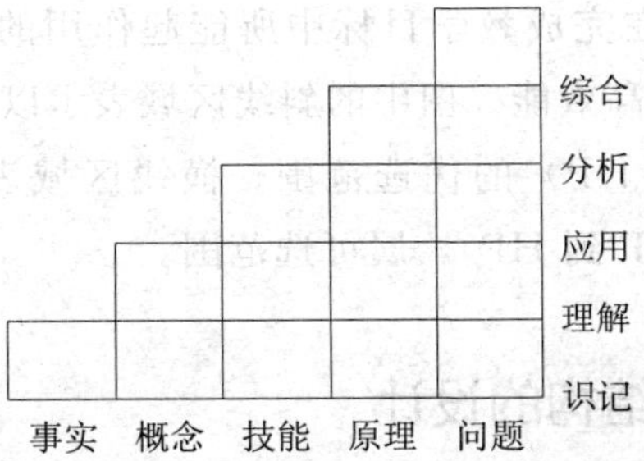

图 10－6 学习内容/教学目标二维层次模型

根据二维层次模型，由各个知识点所属的类型性质确定预期的学习水平。例如，属于事实类型的知识点学习水平为识记，属于概念类型的知识点学习水平为理解，属于技能类型的知识点学习水平为应用，以此类推。

（三）利用操作性行为动词具体描述各个知识点的学习水平

表 10－1 中已显示出认知领域中六个水平层次常用的操作性行为动词，现以“物体在平衡力作用下的运动”这个知识要点为例，说明如何使用不同的操作性行为动词，来描述学习水平分别是达到了“知识”层次、“理解”层次还是“应用”层次，如表 10－2 所示。

表 10－2 “物体在平衡力作用下的运动”学习水平的具体描述

知识要点	学习水平	描述语句	行为动词
物体在平衡力作用下的运动	识记	描述原来是静止或原来是运动的物体，在平衡力的作用下仍保持原来的静止状态或运动状态。	描述
	理解	举例说明物体在平衡力作用下它的运动状态是不会改变的。	举例说明
	应用	根据物体在平衡力作用下处于静止状态或匀速直线运动的情况，当一个力已知时，求解另一个力。	求解
		对于保持静止状态或匀速直线运动的物体，能正确表明它受到哪些相互平衡的力的作用。	表明

四、教学媒体的选择

教学媒体的选择，就是根据教学内容和教学目标的要求，选择存贮和传递相应教学信息，并能直接介入教学活动过程中的载体。通常包括传统媒体（如模型、挂图）、电声媒体、光学投影媒体、电视媒体及机读媒体等几大类。图 10－7 给出了媒体最优选择的决策模型。

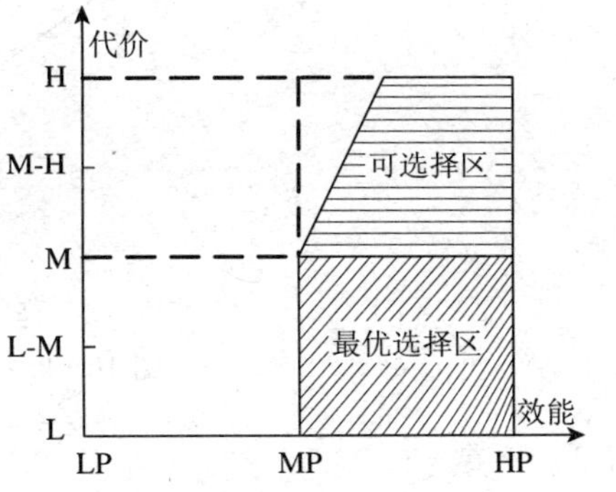

图 10－7 媒体最优选择决策模型

图中的纵坐标表示使用媒体需付出的代价，包括制作成本、维护条件、耗费时间等。L 表示最低，M 表示中等，H 表示代价最高。图中的横坐标表示媒体的功效，即媒体在完成教学目标中所能起作用的大小程度，LP 表示低效能，MP 表示中等效能，HP 表示高效能。图中的斜线区域表示以较低的代价（由 L 到 M）可获得较高的效能（由 MP 到 HP）的优选范围。横线区域表示虽然代价较大（由 M 到 H），但其效能也较高（由 MP 到 HP），属可选范围。

五、课堂教学过程结构的设计

对课堂教学过程结构进行设计，其中教师是一个最重要的因素，它引导着学生的活动，并进行教学内容的组织以及教学媒体的运用。如图 10－8 所示。

课堂教学过程结构的设计必须考虑教师的主导活动、学生的参与活动、教学内容的组织、教学媒体的运用等方面以及它们之间的相互联系，而形成性练习也是课堂教学中重要的一环，所以课堂教学过程结构的设计可用图 10－9 来描述，它表示先对教师、学生、内容、媒体和练习进行设计，再通过流程图将各个部分有机结合起来。图 10－10 是课堂教学过程结构流程图的几种符号及其意义。图 10－11 是初二物理《杠杆》的课堂教学过程结构的一种方案。

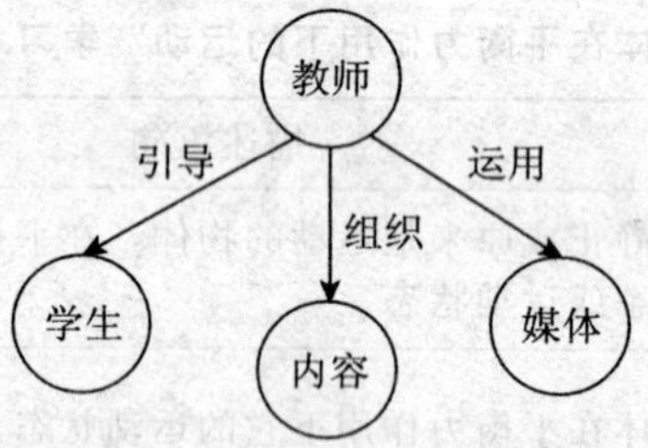

图 10－8　课堂教学中教师与其他要素的关系图

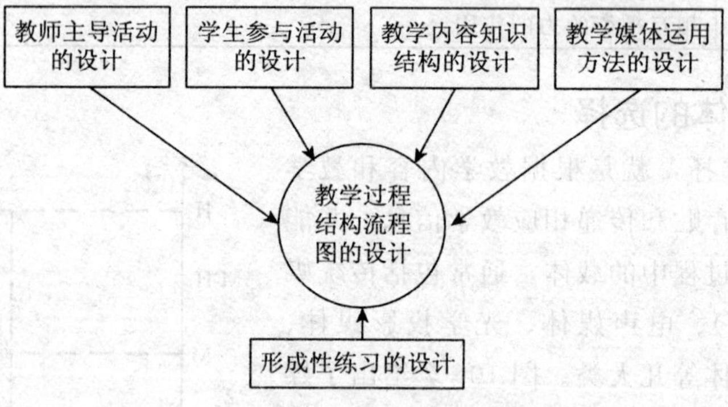

图 10－9　课堂教学过程结构的设计内容

符号	表示的意义
	教学内容与教师的活动
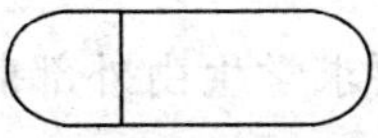	媒体的应用
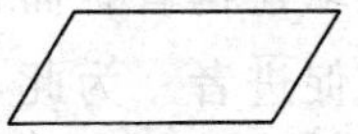	学生的活动
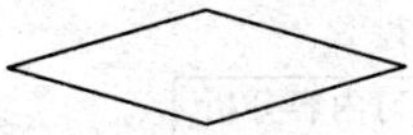	教师进行逻辑判断

图 10－10　几种符号及其意义

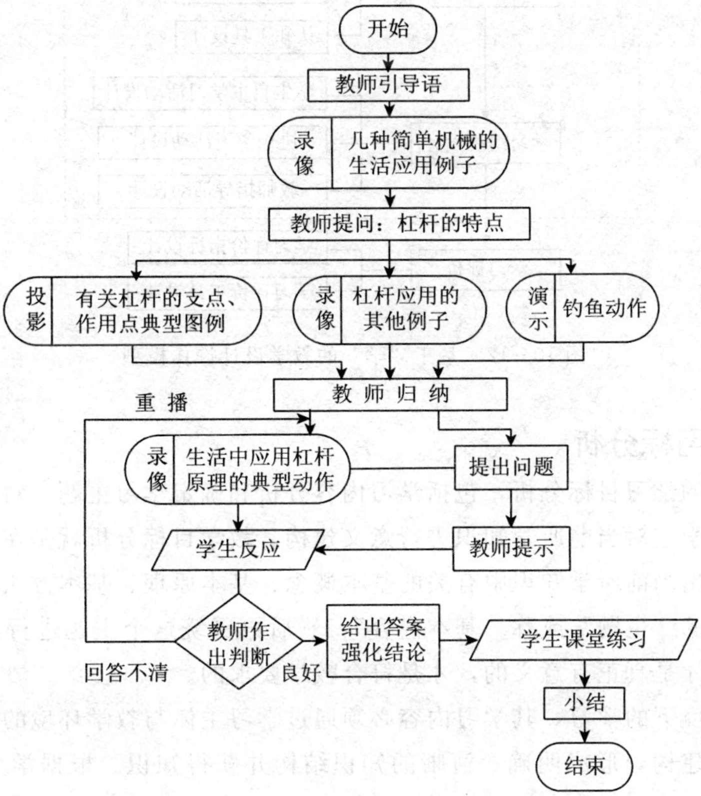

图 10－11　课堂教学过程结构描述事例

——中学物理《杠杆》设计方案

第三节　基于建构主义与数字化学习环境下的教学设计

建构主义学习理论强调以学习为中心，不仅要求学生由外部刺激的被动接受者和知识的灌输对象转变为信息加工的主体、知识意义的主动建构者，而且要求教师要由知识的传授者、灌输者转变为学生主动建构意义的帮助者、促进者。为此，基于“学”的教学设计操作模型，如图 10－12 所示。

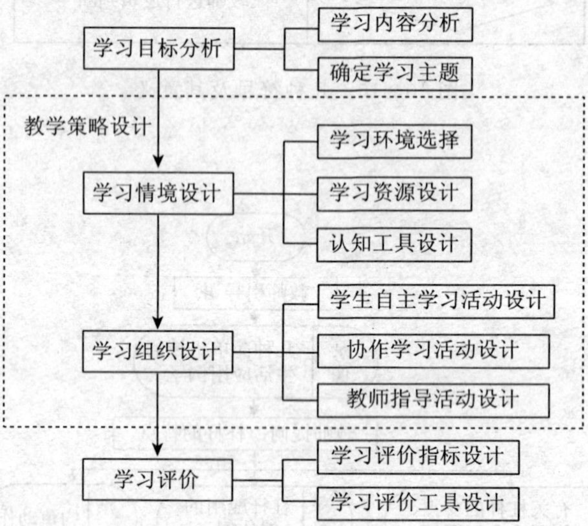

图 10－12　基于“学”的教学设计操作模型

一、学习目标分析

基于“学”的学习目标分析，包括学习内容分析和确定学习主题。对于建构主义环境下的学习，需要学生对当前所学知识进行意义建构。教学目标分析就是在分析学生学习内容的基础上，选出当前所学知识中有关的基本概念、基本原理、基本方法和基本过程，作为当前所学知识的“主题”或称“基本内容”，然后再围绕这个主题进行意义建构。这样建构的“意义”才是真正有意义的，才是符合教学要求的。

建构主义环境下的学习，其学习内容必须通过学习主体与教学环境的相互作用，通过学习主体的意义建构，形成明确、清晰的知识结构并获得知识。根据学生智力活动的特点，可以把学习内容分为知识学习（事实、概念、原理）、技能学习和问题解决学习。

二、学习情境设计

学习情境设计是一种教学策略的设计。基于“学”的教学设计中，学习情境设计实际上包括学习环境的选择、学习资源的设计、认知工具的选择与设计。

（一）学习环境的选择

现代教育技术应用环境通常包括：适合于课堂多媒体组合教学方式用的多媒体综合教室，适合于个别化学习的以CAI网络为基础的电子阅览室，适合于协作学习的多媒体计算机网络教室，适合于资源共享的开放式的学校闭路电视系统、校园计算机网络系统以及地区性内联网络系统和基于因特网的远程教学系统等。

（二）学习资源的设计

在基于“学”的环境系统中，关键还必须选择使用教与学所使用的学习资源，这些学习资源主要包括有常规音像教材、数字化音像资料（CD、VCD、DVD、LD等）、多媒体教学软件、网络课件等。并且，设计这些学习资源的应用方式，更有效地促进学习者的意义建构。

1．学习环境资源的应用方式

（1）提供多媒体情境性的学习资源。利用多媒体技术，创设一些与所学主题相关的问题与情境：事实性情境、意境性情境、示范性情境、原理性情境、探究性情境等。

（2）提供多样化的信息资源。信息资源是指与问题解决有关的信息资源（包括文本、图形、声音、视频和动画等）、通过因特网获取的有关资源、与问题相关的实例或个案（如法律、医疗或社会调查等）。

（3）建立模拟实验情境。计算机技术可以设计许多仿真实验，通过输入必要的参数，或者通过学生交互操作，通过模拟实验，进行科学探究。

2．设计学习环境资源的注意事项

（1）明确学习主题，需要哪些学习资源（包括课本、多媒体教学软件和网上信息资源）以及明确每种学习资源在学习主题的过程中能起什么样的作用。

（2）明确能用何种途径获取这些学习资源。

（3）指导学生如何有效地利用这些学习资源，去回答问题和解决问题。

（三）认知工具的设计与选择

认知工具是指在计算机上生成的、用于帮助和促进认知过程的工具。认知工具的设计包括：

（1）选择能帮助学生进行知识重构的工具，如文字处理、表格处理、电子幻灯片制作、网页制作等工具软件等；

（2）选择或设计一些可视化的智能信息处理软件，如知识库、语义网络、几何图形证明树、专家系统等。

三、学习组织设计

学习组织的设计也是一种教学策略的设计，它包括学生自主学习活动的设计、协作学习活动的设计和教师指导性活动的设计。

（一）学生自主学习活动的设计

基于建构主义学习环境的学习所追求的最终目标，就是让学生能建构知识的意义。但是“意义的建构”不是由别人（例如教师或辅导员）而是由学习者自己完成。即在适当的学习环境下，通过主动探索、主动发现、自主学习才能完成。

1. 根据基于建构主义的教学方法，设计自主学习方式

在建构主义学习环境中常用的教学方法有支架式教学法、抛锚式教学法和随机进入教学法等。选择不同的教学方法，应当设计不同的自主学习活动，如表 10－3 所示。

表 10－3　基于建构主义的自主学习活动设计

基于建构主义的教学方法	教学设计的重点	学生自主学习的活动方式
支架式教学法	围绕事先确定的学习主题，建立一个相关的概念框架。框架的建立应遵循维果茨基的“最近发展区”理论，且要因人而异。	围绕“概念框架”进行自主学习。由于每个学生的“最近发展区”具有差异，教师指导学生通过概念框架逐步构建知识的意义，把学生的智力发展从一个水平引导到另一个更高的水平，就像沿着脚手架那样一步步向上攀升。
抛锚式教学法	根据事先确定的学习主题，在相关的实际情境中去选定某个典型的真实事件或真实问题（“抛锚”），然后围绕该问题展开进一步的学习。	围绕“真实问题”的自主学习。学习者对给定问题进行假设，通过查询各种信息资料和逻辑推理对假设进行论证，根据论证的结果制定解决问题的行动计划，实施该计划并根据实施过程中的反馈，补充和完善原有认识。
随机进入教学法	围绕事先确定的学习主题，创设能从不同侧面、不同角度表现学习主题的多种情境。	围绕“事物多面性”的自主学习。学生在自主探索过程中随意进入其中任一种情境去学习。

2. 根据学生的特征组织学生自主参与活动

（1）观察情境。对教学资源提供的情境进行积极的观察，并根据教师所提出的问题进行思考反应。

（2）实际操作。通过人机交互操作，对教师提供的教学资源进行查询检索，对所得信息进行分析比较、选择取舍、加工处理。

（3）通过对教学情境的观察，对学习资源选择分析后深入思考，发现并提出进一步探索的问题。

（4）通过对学习资源进一步的研究，或进行仿真实验，对有关问题进行深入的思考探索。

（5）围绕待探索的问题，与教师、同学进行协商讨论。

（6）在协商过程中，积极通过语言文字（计算机汉字输入）表述观点。

（7）通过语言文字（计算机汉字输入）进行意义建构。即对学习过的内容中有关事物的性质、特征、现象进行概括，对事物之间的内在联系和规律进行归纳。

（二）协作学习环境和活动方式的设计

设计协作学习环境的目的是为了在个人自主学习的基础上，通过小组讨论、协商，进一步完善和深化对主题的意义建构。

1. 协作学习活动方式的设计

（1）竞争。指导教师根据学习目标与学习内容对学习任务进行分解，由不同的学习者“单独”完成任务，看谁完成得最快最好，等等。

（2）辩论。协作者之间围绕给定主题，确定自己的观点；在一定的时间内借助虚拟图书馆或互联网查询资料，以形成自己的观点；辅导教师（或中立组）对他们的观点进行甄别，选出正方与反方，然后双方围绕主题展开辩论。

（3）伙伴。指协作者之间为了完成某项学习任务而结成的伙伴关系。伙伴之间可以对共同关心的问题展开讨论与协商，并从对方那里获得解决问题的思路与灵感。伙伴可以是学生，也可以由人工智能支持的计算机充当，对学习者提出问题或为问题提供答案等。

（4）设计。由指导教师设计主题，强调学习者对相关知识的运用能力。学习者充分运用已掌握的知识，进行分工、协作，共同完成学习主题。指导教师及时发现并总结学习者的新思想和新思路，以利于提高全体学生综合运用知识的能力。

（5）角色扮演。让不同学生分别扮演指导者和学习者的角色，由学习者解答问题，指导者对学习者的解答进行判别和分析；在学习过程中，扮演的角色可以互相转换。通过角色扮演与转换，学习者对问题的理解将会有新的体会。角色扮演的成功将会增加学习者的成就感和责任感。

（6）问题解决。首先根据学生所学的学科与兴趣确定问题；组成协作小组，利用图书馆或互联网查阅资料，为问题解决提供材料和依据；协作者之间互相配合、互相帮助、共同完成学习任务，解决问题；问题解决的最终成果可以是报告、展示或论文，也可以汇报等。

2. 提供协作学习的工具

提供协作交流与会话讨论工具，使学习者群体可以相互交流、讨论、协商，共同建构问题的意义。

（三）教师指导策略和指导活动的设计

教师的指导作用体现在学生学习活动中所担任的角色：信息海洋的导航者、情境观察的指导者、协作学习问题的设计者、协作学习过程的辅导者。

四、学习效果评价设计

包括小组对个人的评价和学生本人的自我评价。评价内容主要围绕三个方面：自主学习能力，协作学习过程中作出的贡献，是否达到意义建构的要求。

第四节 学习评价

教学设计要以评价反馈为途径来检验计划实施的效果，并不断修订以完善计划方案。因此，科学的学习评价过程包括资料的收集、资料的量化处理和对资料作出价值性判断等。

一、学习评价的基本概念

（一）学习评价的特征

学习评价，是根据明确的目标，采用科学的方法，对测量数据按照一定的标准进行量化的结果作出价值性的判断。学习评价具有如下特征。

1. 以教学目标为依据

教学目标是学习评价的组织准备与方案制定的依据，它决定了评价中应评什么或不评什么，它影响到评价指标体系的建立和评价活动的实施。

2. 以客观资料为基础

学习评价必须对学生的学习反应状况有一个客观的了解，要掌握学生在参与教学活动之后，对媒体所表现的行为、态度以及对学习内容的理解程度等有关资料，才能进行评价，而不能以主观的判断来代替客观的评价。

3. 采用科学的量化方法

学习评价过程包括两次量化过程，一次是资料收集时，采用数量方式来表达；另一次是通过指标体系中的权重，按标准评等的方式量化。

4. 作出价值性判断

学习评价的最终目的是要评定学习是否达到预期的目标，是否有所进步，是否与其他途径的学习存在差异等方面的结论，从而为今后的学习作出决策。

（二）学习评价的类型

按教学阶段可以将学习评价类型划分为诊断性评价、形成性评价和总结性评价三种类型。

1. 诊断性评价

诊断性评价是指教师在教学前进行的评价。目的在于了解学生在教学前是否具有新的教学单元目标所必须具备的基本能力和技能。根据诊断性评价的结果，教师可确定教学的起点，安排教学计划。

2. 形成性评价

形成性评价是指教学过程中实施的教学评价，是在学生学习了一段时间之后进行的，它是评价的主要形式。目的在于了解教学的效果，了解学生学习的情况及所存在的问题或缺陷。形成性评价一般可分为教学过程的形成性评价、以单元为单位的形成性评价和以学期（学年）为单位的形成性评价。这种评价暂时不下结论，只作了解情况用。

3. 总结性评价

总结性评价是指在总体教学结束时进行的教学评价。目的在于评定学生对一学年、一学期或一个学习单元的教学目标达到的程度，判断教师所用的教学方法是否有效，并全面评价学生的学习结果，给学生划分等级，帮助教师修订教学计划，等等。

（三）学习评价的内容和步骤

（1）通过结构化观察、问卷调查、形成性练习、总结性测验等途径，收集学习者在学习态度、学习行为和认知效果等方面的量化数据资料，作为分析学习者的学习状态及其变化的客观基础。

（2）以教学目标为依据，建立各门学科的学习评价指标体系。体系包括评价指标项目、评价标准、权重系数和评判等级。利用评价指标体系，对收集到的客观资料进行第二次量化处理。

（3）对二次量化的结果，作出价值性判断，包括进行达标程度、相对水平、差异对比和发展状况等方面评价结果的描述。

二、学习评价资料的收集

学习评价是以客观资料为基础的，首先要做好学习评价资料的收集工作。资料收集必须遵循两项原则：一是要具有客观性，资料必须是来源于学习者的学习反应，而不能是以教师、研究者的主观印象、推测作为评价资料；二是资料要采用量化方式来表述。在学习评价中，客观资料的收集主要有结构化观察、态度量表（问卷）、形成性练习和总结性测验等途径。它们的适用范围如表 10 - 4 所示。

表 10 - 4　资料收集的方法与范围

资料收集的方法	资料收集范围
结构化观察	学习行为反应信息
态度量表（问卷）	学习态度反应信息
形成性练习	认知效果
总结性测验	认知效果

（一）结构化观察

结构化观察是人们为认识事物的本质和规律，通过感觉器官或借助一定的仪器，有目的、有计划地对自然发生的条件下出现的现象进行考察的一种方法。

1. 观察内容

结构化观察内容，主要是收集学生学习行为反应的信息。学生学习行为反应可分为语言行为、特殊语言行为和非语言行为等。

2. 观察方法

(1) 直接观察。就是借助研究者的感觉器官（包括眼睛、耳朵等）去感知对象，获得感性材料的方法，如现场参观、观摩教学、列席会议等。

(2) 间接观察。就是借助现代化科学仪器设备，如照相机、闭路电视装置、录像机、电影摄影机等现代技术手段进行观察。

3. 观察取样

进行结构化观察，不可能包罗万象，面面俱到，除了通过抽样选择了观察对象外，还要在时间、空间上加以取样，限制一定的范围。表 10-5 列出了几种不同的取样方法。

表 10-5　观察取样方法与特点

取样方法	特　点
时间取样	考察在特定时间内所发生的行为现象。
场面取样	有意识地选择一个自然场面，考察场面中出现的行为现象。
阶段取样	选择某一阶段的时间范围进行有重点的考察。
追踪观察	对对象进行长期、系统、全面的考察，了解其发展的全过程。

4. 观察记录

结构化观察必须作详细的记录，以便积累资料。科学的记录方式有多种，其特点如表 10-6 所示。

表 10-6　观察记录方式与特点

记录方式	特　点
频数记录	在规定的观察项目栏上，以符号"√"记录对象在该项目所指的行为现象上出现的次数。
评等记录	在规定的观察项目栏中，再划分若干等级，对现象所表现的特征按所属等级在表格中划上记号。
描述记录	以笔记方式描述多种现象的特征。
连续记录	利用录音机、录像机把观察到的现象全过程加以记录。

为方便观察，我们通常只对注意程度和回答问题的积极性两方面进行观察。如表 10-7，可用于观察学生在课堂中出现不集中注意的行为，如出现在课堂中乱讲话、搞小动作、看其他读物等行为。表 10-8 可用于观察学生对教师发问时所作出的反应行为，如举手、回答、提出疑问等行为。表 10-7 中符号"√"表示行为出现的次数记录，表 10-8中符号"+"或"—"表示响应回答的正和误的情况。

表 10－7　学生出现不集中注意行为的观察记录表

时间段（分钟） 学生	0～5	5～10	10～15	15～20	20～25	25～30	30～35	35～40	40～45
S_1									
S_2									
S_3				√					
S_4									
S_5						√			
S_6									
⋮									
S_m									

表 10－8　学生对教师提问响应行为的观察记录表

教师提问 学生	提问 1	提问 2	提问 3	提问 4	……	提问 n
S_1	√＋	√＋		√－		
S_2		√＋	√－			
S_3	√＋				√＋	
S_4			√－			
S_5		√＋				
S_6		√＋	√－		√－	
⋮						
S_m						

例如，某一节课的设计方案，分别对同一年级的 6 个教学班进行施教试验，在课堂教学过程中，有 4 位教师分别对每个班中的 16 名学生（抽样样本）的学习行为进行观察，并利用表 10－7，对这些观察对象在课堂中出现的不集中注意行为作次数记录，获得如表 10－9 所示的统计结果。

表 10-9　观察记录统计结果

不集中注意人数 时间段（分钟） / 试验班	0～5	5～10	10～15	15～20	20～25	25～30	30～35	35～40	40～45
1	0	1	2	0	0	2	2	0	1
2	1	2	0	1	1	3	4	1	2
3	1	1	1	2	3	1	5	2	3
4	0	0	2	1	2	0	1	0	0
5	1	0	3	2	0	2	4	5	6
6	1	1	1	1	2	0	3	2	0
合计	4	5	9	7	8	8	19	10	12
注意人数	102	101	87	89	88	88	77	86	84
注意率（%）	96	95	91	93	92	92	80	90	88

$$注意率=\frac{实际注意人数}{理论应注意人数}\times 100\%$$

理论应注意人数　$N=6\times 16=96$（人）

根据表 10-9 中的数据，可画出学生的注意率分布曲线，如图 10-13 所示。

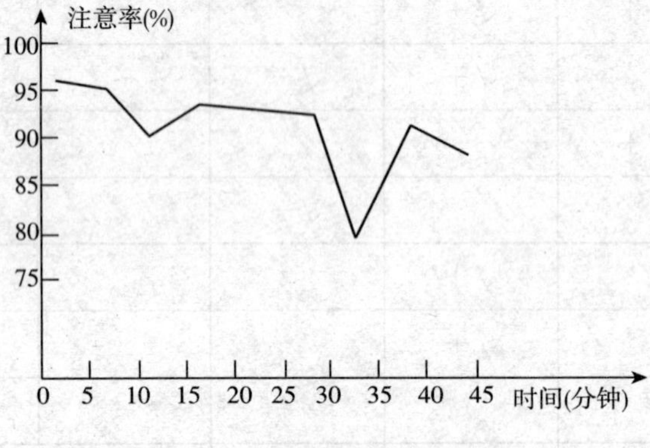

图 10-13　学生的注意率分布曲线图

从曲线上看，采用这一方案进行教学，学生的注意率在整节课的 45 分钟中都比较高（最低为 80%），这说明这种教学方法能保持学生的注意力。从曲线的形状，可以知道在这一节课的前半部分，学生的注意率一直都很高，且很平稳。但在 30～35 分钟的时间段，出现了最低点，接着又慢慢回升至结束。这是为什么呢？通过进一步分析得知，前半节课学生的积极性很高，但由于人的注意力保持是有限的，经过前半节课后，学生开始感到疲惫。此时，教师能即时地转用了另外一些媒体进行讲课，如放录像、放投影、进行演示实验，或让学生自己动手做实验、做练习等等，转移了学生的视线，使学生的注意力得以唤起。

（二）态度量表（问卷调查）

态度是人对某种现象的相对稳定的心理倾向，它是通过人的意见和举止行为反映出来的，通常是采用态度量表进行态度测量。态度量表实际上是针对某件事物而设计的问卷，是问卷的一种特殊形式，通过被试者对问卷所作的评等选答反应，从而了解被试者对某事物的态度倾向。态度倾向包括两项基本指标：态度的方向性，如喜欢或不喜欢、肯定或否定的正负方向；态度的强弱性，是以态度等级来衡量，如只有小部分理解、部分理解、大部分理解、完全理解等。

1. 态度测量的内容

测量学生对多媒体组合教学的教学过程的态度内容包括：

(1) 对媒体教学过程的评价态度。如对多种媒体的组合形式的评价意见，对各种媒体的应用形式的评价意见，对各种媒体的兴趣表现，等等。

(2) 对媒体内容的理解效果。如对媒体所呈现的各部分内容的理解效果，对媒体不同的使用形式的理解效果，等等。

(3) 对媒体本身质量的评价意见。

(4) 影响教学效果的因素。如产生良好效果的因素和造成不良效果的因素。

2. 态度量表的形式

由于态度倾向有方向和强弱之分，因此，态度量表有两种表现形式，即单向评等量表和双向评等量表。

(1) 单向评等量表

单向评等量表的特点是，对提出问题的态度的强弱性量度等级，中间按程度单向顺序排列，因此等级分值包含有正分值。表 10－10 是四等级的单向评等量表。

表 10－10　看过该电视教材之后，您是否理解以下问题？

	只有小部分理解	部分理解	大部分理解	完全理解
	1	2	3	4
1. 实验原理				
2. 实验方法				
3. 选择适当的器件				
4. 实验步骤				
5. 实验数据处理				

(2) 双向评等量表

双向评等量表的特点是，对提出问题的态度的方向性量度等级，等级的两端表示完全极端的相反意见，因此等级分值包含有正负分值。表 10－11 是五等级的双向评等量表。

表 10－11　您对该电视教材感不感兴趣？

很感兴趣	感兴趣	一般	不感兴趣	很不感兴趣
+2	+1	0	−1	−2

3. 问卷调查资料的统计分析

学习态度的调查问卷，是在经过一个阶段（如一个学期）的教学之后，发给学生进行填答。调查时，让学生填答问卷后当场收回，这可保证回收率达 100%。通过随机取样的方法，抽出部分样本（问卷）进行统计分析，从而推断总体的情况。

（三）形成性练习

学习评价的目的不仅仅是为了给教学效果作出总结性的鉴定或认可，更重要的是通过评价来促进教学，提高教学质量。在学习评价中，常常会采用形成性练习的方法来检测学生对学习内容的掌握情况。

1. 形成性练习的特点

形成性练习，是按照教学目标而编制的一组练习题，它是以各种形式考核学生对本学习单元的基本概念和要素的掌握程度。它的特点有：目的性强，知识要点和教学目标的覆盖面大，题目少而精。

2. 形成性练习的作用

形成性练习对于提高教学效果和矫正教学方法的效能，对于提供反馈信息等都起了重要的作用。

（1）强化的作用。对于那些已经掌握了学习单元知识的学生，形成性练习可起很大的强化作用。

（2）矫正的作用。对于那些没有达到掌握水平的学生，形成性练习可揭示他们答错的问题和需要补充的概念、技能，便于改变教与学的方法。

（3）定步的作用。为学生的学习定步，以促使他们抓紧时间，及时学习。

3. 形成性练习的编制

（1）将每个知识要点用一个或者一个以上的练习题进行测试。

（2）将每个知识要点上各个层次的教学目标用一个或者一个以上的练习题与之对应。

（3）将所有的练习题由简单到复杂进行排列。

学生在纠正形成性练习中出现的错误时，能够先纠正有关知识水平的错误，再纠正理解水平的错误，由易到难，逐步深入。可采用如表 10-12 所示的形式编制形成性练习。

表 10-12 形成性练习工作表

知识点	学习水平	题目内容
1.		
2.		
3.		

（四）总结性测验

总结性测验的主要目的在于评定学生的学习成绩，也就是检查预期的教学目标实现的程度。因此，总结性测验应以教学目标为基础，根据单元教学目标来决定出题的内容、出题的方法，并规定答案标准。

1. 总结性测验的特点

（1）它是在阶段学习之后进行的。

（2）它要按指定方式，在规定的时间内完成。

（3）它是一种抽样性测量，必须对测验内容与学习水平等级的双向分布作合理的安排。

（4）它是依据教师的评分来了解学生的知识和能力的情况，必须尽可能采用客观性试题作为测验试题。

2. 总结性测验的双向细目表

总结性测验主要适用于单元考试、期中考试和期末考试等。在拟题时，将认知学习分为识记、理解、应用、分析、综合和评价六个层次，并在各层次上取样，使考题能覆盖各方面的内容和层次。表 10－13 是初中《生物学》中有关珍稀动物的测验目的与内容双向细目表。

表 10－13　测验目的与内容双向细目表

测验内容	学习水平			Σ%
	识记	理解	应用	
珍稀动物分布	10	12	10	30
珍稀动物与环境关系	12	16	12	40
珍稀动物的认识	8	6	0	14
珍稀动物的保护	6	6	4	16
Σ%	35	40	25	100

通常情况下，一份合理的测验试题中各个知识层次比例与各种难度比例应该是一个正态分布，如图 10－14 所示。对于一份优秀的测验试卷，其中“识记、理解、应用”这三类题属基础题，应该占 70%～80%；“分析、综合”这两类属较难的题，应该占 10%～15%；而“评价”这类属很难的题，只能占 5%左右，对于初中来说，评价题还可以更少些，甚至没有。

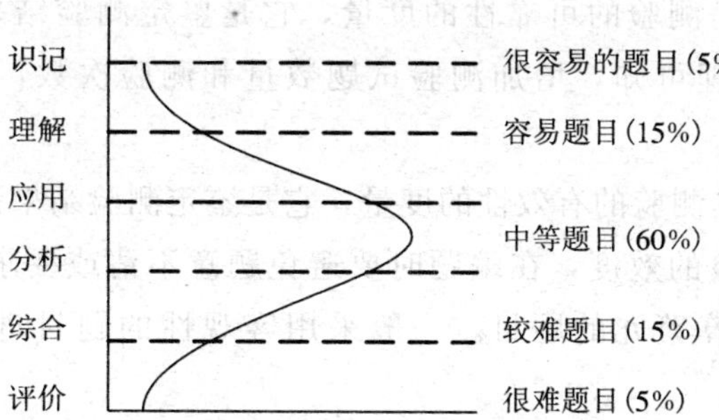

图 10－14　各种知识层次与各种难度比例的正态分布图

3. 测验试题的设计

测验题目通常有主观性题目和客观性题目两种形式。

（1）主观性题目

主观性题目是通过问答的形式，让被试者描述事件发生的过程，列举事实，论述问题的性质，对比或比较事物的异同，解释因果关系，发挥某种观点，总结某种经验或运用所学知识去讨论、评价某种现象，等等。主观性题目可分问答题和简答题等。

（2）客观性题目

客观性题目在评分上比较客观，题目量大，考试面广，可以避免猜题押题的情况。它包括选择题、是非题、填空题、排序题、匹配题等几种形式。

① 选择题。它是由题干和选择支两部分组成的。它的编题形式是提出问题（即题干）后，给出几个（一般为四个）备选答案（即选择支），要求选出其中正确的或合适的答案来。

② 是非题。是非题又叫判断题，它的编题形式是给出一个命题，要求判断其正确与否，然后选用符号"√"或"×"填入规定的括号中。

③ 填空题。填空题的编题形式是给出命题的某些部分，留有一处或几处"空白"（一般空白处划有横线），要求在空白处填上命题的另外部分，以组成完整的命题。

④ 排序题。排序题的编题形式是给出若干个相互关联的词语或短句等，按规定的顺序或方式把它们重新排列起来。

⑤ 匹配题。将题目和答案纵向排列成两行，但答案与题目不对应，让被试者根据题目选择答案匹配。

一般地说，越是高一级的学习（分析、综合、评价），越适宜于使用主观性题目（问答题、简答题等）；越是低一级的学习（知识的记忆、理解、应用等），越适宜于使用客观性题目（选择题、是非题、填空题、排序题、匹配题等）。表 10-14 是测验题类分配表范例（每格中的测验题数=行的比重×列的比重×总的测验题数）。

4. 提高测验质量

测验的结果是否能达到目的，是否能正确反映客观事实，通常以信度和效度这两个质量指标来衡量。

（1）信度。信度就是测验的可靠性的度量，它是鉴定测验结果的一致性和稳定性。根据概率论中的大数定理可知，增加测验试题数量和测验次数，便能有效提高测验的信度。

（2）效度。效度就是测验的有效性的度量，它是鉴定测验结果是否能真正反映测验的目标和意图。要提高测验的效度，在编题时要避免题意不清或要求不明确而造成学生误解，也要防止出一些计算繁冗的题目。一般采用客观性的题目进行命题，其效度是较高的。

表 10－14　测验题类分配表范例

知识层次 ＼ 题类		选择题	是非题	填空题	排序题	匹配题	简答题	问答题	合计
	比重	0.1	0.2	0.3	/	/	0.2	0.2	1
识记	0.2	2	4	6	/	/	4	4	20
理解	0.3	3	6	10	/	/	6	6	30
应用	0.3	3	6	10	/	/	6	6	30
分析	0.1	1	2	3	/	/	2	2	10
综合	/	/	/	/	/	/	/	/	/
评价	0.1	1	2	3	/	/	2	2	10
合计	1	10	20	30	/	/	20	20	100

信度与效度，二者既有联系又有区别，信度高效度不一定高，效度高则信度必定高。在进行测验时，我们要尽量减少误差，使测验既有效又可信。

三、学习评价指标体系的建立和应用

通过结构化观察、问卷调查、形成性练习、总结性测验等方法取得一批关于学生学习反应的资料，为了更好地对学生的学习情况作出评价，经第一次量化后，还需要根据优化目标，对所得到的资料进行第二次量化处理。这就是根据学习评价指标体系，对学生学习情况按照一定的标准，归属所处等级，从而综合地考察评价学习状况，检验教学设计的完善性，发现问题之所在，以便调整修改设计方案。

对资料的二次量化处理，关键就是要根据优化目标建立一套完整的学习评价指标体系。学习评价指标体系是评价目标的具体化，是对评价目标的分解。

设计评价指标体系总是先明确目标，然后提出指标项系统，最后再规定相应的权重与量化方法。其中，指标项系统的设计是关键性、决定性的工作。

（一）分解目标，建立指标项体系

指标项是目标的具体化、行为化和操作化，指标项必须与目标相一致，可通过分解目标的形式建立指标项系统。目标分解可按图 10－15 所示的三层次分解。

根据优化教学的总体目标，可以形成关于认知领域、情感领域、动作技能等多方面的评价指标体系。在设计这些指标项系统时，应注意以下几点。

1. 指标项与总目标的一致性

指标项是目标的具体化、行为化和操作化，那么它就必须与教学目标一致。

2. 指标项的直接可测性

指标项作为具体的目标，它可用操作化的语言加以定义，它所规定的内容是可通过实际观察加以直接测量以获得明确结论的。

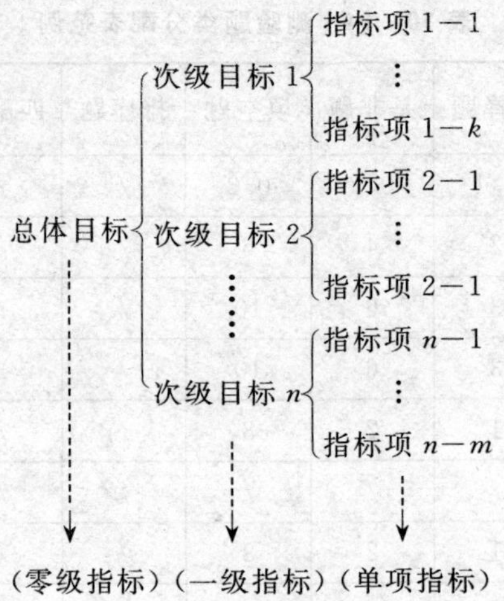

图 10-15　目标分解图

3. 系统内指标项的相互独立性

指标系统是由一组相互间有着紧密联系的指标项结合而成的。同时，要求各项指标必须相互独立。

4. 指标项系统的整体完备性

指标项系统的整体完备性是指系统内指标的全面性。

5. 指标项的可比性

指标项的可比性指的是指标项必须反映被评价对象共同的属性。

6. 指标项的可接受性

指标项的可接受性包含着两层含义：其一，必须从实际出发，提出的指标项才是可接受的；其二，按指标项进行评价是可行的。

（二）权重系数的确定

权重系数是表示某一指标项在指标项系统中的重要程度。

1. 经验法

通过访问有经验的专家、学者，以他们在实践中的经验分析哪项指标重要、哪项指标不太重要，从而确定这些指标项的重要系数的大小。

2. 多因素统计法

这种方法是事先设计好一些问卷问题，将各指标项列出来，以最重要、较重要、重要的等级让被调查对象打勾，再将调查结果进行统计，以计算出来的排序指数 Wi 的大小来确定权重系数的大小。例如，现有三项指标项，对 10 个被调查对象进行调查的结果如表 10-15 所示。

表 10-15　权重系数的统计方法

项　目 ＼ 响应人数 ＼ 等　级	最重要	较重要	重要	Wi
	3	2	1	
指标项 1	4	3	3	0.350
指标项 2	5	2	3	0.367
指标项 3	1	5	4	0.283

表中，$W_i=\frac{\sum a_j \cdot n_{ij}}{N \cdot \sum a_j}$，其中，$a_j$ 为各等级分值，即 3，2，1，n_{ij} 为各指标项上各等级的响应人数，N 为总的响应人数，三个指标项的排序指数分别为：

$$W_1=\frac{3\times4+2\times3+1\times3}{10\times(3+2+1)}=0.350$$

$$W_2=\frac{3\times5+2\times2+1\times3}{10\times(3+2+1)}=0.367$$

$$W_3=\frac{3\times1+2\times5+1\times4}{10\times(3+2+1)}=0.283$$

（三）等级的划分与标准

在学习评价过程中，通常采用等级划分的方法来进行量化。常用的等级划分方法有三等级式（如好、一般、差）、四等级式（如优、良、中、差）、五等级式（如优、良、中、可、差）等。同时，还必须有一个衡量事物的比较基准，称为评价标准。描述标准常见的有三种形式：描述式标准、期望评语量表式标准以及客观可数等级式标准。

1. 描述式标准

描述式标准就是运用文字描述每个不同要素的等级，并赋予每个等级的分值。如表 10-16 所示。

表 10-16　描述式标准的形式

指　标	标　准	分　值
学生	全班同学全神贯注，没有人搞小动作，没有人交头接耳。	3
学习	有个别同学精神不集中，搞小动作。	2
注意力	整节课大部分同学不注意听讲，交头接耳，搞小动作。	1

2. 期望评语量表式标准

它是根据目标要求，写出期望达到的评语或要求，同时把该项指标分为若干等级，每个等级赋以分值，评判者根据达到期望评语或要求的程度逐项打分。表 10-17 是小学语文学生掌握汉语拼音能力的评价标准形式。

表 10－17　期望评语量表式标准的形式

等级 期望评语	4	3	2	1
	全部完成	大部分完成	部分完成	小部分完成
1. 背诵、默写字母，读音准确				
2. 读拼音，写出相应的汉字				
3. 给课文中的重要词语注音				
4. 辨别拼写正误				

3. 客观可数等级式标准

它是以客观的、可数的定量数值作为标准，标准分成不同的等级，凡达到一定的数额者则可归属到某一等级之中。如表 10－18 所示，表中数字为该知识点的综合得分率。

表 10－18　客观可数等级式标准的形式

知识点的达标程度	4	3	2	1
	优	良	中	差
知识点 1	0.90 以上	0.75～0.90	0.6～0.75	0.6 以下
知识点 2	0.90 以上	0.75～0.90	0.6～0.75	0.6 以下
知识点 3	0.90 以上	0.75～0.90	0.6～0.75	0.6 以下

（四）评价指标体系总表

完成了上述三项工作之后，便可得到一个完整的学习评价指标体系总表。以初中语文认知领域为例，其评价指标体系如表 10－19 所示。

表 10－19　初中语文认知领域评价指标体系

一级指标	单项指标	内涵标准	权重 W_{ik}	等级				F_{ik}	F_i
				优 4	良 3	中 2	差 1		
Ⅰ 阅读能力 (50)	Ⅰ-1 文学知识		1.25	√				5	39.75
	Ⅰ-2 使用工具书知识		0					/	
	Ⅰ-3 字		2		√			6	
	Ⅰ-4 词语		2.5		√			7.5	
	Ⅰ-5 句		2	√				8	
	Ⅰ-6 段		1			√		2	
	Ⅰ-7 篇		3.75		√			11.25	
Ⅱ 写作能力 (30)	Ⅱ-1 审题立意		3.5		√			10.5	24
	Ⅱ-2 选材组材		2.5		√			7.5	
	Ⅱ-3 语言表达		1.5	√				6	
	Ⅱ-4 标点、书写、格式		0					/	

续表

一级指标	单项指标	内涵标准	权重 W_{ik}	等级				F_{ik}	F_i
				优 4	良 3	中 2	差 1		
Ⅲ 听说能力 (20)	Ⅲ-1 集中注意力		0.5	√				2	10.75
	Ⅲ-2 理解语意		0.5	√				2	
	Ⅲ-3 分析、概括		0.75		√			2.25	
	Ⅲ-4 发声吐字		0					/	
	Ⅲ-5 重音停顿		0					/	
	Ⅲ-6 语句语调		1.25			√		2.5	
	Ⅲ-7 表情达意		2				√	2	

利用表 10-19，可以将第一量化的结果划分等级，加以评判，达到第二次量化的目的。例如，对于初中语文第三册的第一单元（含《一件小事》、《变色龙》、《制台见洋人》和《第二次考试》四篇课文），根据该单元的具体特点和教学目标的要求，各项单项指标的权重系数如表 10-19 所示，其中的权重系数为 0，说明该单元对相应的内容不作要求，在评价时可省去。

根据收集到的资料，按照等级划分的标准进行评判，所得情况如表 10-19 所示，最后得到的总分为 $\sum F_i=39.75+24+10.75=74.5$。

（五）学习评价结果的描述

学习评价的最终目标是要对评价对象（学生）的学习效果作出价值的判断。通常可采用如下几种方式进行描述。

1. 绝对性评定

绝对性评定又称目的性评价，是根据评价目的，以某一项教学目标作为评定的依据，即判断 $a \geqslant A$ 是否成立（其中 A 为预期目标）。这种评定是以评价对象（学生）对预期的教学目标已达到的数量和质量情况来衡量的。

2. 相对性评定

相对性评定又称集体内评定，是以评价对象的集体平均水平作为评价依据，判断这个集体中每一个别对象所处位置的相对好坏，即判断 $a \geqslant \overline{a}$ 是否成立（其中 $\overline{a}$ 为集体平均水平）。

3. 比较性评定

比较性评定是以某一目标作为评定的依据，比较不同对象同一知识内容的理解差异，即判断 $a \geqslant b$ 是否成立（a，b 为不同的对象）。

4. 发展性评定

发展性评定又称自我评定，它是各个评价对象对照自身的特点，判断是否进步了或后退了，即判断 $a_1 \geqslant a_2$ 是否成立（其中 a_1，a_2 为同一对象在不同时期的状态）。

在教学中，为了研究媒体实施的效果，不仅要考虑评价对象的整体达标程度，还必须研究对象与对象之间及对象自身之间的效果比较。因此，四种描述方式常常结合在一起综合使用。

思考题

1. 教学设计有哪些基本原理与基本内容？
2. 课堂多媒体组合教学设计有哪些基本内容和步骤？
3. 简述认知领域中教学目标分类及常用的行为动词。
4. 基于“学”的教学设计有哪些步骤与方法？
5. 简述基于建构主义的自主学习活动设计。
6. 如何设计协作学习活动方式？
7. 学习评价有哪些主要类型与主要内容？
8. 学习评价如何进行资料收集？

第十一章 应用现代教育技术与构建新型的教学模式

应用现代教育技术，构建新型的教学模式，要充分发挥以多媒体与网络技术为核心的现代教育技术的优势，把它作为学生的认知工具，培养学生的创造精神，提高学生的创造能力。

第一节 信息化环境下的教学模式

一、教学模式

模式是对某一过程或某一系统的简化与缩微式表征，以帮助人们形象地把握某些难以直接观察或过于抽象复杂的事物。

教学模式是指在一定的教育思想、教学理论和学习理论指导下，在某种教学环境和资源的支持下，教与学活动中各要素（教师、学生、内容、媒体）之间稳定的关系和活动进程结构的形式。教学模式具有直观性、假设性、近似性和完整性等特点。

教学进程结构是指教学活动进程的一定结构方式，它是由教学过程的组成要素按照一定的排列规律组合形成的，能反映一定时期的教育思想与教育观念。在信息技术教育环境中，教学的各组成要素中教师是学生学习的组织者、帮助者和指导者，不再是结构的中心，因此其教学结构将不同于传统教学。为了更好地发挥信息技术在教学中应用的优势，推动素质教育的发展，培养学生的创新精神与实践能力，构建信息技术环境下新型教学结构，成为当前教学模式探索的核心内容。

最早对教学模式进行系统探讨的是美国教育家乔伊斯（B. Joyce）和韦尔（M. Weil），他们在专著《教学模式》（1972）中精选了22种教学理论、学派计划，并按其功能和方法论基础区分为信息、个性、社会交往和行为四类模式。苏联教育家巴班斯基按照不同的教学形式和方法的结合，提出讲解—再现型、程序教学型、问题教学型、再现探究型等模式（顾明远，1990）。美国学者认为，一种教学模式就是一组综合性成分，这些成分能用来规定完成有效的教学任务中的各种活动和功能的序列（D. Andrews & F. Goods，1980）。教学模式的发展是同信息技术的进步联系在一起的，如图 11-1 所示。①

当视听广播技术开始应用于教育时，众体教学是教学模式研究的重点；个人计算机发展起来之后，广泛应用于个别化学习；随着计算机网络的发展，特别是局域网应用于教育后，为小组协作学习的开展提供了方便；随着因特网环境的不断完善，交互性远程教学方式逐渐兴起，教学模式则转向对虚拟教育的研究，出现了虚拟社区、网上学校、数字博物馆等新名词，学生将面对各种虚拟的事物，其认知体验与知识的获取方式都会发生很大变化。对于 21 世纪信息技术的发展趋向，祝智庭博士从生态学的角度预测，将是以超微计算机和无线通信网为基础的“泛在计算技术”(ubiquitous computer，简称 UC)，那时每个人可以拥有许多的超微型计算机，他们通过无线联网，随时为人们服务，人们可以在任何地方、任何时间获取所需的所有信息，真正的信息化社会得以实现，真正的学习型社会也随之到来。

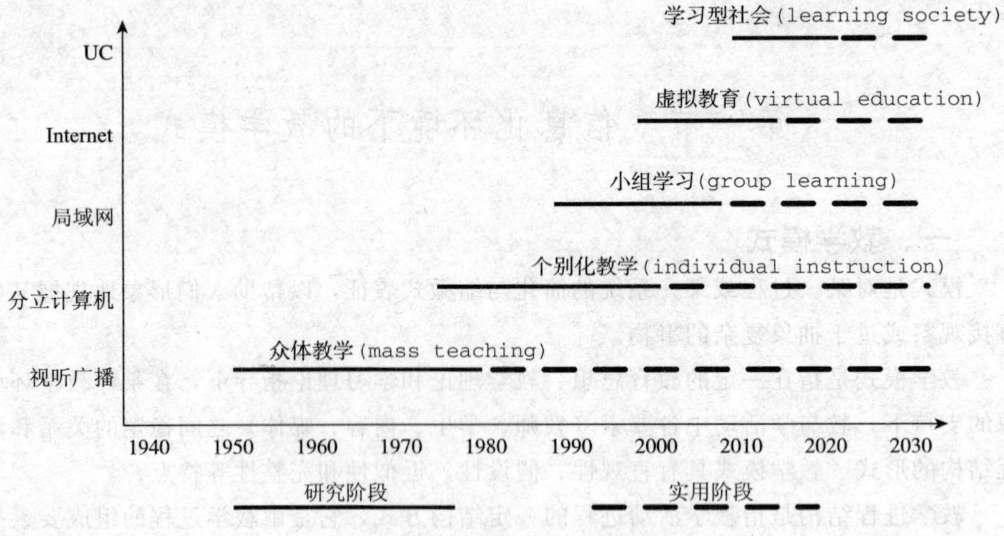

图 11-1 信息技术的进步与教学模式的发展

二、信息化环境下教学的基本模式

信息化环境下的教学最基本的模式包括课堂讲授教学、个别自主学习、小组合作学习、远程课程教学。

（一）课堂讲授教学

课堂讲授型教学主要以教师的讲授为主，由教师控制教学过程。教学过程的要素包括教师、学生、媒体、资源四个部分。其优点是教师与学生可以面对面交流，师生之间的交互、交流是实时的。

① 祝智庭：《关于教育信息化的技术哲学观透视》，《华东师范大学学报》(教育科学版) 1999 年第 2 期。

传统的课堂教学由于受传统教学思想的束缚，长久以来形成了以教师为中心、以教材为中心、学生是知识的被动接受者、媒体成为辅助教师灌输知识的播放和演示工具的格局。各要素之间的关系是经逻辑演绎的，不利于创新型人才的培养。在信息技术环境下，必须根据教学需要，对组成教学过程的四个要素进行科学的研究与探讨，以形成新的教学进程结构，从而为创造新的教学模式打下基础。

（二）个别自主学习

个别化教学是指以个体各自特点为出发点，以发展个性为目标，以服务社会为归宿，以适应个人需要为原则，以学生自我管理和自主学习为活动方式的教学。在信息技术环境下的自主学习过程中，学习者把信息技术作为学习认知工具，信息技术环境为学习者的自主学习提供了良好的条件，如教学目标的多样性、有利于学习者的探索与发现、有利于培养学习者的创新能力等等，学习者面对的学习信息资源异常丰富，有利于学习者根据自己的学习水平、学习需要、学习风格等获取、加工、储存、应用学习信息。个别自主学习可以由教师设计个别自主学习的形式与过程，在学校班级教学中作为一种辅助形式，有利于因材施教，使每个学生都能够得到与其特点相一致的公平的对待。

（三）小组合作学习

小组合作学习是一种通过小组或团队的形式组织学生进行学习的一种教学方式。小组成员的协同工作是实现班级学习目标的有机组成部分。小组合作活动中的个体（学生）可以将其在学习过程中探索、发现的信息和学习材料与小组中的其他成员共享，甚至可以同其他组或全班同学共享。在小组合作学习过程中，学生之间为了达到小组学习目标，个体之间可以采用对话、商讨、争论等形式对问题进行充分论证，以期获得达到学习目标的最佳途径。学生学习中的合作活动有利于发展学生个体的思维能力，增强学生个体间的沟通能力和对个体间差异的包容能力。此外，合作学习对于提高学生的学习成绩，形成学生的批判性思维、创新性思维及乐观的学习态度等方面都有明显的积极作用。

适应合作学习的信息网络环境的种类包括局域网、校园网、城域网、因特网等。良好的网络合作学习环境需要为合作者提供合作学习工具，如聊天室（Chat Room）、电子邮件（E-mail）、电子公告板（BBS）、信息传送工具（FTP）、论坛（Panel Session）、展示集成工具（PIT）、主页制作工具（HAD）等。

支持合作学习的网络环境还可以借助 MUDs（multiuser dimensions，“多用户元”环境）、MOEs（multiuser object-oriented environments，基于对象的多用户环境）、CSCW（computer supported cooperative work，计算机支持的协同工作）和网络 EPSS（electronic performance supported system，电子绩效支持系统）等技术实现。信息网络环境下的合作学习还需要人工智能的支持，有效应用于网络合作学习的智能技术包括智能代理（intelligent agent）、智能查询（intelligent search engine）等。

（四）远程课程教学

远程课程教学是远程教育的一种形式，是指在教育教学过程中，教师利用现代信息技术（如广播、电视、网络系统等）间接地向学生传递教学信息的教学组织形式。我国现有的广播电视大学、函授教育、自学考试等教学组织形式，都属于远程教育教学模式。现代远程教育是随着现代信息技术的发展而产生的一种新型教育方式，集视听教育（广播、录像、电视）、卫星、计算机、通信网络于一体，具有教育教学资源共享、信息交流、网上教学等多种功能，打破了传统教育时间和空间的限制，使得人们可以不在学校教室里学习，使最好的老师、最好的学校、最好的课程能为校外的学习者所享用，使更多的社会成员获得受教育的机会，因此它是现代信息技术与远距离教育相结合的产物。其实二者除了应用的技术不完全相同外，在本质上是一样的。

构建新型教学模式以实施素质教育、培养创新人才为目标，就是要保证教学模式有利于培养学生的创新精神与实践能力，有利于在学校教育中实现“三个发展”（学生全面发展、全体发展、个体发展），提高学生的整体素质，有利于培养学生学会“四种本领”（学会学习、学会做事、学会合作、学会生存）。

应用多媒体与网络技术为核心的现代教育技术，探索和构建新型教学模式，还必须遵循学习者学习的心理规律，强调要注意学习主体的内部心理过程，把学习者看作是信息加工的主体，积极把认知学习理论引入到现代教育技术应用实践中。多媒体和网络技术在教学应用过程中，打破了传统教学模式的束缚，为学习者的积极参与提供了有利条件，为学习者提供了丰富的学习资源，提供了发现知识、探究知识和表达观点的有效工具。根据建构主义和人本主义理论，我们可以形成利用信息技术创设问题情境、提供学习资源、进行实践操作、组织协商活动等方面的探索并构建新型教学模式的教学策略。

三、应用现代教育技术，探索构建新型教学模式的基本要求

（一）教学过程要素关系的转变

教学过程的要素包括教师、学生、教材（内容）和媒体四个基本要素，应用多媒体与网络技术，可以实现教学过程要素关系的转变：教师角色的转变，以教师为中心的讲解者转变为学生学习的指导者和活动组织者；学生地位的转变，从被动接受的地位转变为主动参与、发现、探究和知识建构的主体地位；学习内容的转变，教学过程不仅仅传授课本知识，还要重视能力的训练和情操的培养，尤其要重视学习能力和学习方法的培养；媒体作用的转变，由教师讲解的演示工具转变为学生学习的认知工具；教学进程结构的转变，教学进程结构由逻辑型讲解式进程向探究、发现、意义建构等以学生为主体的过程转变。

（二）应用现代教育技术构建创新教学模式的要求

应用现代教育技术构建创新教学模式，要充分发挥以多媒体与网络技术为核心的现代教育技术的优势，把它作为学生的认知工具，培养学生的创造精神，提高学生的创造能力。创新教学模式是一种以人为本、以人的发展为本的教学模式，是一种重视人的主体性、弘扬人的主体精神的教学模式。对于创新教学模式的设计，应注意目标、教学策略和技术应用三者之间的关系。如图 11－2 所示。

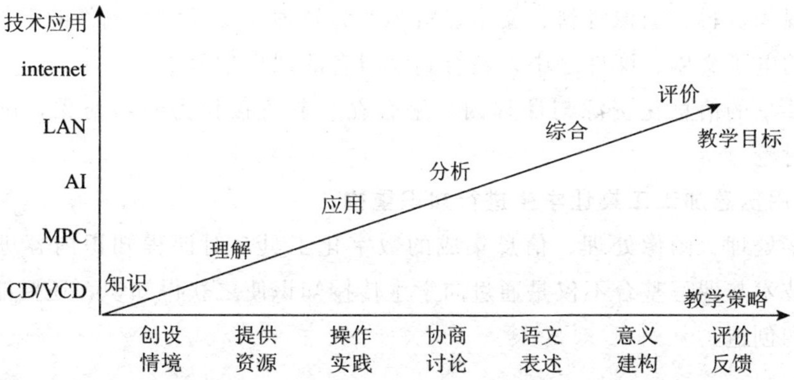

图 11-2 创新教学模式的目标、教学策略和技术应用三者之间的关系

第二节 现代教育技术应用的核心是信息技术与课程整合

信息化是当今世界经济和社会发展的大趋势，以多媒体和网络技术为核心的信息技术已成为拓展人类能力的创造性工具。为了适应这个发展趋势，我国已经确定在中小学普及信息技术教育，并特别强调要加强信息技术与学科课程的整合。信息技术与课程整合是我国面向 21 世纪基础教育教学改革的新视点，是与传统的学科教学有着密切的联系和继承性，又具有一定相对独立特点的教学类型。它的实施将对发展学生主体性、创造性，培养学生创新精神和实践能力具有重要意义。

一、信息技术与课程整合的基本思想

信息技术与课程整合是指在课程教学过程中把信息技术、信息资源、信息方法、人力资源和课程内容有机结合，共同完成课程教学任务的一种新型的教学方式。在探索实践中人们认识到，信息技术与课程整合的基本思想包括以下三个基本点。

（一）在以多媒体和网络为基础的信息化环境中实施课程教学活动

这是指教学活动要在信息化环境中进行，包括多媒体计算机、多媒体教室网络、校园网和因特网等，教学活动包括在网上实施讲授、演示、自主学习、讨论学习、协商学习、虚拟实验、创作实践等环节。

（二）对课程教学内容进行信息化处理后成为学习者的学习资源

（1）通过教师开发和学生创作，把课程学习内容转化为信息化的学习资源，不仅仅是教师用来课堂演示，更重要的是提供给学习者共享。即把课程内容编制成电子文稿、多媒体课件、网络课程等，教师用来进行讲授或作为学生的学习资源。

（2）充分利用全球性的、可共享的信息化资源，作为课程教学的素材资源。如将经数字化处理的视频资料、图像资料、文本资料等作为教师开发或学习创作的素材，整合到课程内容相关的电子文稿、课件之中，整合到学习者的课程学习中。

(3) 将共享的信息化资源与课程内容融合在一起直接作为学习对象，供学生进行评议、分析、讨论。

(三) 利用信息加工工具让学生进行知识重构

利用文字处理、图像处理、信息集成的数字化工具，对课程知识内容进行重组、创作，使信息技术与课程整合不仅是通过向学生传授知识使之获得知识，还要能够使学生进行知识重构和创造。

二、信息技术与课程整合的目标

(一) 培养学生具有终身学习的态度和能力

学习资源的全球共享，虚拟课堂、虚拟学校的出现，现代远程教育的兴起，人们可以随时随地通过因特网进行学习，使学习空间变得无围墙界限了。教育信息化还为人们从接受一次性教育向终身学习转变提供了机遇和条件。

终身学习就是要求学习者能根据社会和工作的需求，确定继续学习的目标，并有意识地进行自我计划、自我管理、自主努力，通过多种途径实现学习目标的过程。要实现终身教育和终身学习，教育必须进行深刻的变革：要使教学个性化、学习自主化、作业协同化，要把培养学生学会学习，培养学生具有终身学习的态度和能力作为学习的培养目标。

(二) 培养学生具有良好的信息素养

教育信息化为终身学习带来了机遇，但只有学生具备良好的信息素养，才能把终身学习看成是自己的责任，才能够理解信息所带来的知识并形成自己的知识结构。信息技术与课程整合正是培养学生形成所有这些必备技能和素养的有效途径。

有学者认为："信息素养是人能够判断确定何时需要信息，并能够对信息进行检索、评价、有效利用的能力。"(美国图书馆协会，1992)① 为此，信息素养应包含着三个最基本的要点：信息技术操作技能，对信息内容的批判与理解能力，对信息的有效运用能力。如表 11-1 所示。

表 11-1 信息素养的基本要点

信息素养的基本要点	含 义	培养途径
信息技术操作技能	指能利用信息技术进行信息获取、加工处理、呈现交流的技能。	通过对学习者进行信息技术操作技能与应用实践的训练来培养。

① 桑新民主编：《学习科学与技术》，高等教育出版社 2004 年版，第 33 页。

续表

信息素养的基本要点	含　义	培养途径
对信息内容的批判与理解能力	在信息收集、处理和利用的所有阶段，批判性地处理信息是信息素养的重要特征，对信息的检索策略、对所要利用的信息源、对所获得的信息内容都能进行逐一评估；在接受信息之前，会认真思考信息的有效性、信息陈述的准确性，识别信息推理中的逻辑矛盾或谬误，识别信息中有根据或无根据的论断，确定论点的充分性。	不仅仅是通过计算机技术技能训练形成的，而且要通过加强科学分析思维能力的训练来培养。
对信息的有效运用能力	指信息使用者要具有强烈的社会责任心，具有与他人良好合作共事的精神，使信息技术的应用能推动社会进步，并为社会作出贡献。	不是通过计算机技术技能训练就能形成的，还要通过加强思想情操教育训练来培养。

（三）培养学生掌握信息时代的学习方式

在信息化学习环境中，人们的学习方式发生了重要的变化。学习者的学习主要不是依赖于教师的讲授与课本的学习，而是利用信息化平台和数字化资源，教师、学生之间开展协商讨论、合作学习，并通过对资源的收集利用、探究知识、发现知识、创造知识、展示知识的方式进行学习。因此，通过信息技术与课程的整合，要使学生掌握信息时代的学习方式：学会利用资源进行学习，学会在数字化情境中进行自主发现的学习，学会利用网络通信工具进行协商交流、合作讨论式的学习，学会利用信息加工工具和创作平台进行实践创造的学习。

三、信息技术与课程整合的基本要求和基本策略

（一）基本要求

信息技术与课程整合是一种信息化的学习方式，其根本宗旨是要培养学习者能够在信息化的环境中，利用信息技术完成课程学习的目标并学会进行终身学习的本领。因此，学校信息技术与课程整合的组织教学模式和策略的研究十分重要。信息技术与课程整合的基本要求包括：学习是以学生为中心的，学习是个性化、能满足个体需要的；学习是以问题或主题为中心的；学习过程是进行通信交流的，学习者之间是协商的、合作的；学习是具有创造性和生产性的。

（二）基本策略

为了达到上述要求，信息技术与课程整合要采取以下基本策略。

（1）利用信息化学习环境和资源创设情境（包括自然、社会、文化、各种问题情境以及虚拟实验环境），培养学生观察、思维能力。

（2）利用信息化学习环境和资源，借助其内容丰富、多媒体呈现、具有联想结构的特

点，培养学生自主发现、探索学习的能力。

（3）利用信息化学习环境和资源，借助人机交互技术和参数处理技术，建立虚拟学习环境，培养学生积极参与、不断探索的精神和科学研究的方法。

（4）利用信息化学习环境和资源，组织协商活动，培养合作学习的精神。

（5）利用信息化学习环境和资源，创造机会让学生运用语言、文字表述观点思想，形成个性化的知识结构。

（6）利用信息化学习环境和资源，借助信息工具平台，尝试创造性实践，培养学生信息加工处理和表达交流的能力。

（7）利用信息化学习环境和资源，为学习者提供自我评价反馈的机会，通过形成性练习、作品评价方式获得学习反馈，调整学习的起点和路径。

第三节　信息技术与课程整合的几种模式

应用信息技术与课程整合，首先要了解信息技术在教学过程中的作用。如表 11－2 所示。

表 11－2　信息技术在教学过程中的作用

方　式	信息技术的作用	应用模式
L-about IT 方式	把信息技术作为学习对象	在目前中小学开设的信息技术课程中，引入其他学科课程知识内容作为事例，以加深信息技术基础知识和技能的掌握
L-from IT 方式	把信息技术作为教师教学的辅助工具	情境—探究模式
L-with IT 方式	把信息技术作为学生学习的认知工具	资源利用—主题探索—合作学习模式
		小组合作—网页创作—远程协商模式
		虚拟社区—合作学习模式
		专题探索—网站开发模式

一、基于课堂的情境—探究模式

基于课堂的情境—探究模式包括创设问题情境—思考讨论、形成创意—实践探索—意义建构—自我评价几个基本环节。

教师利用信息技术手段，根据教学要求和学生的认知发展水平，创设一定的教学情境，以引起学习者对问题的思考。在充分思考的基础上，借助一定的学习资料，形成创新性问题解决的思路，并在实践中探索问题解决的具体方法，最终实现问题解决。在问题解决过程中，学习者对问题的理解和解决方法能形成自己的独特见解，从而达到建构主义理论所要求的对知识学习的自我意义建构。最后一个环节是学习者对问题解决过程进行自我评价，发现不足与成效，以便在后续问题解决过程中改进与提高。在情境—探究模式中信息技术与课程内容教学的关系，如图 11—3 所示；在这种模式中信息技术与课程整合的方法，可用表 11-3 描述。

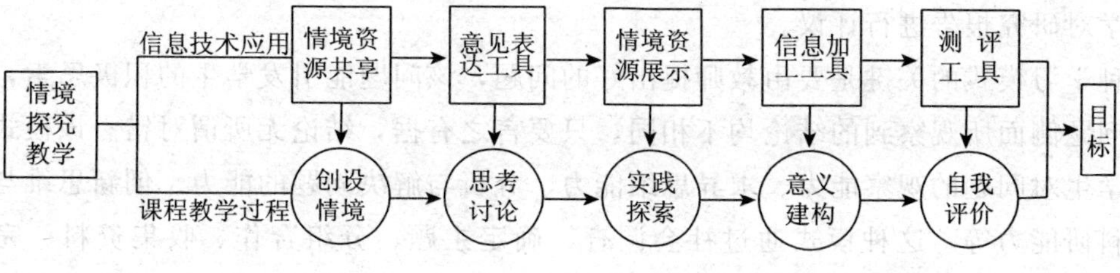

图 11-3　情境—探究模式中信息技术与课程内容教学的关系

基于课堂的情境—探究模式的特点是教师指导、网络支持、学生参与。由于该模式兼具传统教学师生面对面交流、信息反馈及时和信息技术环境下学生主体参与、学习方式灵活、学习资源丰富等特点，对于革新传统课堂教学，实现在课堂教学中以现代教育技术手段推动素质教育进程，培养学生的创新精神与实践能力具有非常重要的作用。

表 11-3　情境—探究模式中信息技术与课程整合的方法

情境—探究模式	
适用环境：课堂多媒体教学环境	
课程教学过程	信息技术应用
创设不同类型的学习情境： 社会、文化、自然情境，问题情境，虚拟实验环境，供学生观察、思考、操作；	利用多媒体课件、网上教学资源创设情境；
教师指导学生观察事物的特征、关系、运动规律，并进行思考，发表意见；	利用 NetMeeting、ICQ 或 BBS 作为意见表达工具进行思想交流，表达意见；
学生对呈现的情境进行操作实践，验证与原来思考的意见是否一致；	利用信息技术的播放演示功能，重新展示学习情境；
指导学生进行知识重构，把思考和实践的结果进行归纳总结；	利用文字处理工具、电子文稿编辑工具和网页制作工具进行知识重构；
指导学生进行自测评价，了解学习效果。	利用数据库建立形成性练习题库，和利用 SPSS 统计分析或学习反应信息分析系统和方法进行自我评价。

二、基于校园网络环境下的资源利用—主题探索—合作学习模式

资源利用—主题探索—合作学习模式又称基于项目的研究性学习模式，是学习者面对教学资源丰富的学习环境，由教师根据学生所关心的社会、生活或学习中的热点问题，要求学生自己确立论点。教师提供与主题相关的资源目录和网址，指导学生阅读资源和相关网页。学生根据论点搜集支持论点的相关资料（论据），最终完成具有鲜明个性特点的展示论文。论文展示可以利用 PowerPoint 制作，也可制成网页。最后由学生介绍报告内容，其他同学对研究报告进行评议。

这种学习模式的关键是要由教师提出好的问题，该问题能引发学生的积极思索，而且从不同问题侧面所观察到的结论均不相同，只要言之有据，结论无所谓对错。该模式有利于培养学生对问题的观察能力、求异思维能力、分析与解决问题的能力、创新思维与实践能力、科研能力等。这种模式通过社会调查、确定主题、分组合作、收集资料、完成作品、评价作品、意义建构等环节完成课程学习。

在这个模式中采用了合作学习的形式，旨在通过更加明确的任务小组的组织方式促进学生学习，因此是小组学习的一种特殊类型。其本质要素包括：小组成员之间的互相依赖，小组成员之间面对面交互与交流，重视个人对小组的责任和贡献，组织结构具有非常鲜明的活力，团队技巧和小组学习进程。小组成员需要接受指派的角色，学习小组需要有一定的组织结构，小组任务的完成需要成员相互合作。小组整体和成员为达到小组的目标都负有一定的责任。在这种模式中进行合作学习的技巧如下。

1. 掌握合作学习技能的时间

从第一次尝试使用合作学习组织方式到能顺利应用它进行教学，大概需要几个学期甚至几年的时间。因此，合作学习方式的应用需要组织者一定的努力。在实践中不断总结经验，细心体会合作学习的组织技巧，有可能会加快这一进程。

2. 小组成员的数量

合作学习小组的组成人数不必太多，实践表明，由三到四个同学组成的学习小组，其合作学习效率最高。

3. 教师作用的发挥

合作学习需要教师做很多预先计划工作，因此在开展合作学习活动中，教师的工作负荷不是减轻，而是加重了。合作学习效果的好坏，更多表现在教师是否事先从事良好的设计工作。

4. 合作学习的活跃程度

主要表现在教师提出的目标、引证的故事是否能引起小组成员的激情、热烈的讨论、故事主题的升华。好的目标和事例有利于激发小组成员思维的灵活性、敏锐度。

5. 小组成员的活动

要为学习小组中的每位学生确定一个特定角色。小组学习目标的完成依赖于各位成员的协同工作和努力，只有每位学生明确自己的目标，才可以提高学习小组的工作效率，促

进学生全体发展。

6. 小组成员的组织

在学习小组开始小组任务之前，首先需要学生明确他们在小组中的地位都是平等的。这一点对于提高小组的工作效率，培养小组成员的责任感、集体的归属感和荣誉心都具有非常重要的作用。

基于校园网环境的合作学习是学习者除具有传统意义上的合作学习的组织形式之外，可以利用网络环境提供的丰富的网上学习资源，学生面对的、可以收集的适应小组学习目标的信息内容更加丰富，因此其学习成果（展示报告）将会更加精彩，创新结论的证据更加充实。基于校园网环境的合作学习模式包括如下几个环节，如图 11－4 所示；在这种模式中信息技术与课程整合的方法可用表 11－4 描述。

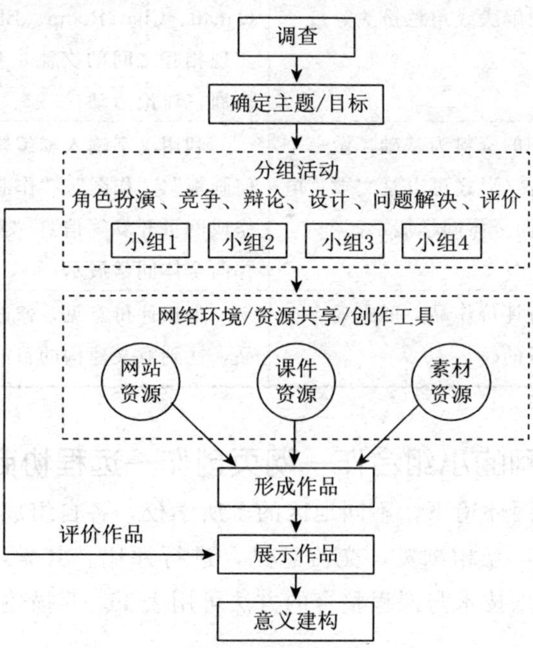

图 11－4　基于校园网环境的合作学习模式

表 11－4　基于校园网环境的合作学习模式信息技术与课程整合的方法

资源利用—主题探索—合作学习模式	
适用环境：校园网络（或与外部因特网相连）	
课程教学过程	信息技术应用
在教师指导下，组织学生进行社会调查，了解可供学习的主题；	利用因特网检索作为社会调查的一种方式；
根据课程学习需要，选择和确定学习主题，并制定主题学习计划（包括确定目标、小组分工、计划进度）；	利用计算机文字处理工具，写出主题学习计划；

续表

组织合作学习小组，设计合作活动方式，包括角色扮演、竞争、辩论、设计、问题解决、评价等；	学习小组各成员交换电子邮件地址和网上通信代码；
教师提供与学习主题相关的资源目录、网址和资料收集方法和途径（包括社会资源、学校资源、网络资源的收集）；	学生在网络环境中，通过浏览器浏览相关网页和资源；
指导学生对所获得的信息和资源进行去伪存真、选优除劣的分析；	对所获得的信息进行思考、分析，去伪存真、选优除劣；
根据需要组织有关协作学习活动（如竞争、辩论、设计、问题解决或角色扮演等）；	借助 NetMeeting、Internet Phone、ICQ、E-mail、Chat Room、BBS 等网络通信工具，实现相互之间的交流，参加各种类型的对话、协商、讨论活动；
要求学生以所找到的资料为基础，做一个与主题相关的研究报告（形式可以是文本、电子文稿、网页等），并向全体同学展示；	利用汉字输入和编辑排版工具，利用“几何画板”、“作图”、“作曲”工具、电子文稿制作或网页开发等信息“集成”工具创作作品，并向全体同学展示；
教师组织学生通过评价作品，形成观点意见，达到意义建构的目的。	根据评价意见，修改并正式发布完成的作品，达到意义建构的目的。

三、基于因特网的小组合作—网页创作—远程协商学习模式

这种模式是在因特网环境下，不同地区的多所学校，各自组成合作学习小组，围绕同一主题，建立小组网页，互相浏览，交流意见，进行评比。其学习方式可用图 11－5 表示；在这种模式中，信息技术与课程整合的方法可用表 11－5 描述。

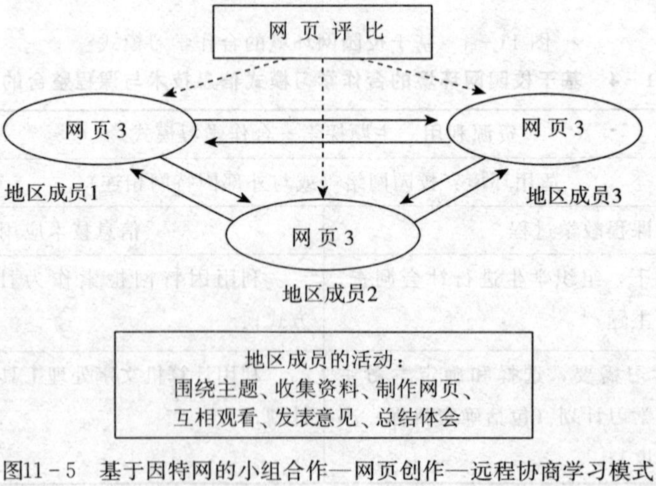

图11－5　基于因特网的小组合作—网页创作—远程协商学习模式

表 11－5　小组合作—网页创作—远程协商模式中信息技术与课程整合的方法

小组合作—网页创作—远程协商模式	
适用环境：因特网络环境	
课程教学过程	信息技术应用
在不同国度、地区或城市，各自选择几所学校作为地区成员实验学校，并协商确定一个共同的学习主题；	利用因特网进行协商，确定共同学习主题；
在各地区实验学校内，各自组成若干个合作学习小组，各合作学习小组同学内部分工，分别进行问题探索；	根据学习主题，学习小组各成员进行分工，并彼此交换电子邮件地址和网上通信代码；
不同地区的实验学校，围绕主题，通过因特网寻找与主题相关的网页，并通过下载获取相关信息；	通过因特网，搜索并下载与主题相关的信息资料；
不同地区的实验学校，围绕主题，建立小组网页；	利用所得资料，进行素材加工，利用网页制作工具制作小组网页；
各合作学习小组相互浏览其他合作学校的网页并进行讨论；	各合作学习小组定期浏览其他合作学校的网页并利用借助 NetMeeting、Internet Phone、ICQ、e-mail、Chat Room、BBS 等网络通信工具，实现相互之间的交流，进行讨论，对其他合作学校的网页发表意见，互相交流；
经过一段时间后，组织学生进行学习总结，对综合课程知识的掌握和学习能力进行自我评价并进行网页评比。	利用文字处理工具、电子文稿编辑工具和网页制作工具进行学习总结、知识重构。

基于因特网的远程协商协作学习模式在国际上应用比较普遍，如新加坡教育部组织中小学开展的“智能岛”计划、“水资源利用”计划因特网教学实验，日本教育部在 100 所中小学开展因特网教学实验等。

日本 100 所中小学联网项目最早开始于 1993 年，它由日本国际贸易和工业部与教育部共同发起，由信息技术促进代理部、计算机教育中心和信息基础部中心共同支持和管理的大型项目。在这个项目中，信息技术促进代理部将负责为每所学校建立一个帮助操作 IP 设备的中心系统，向项目和各校提供有用的信息。日本教育部门希望通过该项目促进日本利用网络进行教育，使日本青少年能在未来的日子里适应社会飞速发展和知识更新速度提高的现状。具体来讲该项目的建立主要在以下几方面发挥重要作用：

（1）使 100 所学校拥有计算机服务器，为联通因特网打好硬件基础；

（2）得到政府组织和类似相关组织的鼎立支持；

（3）得到当地志愿团体包括计算机工程人员的支持；

（4）志愿者的活动计划由每一所学校自己提议或策划。

经过几年的实验与实践，这些实验学校已与其他学校进行了多项学习活动，包括下面几项内容。

（1）有40所学校参与环境教育内容的协作学习，诸如酸雨项目、酸雨的PH测定等内容。各学校在学习过程中共享学习数据，共同探讨学习过程。

（2）在众多志愿专家帮助下完成社会学习报告的制作。学习者在学习过程中将通过网络提出学习中遇到的问题，志愿专家将给予相应的解答。

（3）将网络连接到气象办公署，学生通过气象署传送来的卫星云图学习相关的气象知识。

（4）将网络与海外学校相连，进行不同风俗内容的学习。在学习过程中，学校将利用CU-SeeMe技术实现各学校之间的实时视频信息交换，并通过主题民意调查的方式与海外学校进行信息交流与共享。

（5）通过国际性的调查问卷进行有关道德方面的学习。学习过程中，学生就和平问题，根据问卷调查中有关法国政府统计出来的核实验的结果展开了丰富的讨论。

四、基于因特网的网站开发—专题探索模式

这种模式是在因特网环境下，对某一专题进行较广泛、深入的研究学习，并要求学生构建专题学习网站来培养学生的创新精神和实践能力。在这种模式中信息技术与课程整合的方法可用表11-6描述。

表11-6　网站开发—专题探索模式中信息技术与课程整合的方法

网站开发－专题探索模式	
适用环境：网站开发环境	
课程教学过程	信息技术应用
组织学生对某一重要专题进行较广泛、深入的研究；	利用搜索引擎、权威网站、专题网站、专业网站和资源库等进行深入研究；
广泛收集与专题学习内容相关的文本、图形、图像、动态资料并加以整理；	利用网站、各类型的电子出版物广泛收集相关资料并分类整理；
把收集到的素材资源进行分类管理，并根据深入研究的结果，按照一定的结构进行知识结构化重组，形成专题学习网站；	利用信息加工工具进行素材加工，利用网站制作工具制作专题网站；
把所建立的专题学习网站向全校或社会发布；	利用信息发布技术建立发布网站；
利用专题学习网站进行课堂教学或自主讨论学习，学习者可以在网站上充分发表意见和进行提问质疑；	利用发布的网站中的信息交流平台进行讨论，发表意见；
对本专题学习内容有兴趣的师生，可以把相关资料上传到网站上，使专题学习网站得到扩充和完善。	利用FTP等网页上传工具把新成果加入专题网站中，扩充专题网站资源。

这类整合模式对培养学生的创新精神和实践能力，提高学生的综合素质具有十分重要的作用。这类学习模式要求学生构建的专题学习网站通常包含如下基本内容：

（1）展示与学习专题相关的结构化的知识，把与课程学习内容相关的文本、图形、图像、动态资料等进行知识结构化重组；

（2）将与学习专题相关的、扩展性的学习素材资源进行收集管理，包括学习工具（字典、辞典、读音、仿真实验）和相关资源网站的链接；

（3）根据学习专题，构建网上协商讨论、答疑指导和远程讨论区域；

（4）收集与学习专题相关的思考性问题、形成性练习和总结性考查的评测资料，让学习者能进行网上自我学习评价。

这种模式的学习过程是：学生根据一定的需要，参与学科网站的设计开发—教师提出利用网站进行自主学习的要求—学生利用学科网站进行自主学习—通过学科网站提供的形成性练习或考试功能，检测自己的学习效果。由于学科网站提供的教学内容的深度、数量、范围、使用的灵活性等都是在传统条件下所无法比拟的，学生在学科网站环境下，易于获得与分析学习内容，有利于学生对知识的理解与掌握，这就为学生自主学习提供了良好的环境。

第四节　信息技术与课程整合实践案例

信息技术与课程整合有许多成功的案例。下面通过介绍几个案例说明如何应用现代教育技术，探索和构建新型教学模式的经验。

一、案例一：利用几何画板探索三角形内接矩形面积变化的规律①

例如，利用数学几何模拟软件“几何画板”，可以非常容易地实现对平面几何、立体几何中的形状、平分线、中垂线等进行动态模拟演示，可以定义各种参数，也可以随机动态改变，非常灵活、方便，教师利用该软件可以演示、创设几何学习的良好情境，方便学生对问题的探索与发现，并培养学生的学习兴趣、创新意识与实践能力。杭州二中的数学教师在利用几何画板探索三角形内接矩形面积变化的规律时，采用了如下方法步骤。

1. 创设学习情境

（1）利用几何画板画出$\triangle ABC$，在$\triangle ABC$中的BC边上取一动点P，设$BP=x$，以P点为始点作内矩形，并设P点在BC上作动画运动，使矩形面积随之而发生大小变化如图 11－6（a）所示。

（2）测出矩形面积的值y，并建立x与y间的关系，让面积值y在坐标系中显示，并

---

① 李克东编著：《新编现代教育技术基础》，华东师范大学出版社 2002 年版，第 356 页。

观察 x 变化时，面积 y 的变化情况（如图 11-6（b）所示）。

2. 教师指导学生观察事物的特征、关系、运动规律并进行思考，发表意见

教师指导学生思考，如果移动 P 点，矩形面积以及表征面积大小 y 值会有怎样的变化，有何特征？是否有最大值？让学生把想法说出来并进行讨论。

3. 让学生进行操作实践，验证与原来思考的意见是否一致

教师指导学生实际操作计算机，移动 P 点，观察矩形面积以及表征面积大小 y 值的变化情况，发现其特征，观察是否有最大值，让学生验证与原来思考的是否一致。

4. 指导学生进行知识重构，把思考和实践的结果进行归纳总结

通过例子，将几何画板作为学生探究数学几何问题及规律的情境创设和情境探究工具。在教学领域，类似这种信息技术作为情境探究工具的手段非常多，它们将在教学中发挥越来越大的作用。

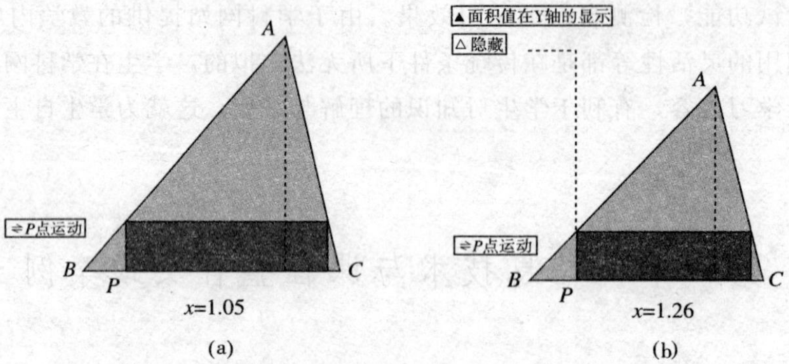

图 11-6　课例：三角形内接矩形面积变化规律的研究

二、案例二：语文作文课《未来产品广告设计》①

《未来产品广告设计》是一节利用网络环境进行自主学习、协作探究、广告创作的一种信息技术与作文课教学整合的典型案例。其教学过程包括如下环节。

1. 创设情境，激发兴趣，诱发创新动机

通过学生观看网上视频图像、广告精品及教师的诱导，激发学生对广告的兴趣，诱发学生乐意展开理想的翅膀“发明”未来广告的动机。

2. 网上学习，协作探究，启迪发明创意

通过学生网上自主学习未来科技信息，启迪新思维，促使学生展开丰富的联想，结合实际，协作探究出拟“发明”的未来产品的创意。

3. 网上再学，群组交流，获取广告信息

让学生在自主学习网上“广告资料库”内容的基础上，群组交流，互相帮助，从而进

① 李克东编著：《新编现代教育技术基础》，第 357 页。

行意义建构，获取知识。

4. 继续上网，参考信息，口头表述广告设计的构思

让学生参考网上“广告精品库”提供的资料，了解未来产品广告范例，重温广告的有关知识，运用所学知识，通过口头表述，设计未来产品的广告词，再进行集体的交流评议，为下一步的书面创作打下基础。

5. 网上协作，分工合作，进行广告综合设计

让学生在网上发挥创新精神，求异思维，运用信息工具，动手综合设计创作未来产品的广告，包括进行版面的美术设计与加工，并输入广告词。

6. 推荐产品，集体评议，反馈修改

让学生对所设计的未来产品的广告进行自我评价，鼓励作者向全班同学进行宣传推荐，利用网络功能把部分同学设计的未来产品广告传送给大家共同欣赏，并进行评析，及时反馈修改。

三、案例三：网上语文阅读与写作训练课“中国汽车工业与WTO”①

1. 教学目标

本节课的教学目标是培养学生阅读与准确筛选信息的能力、利用网上资源构建意义的能力、语言文字表达能力、评析文章的能力，了解中国入关的一些知识。

2. 教学准备

(1) 搜索有关WTO（World Trade Qrganization，世界贸易组织）专题的主要网站，如《羊城晚报》、《人民日报》和新加坡《联合早报》等。

(2) 准备相关素材，如有关《中美签署入世协议》录像或图片资料。

3. 教学过程

(1) 创设情境，提出问题，引起思考

播放录像《中美签署入世协议》，教师提出问题：中国入世指日可待，作为一个学生，应怎么做？

(2) 提出假设，角色扮演，思考感受

教师提出假设，假如你是一名（A司机、B汽车经销商、C汽车制造厂厂长），在得知中美签署有关协议的那一天（1999年11月15日）感受如何？你看到了哪些有关情形？请以此为内容写一篇300字左右的短文，文体不限，题目自拟。

(3) 资源利用，协商讨论

引导学生上网查阅资料，搜集相关主题材料，并分小组交流讨论。

① 李克东编著：《新编现代教育技术基础》，第357页。

(4) 网上作文，教师监控

确立了观点并准备好了写作素材，学生进入留言板进行写作。这是整个过程中最重要的一个环节，学生运用从电脑网络搜集到的材料证明观点，实际上是建构意义的过程。与此同时，教师通过控制平台观察学生的进展，了解他们的作文速度，获得讲评作文的第一手资料。

(5) 发布展示，交流点评

学生通过网络留言板发表作文，并自由浏览其他同学作品，进行分析、讨论、点评并打分。教师也挑出质量不一的作文，组织学生口头评议并阐明理由，鼓励学生提出相反意见，展开争论。

(6) 教师总结

教师针对作文中出现的问题，在学生讨论评析基础上概括总结，说明写作的主要方面：主题是否明确，论据是否得当，语言是否精练、流畅。

四、案例四：南极洲探险①

1. 学习目标

(1) 说明当前信息技术的变化及这些变化对学习、工作和社会所产生的影响。

(2) 能够选择恰当的工具和软件来支持学习和研究。

(3) 与他人合作，利用远程通信手段和协作工具来研究与课题相关的问题。

(4) 选择和利用适当的工具和信息资源完成各种任务并解决问题。

(5) 研究和评价在实际问题中信息资源的可靠性、相关性、综合性。

2. 过程设计

(1) 将全班学生分组，3～5 人一组，各组确定一名组长，并填写表 11－7。

表 11－7　小组分工表

组长：

组员	性别	年龄	分工	主要工作
				1. 收集资料 2. 整理资料 3. 问题解决 4. 演示制作 5. 汇报讲演

(2) 每组从后面的主题选择建议中，通过抽签方式任选一个主题进行研究。

(3) 为了更好地探讨研究主题，每个小组要列出所选主题所应研究或解决的若干问题

① 案例取自中华人民共和国教育部制订：《普通高中技术课程标准（实验）》，人民教育出版社 2003 年版。

并填写在表 11－8 中。

表 11－8　研究问题及计划

项目主题：

编号	需要研究或解决的问题	需要使用的工具、软件、手段	所需时间	可能出现的困难
1				
2				
3				
4				
5				
6				

（4）确定获取资料的来源（因特网、报刊书籍、广播电视、访问科学家或研究人员或家庭成员），通过各种手段获取资料，并按一定规则或原则对资料进行分类，形成小组资料文件夹（表 11－9 给出了一种参考的分类方式）。

表 11－9　资料的分类

编号	资料主题	资料类别	已有资料	需要搜集的资料	负责人
1		文本			
		图像			
		音频			
		动画			
		视频			
		其他			
2		文本			
		图像			
		音频			
		动画			
		视频			
		其他			
3		文本			
		图像			
		音频			
		动画			
		视频			

（5）各组选派一名代表，共同整理各组获取的资料，并对资料进行有效管理，供各小

组共享。

(6) 小组讨论确定解决问题的策略与方法，并开始实施。

(7) 每组选择一种或多种方式（电子文档、多媒体、动画、表格、网页、程序设计等）呈现所研究的结果。

(8) 完成主题研究后，各组在全班对其研究结果进行汇报演示。

(9) 师生共同制定评价内容、标准，各小组间对汇报进行自评、互评。可参考表11-10。

(10) 师生对所做主题研究进行总结。

表 11-10 评价参考表

评价内容	分值	标准	小组自评	小组互评	教师评价

3. 主题选择

(1) 利用因特网获取有关人类在南极定居的历史、文化以及环境变化的信息，采用适当方式展示出来。

(2) 利用书籍、文章、因特网研究一名南极探险者，并用文字处理软件来创办一份期刊，假设内容是一位探险者写的。

(3) 利用因特网获取和记录南极的天气统计数据，编制一个图表，把这些数据与自己家乡的天气统计数字作比较，创立一个数字化的天气预报进行报道，并比较这些数据。

(4) 写一份一个月的南极旅行计划，并对所需经费进行预算。

(5) 利用因特网研究南极的动物。利用文字处理软件描述一种非常适应南极环境的遗传变异动物，利用多媒体软件画一幅动物的解剖组织结构图，用交互式的手段来阐明环境适应问题。

(6) 利用因特网研究南极上空的臭氧层。绘制一个比较本地与南极臭氧层数值的图表或用软件建立一个三维模型，为全球臭氧层的发展作一个预测，利用视频、演示或多媒体创作软件设计一个关于臭氧层的公益广告。

(7) 创建一个有关南极动物指南的网页，包括企鹅、海豹、鲸、海豚、磷虾群、鱼和鸟类等。

(8) 研究埃里伯斯火山，制作这个火山的多媒体演示作品，内容可包括：火山的类型、结构，火山在极地板块构造学中的重要性，火山给生态系统带来的威胁……

(9) 创建一个板块构造学的动画演示作品，说明南极洲是怎样与大陆分开而漂移到现在的位置的。

(10) 研究以下问题：天气是怎样随着纬度的不同而变化的？天气的哪些方面（温度、

降雨等）能通过纬度来预测？利用南极的数据、自己所在城市的数据、南极和自己所在城市之间地区的数据来支持这些发现，并选择一种适当且引人注目的方法来展示这些发现。

（11）研究教室里的计算机是以何种方式通过因特网与正在南极的科学家实现联系的。调查初露锋芒的新技术，并就今后十年可能出现的技术联结方式提出建议。

（12）研究因特网上几个讨论臭氧层的站点，为每个网站准备一份分析报告，内容包括网站的准确性、相关性、恰当性、综合性及可能出现的偏见。

4. 案例评析

本案例以“南极洲探险”为主题，整合了信息技术、天文、地理、生物等学科进行研究。通过这一主题活动，培养了学生选择合适工具、熟练运用信息技术获取、加工、管理、表达与交流信息的能力，以及运用信息技术解决实际问题的能力。

案例从多个角度提出子课题，将学生分成小组，每个小组完成一个子课题。其意义在于：第一，每组学生都可以经历一次完整的专题研究活动；第二，全班学生针对不同子课题的活动，在资源、方法、过程、成果等方面可以相互支持和共享，即协作不仅发生在小组内，还发生在小组之外；第三，合理解决了任务多与时间紧的矛盾，既完成了综合性主题活动，让学生多方位了解了南极洲，又相对节省了学生的时间，提高了学习效率。

五、案例五：《连通器　船闸》①

1. 教学目标

（1）知识与技能目标

了解连通器及其原理，知道一些连通器的应用实例，知道船闸的作用和工作过程。

（2）过程与方法目标

培养学生运用所学知识讨论、分析、解释有关物理现象的能力，利用网络等信息渠道进行探究性学习的能力，以及语言表达能力。

（3）情感、态度、价值观目标

通过小组学习和网上阅读的独特感受，让学生体验学习的成就感，激发学生运用现代信息技术进行探究性学习的兴趣；运用电子教材和网络等信息渠道创设情境，激发学生热爱自然，探索自然奥秘的兴趣，在物理教学中渗透爱国主义教育。

2. 重点难点

（1）液体压强知识的应用及船闸的作用和工作过程。

（2）培养学生运用所学知识讨论、分析、解释有关物理现象的能力。

（3）利用电子教材和网络等信息渠道进行探究性学习。

3. 教学策略

教师以现代信息技术为依托，以情境教学为主线，采用创设情境、确立问题、自主学

① 案例取自武汉市钟家村中学教师高凌的《连通器　船闸》，《中国教育报》2004 年 4 月 26 日。

习这几个环节，让学生在网络等信息渠道创设的教学情境中提出问题、探究问题、解决问题。

4. 教学准备

U型管、四管连通器、简易连通器、茶壶、水。

5. 教学过程

(1) 创设情境，导入新课

让学生在豪迈激昂的川江号子中欣赏有关三峡工程的图片和视频资料。利用直观的画面抓住学生的好奇心，使学生产生强烈的求知欲和高涨的学习热情。教师提出与之相关的问题：你们知道这是什么工程吗？能谈谈观后的感受吗？这么宏伟的三峡工程对我们的生活会产生哪些影响呢？

(2) 自主学习，合作探究

①提出问题

让学生带着问题上网查询三峡工程，并思考三峡工程对我们的生活会产生哪些影响(教师可以提供一些相关的网站)。

学生将查询到的相关资料整理后发言。教师在归纳学生的发言后，再次发问：有同学去过三峡大坝吗？你们又想了解船闸的哪些内容呢？

教师让学生思考上网查询到的相关资料（资料不完整的可以再次查询)，自己提出问题。

教师对学生提出的问题进行总结归纳。可归纳为以下几个问题：船闸的结构是怎样的？船是怎样通过船闸的？船闸的工作原理是什么？

②探究问题

问题提出后，让相邻的两位同学组成一个学习小组，利用上网查询的相关资料，通过分层次的自主、探究性学习来解答相关问题（学生可以根据自己的情况选择其中的一个或几个问题进行学习，有困难的学生可以求助于教师)。

③解决问题

让学生结合上网查询到的相关资料解答提出的问题，教师进行引领归纳。

④建构模型

教师帮助学生建构物理模型。演示实验——展示几种连通器，引导学生观察连通器的上端和下部；进而得到连通器的定义——上端开口，下部连通的容器叫做连通器。教师帮助学生掌握物理规律。利用演示实验进行探究，教师提出如果向连通器中加一些水，那么几个容器中的水面会怎样呢？引导学生观察实验现象，启发学生通过观察得出结论——水在不流动时，几个容器中的水面相平。

(3) 知识的应用

教师引导，船闸是否就是利用连通器这个小道理来解决大问题的一个非常好的例子呢？是的。现在让我们一起来找找看连通器在日常生活中还有哪些应用。下面请同学们以小组为单位进行比赛，看哪一组列举出的例子多。学生分组协作，体验生活中的物理现象与规律的运用。

(4) 学习小结

学生自主归纳本课内容，进行学习小结。

(5) 布置作业

课后广泛调查三峡工程中还用到了哪些物理知识。

6. 课后记

除了布置的作业以外，还可让学生回家观察洗衣机的排水管口为什么比洗衣缸口低？卫生间的排污管为什么都做成U字形？这样做有什么好处？这样既培养了学生的观察能力，又培养了学生联系实际分析物理现象的能力，提高学生学习物理的兴趣。

7. 案例点评

本节课在设计过程中，运用了建构主义学习理论，体现了新课标的教学理念。

(1) 体现网络的高效作用，强调学生的独立探究过程

这节课充分利用了互联网，缩短了时空差距，为学生独立探究提供了大量信息，使学生从传统的接受式学习转变为主动探究式学习。教师在更大意义上成为学生学习情境的创设者、学习方法的指导者、学习困难的帮助者、学习过程的组织者和学习对象的合作者。

(2) 体现学科特点，利用信息技术突破教学难点

从“生活、物理、社会”思路出发，本课在突出学科课程教学主体地位的同时，利用动画演示船闸的工作过程，同时灵活、适当地运用网络环境展开教学，实现了多媒体交互动画和网络技术与物理课程结构、内容、目标、资源和实施要求等方面的组合，从而达到了比较好的教学效果。

(3) 体现开放式教学，走出单一的课堂形式

教学不应局限于课堂，不应只为一堂课服务。为了让学生跳出课本，本课在设计安排中，利用互联网为学生的学习创建了一个广阔的平台，以动静结合和可触可感的方式把丰富多彩的教学内容立体地、动态地呈现在学生的面前，为学生提供了多样性的外部刺激。这样课堂教学不再是千人一面，而是变得更加丰富多彩。

思考题

1. 信息化环境下教学有哪些基本模式？
2. 应用现代教育技术，探索新型教学模式有哪些基本要求？
3. 简述信息技术与课程整合的目标与基本思想。
4. 信息技术与课程整合有哪些基本要求与基本策略？
5. 信息技术与课程整合主要有哪些模式？
6. 简述自己进行信息技术与课程整合的实践研究，并写出教学设计方案。

附录一　信息技术常用的中英文词汇对照表

A

account	账号
address	地址
ADSL（asymmetrical digital subscriber loop）	非对称数字用户环线
agent	代理
AI（artificial intelligence）	人工智能
Alexander Graham Bell	亚历山大·格雷厄姆·贝尔
American Standard Code for Information Interchange	美国信息交换标准代码
analog signal	模拟信号
animation	动画
application software	应用软件
arithmetic unit	运算器
ASP（active server page）	动态服务器网页
assembly language	汇编语言
assembly	汇编
attribute	属性
audio	音频

B

backspace	退格键
BASIC（beginner’s all-purpose symbolic instruction code）	初学者通用符号指令代码
BBS（bulletin board system）	电子公告牌系统
binary	二进制
BIOS（basic input output system）	基本输入输出系统
bit	位
block	块，字块

boolean calculation	（布尔）逻辑运算
bottom	底部
branch	分支
bridge	网桥
browser	浏览器
buffer	内存缓冲区
button	按钮
byte	字节

C

CAD（computer aided design）	计算机辅助设计
CAI（computer aided instruction）	计算机辅助教学
CAL（computer assisted learning）	计算机辅助学习
caps lock	大写字母锁定
CBE（computer-based education）	基于计算机的教育
CBI（computer-based instruction）	基于计算机的教学
CBR（content-based research）	基于内容的检索
CD-ROM（compact disc read-only memory）	只读型光盘
CD-R（compact disc-recordable）	追记型光盘
CD-RW（compact disc-rewritable）	可擦写型光盘
CELTSC（Chinese e-Learning Technology Standardization Committee）	教育部教育信息化技术标准委员会
CF（compact flash）	闪存
CGI（common gateway interface）	公共网关接口
character	字符
character string	字符串
chip	芯片
circuit board	电路板
click	单击
clipboard	剪贴板
CMOS（complementary metal-oxide semiconductor）	互补金属氧化物半导体
CMI（computer managed instruction）	计算机管理教学
coding	编码
communication technology	通信技术

compact disc	光盘
compile	编绎
computer	计算机
computer crime	计算机犯罪
computer graphics	计算机图形学
computer language	计算机语言
computer network	计算机网络
computer program	计算机程序
computer security	计算机安全
computer technology	计算机技术
constant	常量
control unit	控制器
copy	复制
count	统计
CPU（central processing unit）	中央处理器
cursor	光标
cut	剪切
CV（computer viruses）	计算机病毒

D

datagram	数据包
DBMS（database management system）	数据库管理系统
DCT（discrete cosine transform）	离散余弦变换
DDN（digital data net）	数字数据网
debug	调试
decimal	十进制
decoding	解码
delete	删除
desktop	桌面
dialog box	对话框
digital camera	数码相机
dimension	维
directory	文件夹，文件目录
display	显示，显示器

double click	双击
download	下载
dpi（dot per inch）	每英寸点数
drag	拖动
drum scanner	滚筒式扫描仪
DSP（digital signal processor）	数字信号处理器
DSTB（digital set top box）	数字机顶盒
DVD（digital video disc）	数码影碟、数码影碟机

E

edit	编辑
electronic business，electronic commerce	电子商务
electronic news	电子新闻
e-mail（electronic mail）	电子邮件
end	光标移到行尾
enter	回车键
expression	表达式

F

fieldname	域名
file	文件
file name	文件名
firewall	防火墙
flash memory card	闪速存储卡
flow chart	流程图
floppy disk	软磁盘，软盘
folder	文件夹
format	格式化
FTP（file transfer protocol）	文件传输协议

G

graphic	图形

H

hard disk	硬盘
hardware	硬件
hexadecimal	十六进制
high-level language	高级语言
homepage	首页，主页
HTML（hypertext markup language）	超文本语言
HTTP（hypertext yransfer protocol）	超文本传输协议
hub	集线器
hyper link	超链接
hyper media	超媒体
hyper text	超文本

I

icon	图标
IE（Internet Explorer）	微软公司的浏览器的名称
image	图像
indicator light	指示灯
information	信息
information processing	信息处理
information technology	信息技术
input device	输入设备
insert	插入
instruction	指令
intelligence tutorial system	智能教学系统
integrated circuit	集成电路
interaction	交互
internal memory	内存储器
Internet	因特网
Internet Phone	网络电话
Internetwork	网际网
interpretation	解释
ISDN（integrated services digital network）	综合业务数字网
ISP（Internet service provider）	因特网服务提供商

IVOD-D (interactive VOD with delayed access) 延时交互式视频点播系统
IVOD-I (interactive VOD with instantaneous access) 实时交互式视频点播

K

keyboard 键盘

L

large-scale, mainframe 大型计算机
LAN (local area network) 局域网
LCD (liquid crystal display) 液晶显示器
LD (laser disc) 镭射影碟，镭射影碟机
logic 逻辑
loop 循环

M

machine language 机器语言
master clock-rate 主频
maximize 最大化
MB (megabyte) 兆字节
MCU (multipoint control unit) 多点控制单元
MDB (multimedia database) 多媒体数据库
MDBMS (multimedia database management system) 多媒体数据库管理系统
memory 存储器
menu 菜单
MAN (metropolitan area network) 城域网
microcomputer 微型计算机
MIDI (musical instrument digital interface) 乐器数字接口
minicomputer 微型计算机
minimize 最小化
Modem (modulator-demodulator) 调制解调器
module 模块
monitor 监示器
mouse 鼠标
move 移动

MPC（multimedia personal computer） 多媒体个人计算机

N

nesting 嵌套
network 网络
NIC（network interface card） 网卡
news group 新闻组
notepad 记事本

O

object 对象
OCR（optical character recognition） 光学字符识别
OLE（object linking and embedding） 对象的链接与嵌入
operating system 操作系统
output device 输出设备

P

password 口令，密码
paste 粘贴
path 路径
pattern recognition 模式识别
PC（personal computer） 个人计算机
PDA（personal digital assistant） 个人数字助理
pointer 指针
power 电源
preview 预览
print 打印
printer 打印机
program 程序
programming language 程序设计语言

R

RAM（random access memory） 随机存取存储器
read speed 读取速度

recycle bin	回收站
repeater	中继器
replace	替换
reset	复位
resource	资源
ROM（read-only memory）	只读存储器
router	路由器
run	运行

S

save	保存
scanner	扫描仪
screen	屏幕
SCSI（small computer systems interface）	小型计算机系统接口
search	查找，搜索
search engine	搜索引擎
SGML（standard for general markup language）	通用标记语言
SM（smart media）	灵巧媒体卡，聪明卡
software	软件
sound card	声卡
speech recognition	语音识别
statement	语句
STB（set top box）	机顶盒
streaming media	流媒体
structure	结构
subfolder	子文件夹
submenu	子菜单
supercomputer	超级计算机
system software	系统软件

T

TCP/IP（transmission control protocol /internet protocol）	传输控制协议和网际协议
telnet	远程登录

terminal 终端
text 文本
timeline 时间轴

U

unzip 解压缩
URL（uniform resource locator） 统一资源定位器
USB（universal serial bus） 通用串行总线
username 用户名

V

VAPS（virtual audio processing system） 虚拟声音处理系统
variable 变量
VCD（video compact disc） 影碟，视频影碟机
video 视频
video conferencing system 视频会议系统
video e-mail 视频邮件
video phone 视频电话
virus 病毒
VOD（video on demand） 视频点播
Von Neumann 冯·诺依曼
VR（virtual reality） 虚拟现实

W

webpage 页面，网页
website 网站
WAN（wide area network） 广域网
window 窗口
workstation 工作站
write speed 写入速度
WWW（world wide web） 万维网，环球网

X

XML（extensible markup language） 扩展性标识语言

附录二　常用教育信息资源网站

搜索引擎

Google　http://www.google.com
微软搜索　http://search.msn.com
新浪搜索　http://cha.iask.com
Openfind　http://www.openfind.com.tw
百度　http://www.baidu.com
雅虎中国　http://www.yahoo.com.cn
搜狗　http://www.sogou.com
天网搜索　http://e.pku.edu.cn
网易搜索　http://so.163.com

门户网站

新浪　http://www.sina.com.cn
网易　http://www.163.com
搜狐　http://www.sohu.com
中华网　http://www.china.com
雅虎中国　http://www.yahoo.com.cn
大华网　http://www.dahuawang.com
263在线　http://www.263.com
上海热线　http://www.online.sh.cn
21CN　http://www.21cn.com
广州视窗　http://www.gznet.com
天府热线　http://www.tfol.com
雅虎　http://www.yahoo.com
美国在线　http://www.aol.com

综合教育网站

中华人民共和国教育部　http://www.moe.edu.cn
中国教育和科研计算机网　http://www.edu.cn
中国基础教育网　http://www.cbe21.com
中国中小学教育教学网　http://www.k12.com.cn
人民教育出版社/课程教材研究所　http://www.pep.com.cn
中国中小学教师网　http://www.chinatde.cn
中国教育信息网　http://www.chinaedu.edu.cn
北京市教育委员会　http://www.bjedu.gov.cn
香港教育学院超媒体自学中心　http://www.ied.edu.hk/has
中国少年雏鹰网　http://www.chinakids.net.cn
新浪教育　http://edu.sina.com.cn
网上科学馆　http://www.insm.org
101 远程教育网　http://www.chinaedu.com
中国成人教育协会　http://www.caea.org.cn
少儿信息港 http://www.sst.org.cn

学科教学网站

语文

中国语文网　http://www.cnyww.com
语文教育网　http://www.yuwen.com.cn
小学语文教育网　http://www.pep.com.cn/xiaoyu
中学语文教学资源网　http://www.ruiwen.com
中基网——语文　http://www.cbe21.com/subject/chinese
网上语文课堂　http://www.classbegin.com/newsboard.html
习客　http://www.seekercn.net
中学语文教与学　http://210.39.136.105/Sites/yuwen
中国诗人　http://www.chinapoet.net
古中国文化　http://heritage.news.tom.com

数学

数学教育教学资源　http://nhgz.nhedu.net/math/ziyuan
数学教育网　http://www.shuxue.com.cn
21 世纪数学网　http://www.21maths.com

中学数学教育网站　http://sq.k12.com.cn/～dengjohn

草中数学　http://ctmas.zjjy.com/

中基网——数学　http://www.cbe21.com/subject/maths

英语

网络英语　http://www.englishlover.net

高中英语多媒体教室　http://www.fancyenglish.com/index.html

袁老师课堂　http://www.mryuan.net

英语学习比萨园地　http://www.fep.com.cn/aboutus/al.htm

中学英语教与学　http://yingyu.fsjy.net

数码英语世界　http://www.englishabc.com

洪恩英语杂志　http://www.hongen.com/eng/fun/index.htm

政治（思想品德）

广东省中学思想政治教学网　http://www.zz6789.com/default.asp

政治教与学　http://zhengzhi.fsjy.net

中基网——政治　http://www.cbe21.com/subject/politics

历史

中国历史教与学　http://fshistory.myrice.com

中青网历史博览　http://www.cycnet.com.cn/encyclopedia/history

历史在线　http://www.history.com.cn

中国国家博物馆　http://www.nmch.gov.cn

三国历史　http://hainaxia.8u8.com/Sangguo/adv1.htm

历史教与学　http://lishi.fsjy.net

史海泛舟　http://www.laoluo.net

地理

中学地理教学资源网　http://www.yeschool.net/zhp

地理频道　http://www.dlpd.com

高中地理时空　http://www.zhzx.net.cn/teacher/teachergroup/dili

良玉地理园　http://www.lcyz.net/cml/index,html

中国国家地理中文网　http://www.cng.com.cn/geographic.html

地理频道工作室　http://geography.nbip.net/dilinews

物理

中国物理教育网　http://www.cpenet.org

中学物理之友　http://spsk12.yeah.net

飞翔物理　http://www.fxw1.com/

物理教学与研究　http://www.tanghu.net/bm/wuli

趣味物理网　http://home.cfe21.com/q114

华南师大附中物理工作站　http://huangaig.hsfz.net.cn

化学

先得化学资源网　http://www.yeschool.net/phd/new/hxzy

洪恩在线——动感课堂(化学)　http://www.hongen.com/edu/dgkt

化学村　http://www.chemonline.net/chemivillage

中基网化学频道　http://www.cbe21.com/subject/chemistry/index.php

中学化学教与学　http://zxhx.stedu.net

中学化学教学资源　http://www.yeschool.net/phd/file/menu.htm

生物

中学生物教学资源网　http://swjx.yeah.net

中学生物教育网　http://www.shimen.org/shimen/shimen01/jw/index.htm

中国植物保护网　http://www.ipmchina.net

野生动物之家　http://animal.ioz.ac.cn

中国大熊猫网站　http://www.giantpanda.org

中学生物在线　http://bio.edu88.com

生物俱乐部　http://luobu.51.net

阿风生物教学网　http://swjx.afeng5.net

自然

e21 科学探究网　http://kxtj.e21.edu.cn/e21web

小学自然教学　http://htzrjy.myrice.com

自然之友　http://www.fon.org.cn

体育

中国基础教育网——体育健康　http://www.cbe21.com/subject/sports/index.php

学校体育网　http://www.huawai.net/hwty/index.asp

小学体育教学网　http://www.sjsedu.net.cn/xiaoxuejiaoyan/xuekedaohang/tiyu

中国体育教师网　http://www.ty121.cn
奥林匹克百科全书网　http://olympicnets.db66.com

音乐

中国音乐教育网　http://xiaoyv.myrice.com
北京音乐教师 http://bjmusicteacher.nease.net
项祖华扬琴艺术网站　http://www.dulcimercn.com
闲居吟　http://www.myerhu.com/main.asp
中国奥尔夫音乐教育网　http://www.chinaorff.com
音乐教学　http://www.yyjx.net

美术

中国美术教育信息网　http://www.arteduinfo.com/arteduinfo/artedu.asp
中国美术网　http://www.artcn.org
中国艺术新闻网　http://www.artnews.com.cn
小画虫美术网　http://218.4.152.202/yeqing/index.html
中国艺术教育网　http://www.artedu.cn

信息技术教育

中小学信息技术教育网　http://www.nrcce.com
在线教育资讯网　http://www.online-edu.org
教育技术在线　http://www.iteonline.net
中国基础教育网——信息教育　http://www.cbe21.com/subject/information
教育技术学学科资源网　http://www.chinaret.com
校际协作学习专题网站　http://www.isnet.org.cn

综合学习网站

理论型

惟存教育　http://www.being.org.cn
赛伯时空教育频道　http://www.cst21.com.cn/2/index2.htm
探究型课程培训资料　http://www.fx.edu.sh.cn/yuankan/2004/4/4-8.htm

实践型

大眼睛科技教育网　http://www.being.org.cn/eyecn
小学生做研究　http://www.being.org.cn/practice/doit.htm

优异研究院　http://www.uestudy.com/
发明家的摇篮　http://www.liuzhong.xm.fj.cn/fmj/fmjyl.htm
儿童哲学乐园　http://www.liuyi2001.com.cn
网上少科院　http://www.yuexiao.com/kidsac
给予网络的多校间综合学习课程　http://www.isnet.org.cn/asp/cstu/index.asp

资源型

十万个为什么　http://www.why100000.com
中国科普博览　http://www.kepu.com.cn
Tom.com 科普频道　http://www.scitom.com.cn
中国科普网　http://www.cpus.gov.cn
北京科普之窗　http://www.bjkp.gov.cn
御虎—国防科普知识网　http://www.yuhoo.com.cn
文新网—图书搜索引擎　http://www.cbook.net/readbook

资源库

网页素材资源　http://www.ok1490.com/e-dnw1/eg/ege2a.htm
多来米图王　http://card.myrice.com
创作素材库　http://sucaiku.myrice.com
网页制作大宝库　http://www.4gee.com
素材精品屋　http://www.sucaiw.com
素材仓库　http://www.onlinedown.net/soft/13382.htm
网页设计素材　http://www.hhlong.com/picture
CoolArchive.com　http://www.coolarchive.com
Free Web graphics by Art for the Web　http://www.webpagedesign.com.au
AllFreeClipArt.com　http://www.allfreeclipart.com

博物馆

卢浮宫　http://www.paris.org/Musees/Louvre
Ricci Oddi Piacenza 美术馆　http://www.dea.polimi.it
High 艺术博物馆　http://isotropic.com
美国国家美术馆　http://www.nmaa.si.edu
费城艺术博物馆　http://www.libertynet.org
世界艺术瑰宝　http://sgwww.epfl.ch/BERGER
中国历史博物馆　http://www.bjww.gov.cn/museum/lsbwg/one.htm

中国航空博物馆　http://www.bjmuseumnet.org/museum/hb/one.htm
神州版画博物馆　http://www.scsti.ac/cn/Ch/Art/bwg.html
古陶文明博物馆　http://www.bjww.gov.cn/museum/gutao/one.htm
中国西安兵马俑博物馆　http://www.bmy.com.cn

图书馆

中国国家图书馆　http://www.nlc.gov.cn
中国人文与社会科学资料库　http://www.confucius.cn.net
虚拟图书馆　http://www.law.indiana.edu/law/lawschools.html
中国科学文献情报中心　http://www.las.ac.cn
清华大学图书馆　http://www.lib.tsinghua.edu.cn
北京大学图书馆　http://www.lib.pku.edu.cn/chtml
北京大学医学图书馆　http://library.bjmu.edu.cn
中国地质大学图书馆　http://www.lib.cug.edu.cn
华南理工大学图书馆　http://www.lib.scut.edu.cn
中山大学图书馆　http://library.sysu.edu.cn
武汉大学图书馆　http://www.lib.whu.edu.cn
中南财经政法大学图书馆　http://lib.znufe.edu.cn
南京大学图书馆　http://lib.nju.edu.cn
西南交通大学图书馆　http://202.115.72.8/libsite/index.htm
成都理工大学图书馆　http://www.lib.cdut.edu.cn
西安交通大学图书馆　http://www.lib.xjtu.edu.cn
西南政法大学图书馆　http://www.swupl.edu.cn/tushuguan.asp
华南师范大学图书馆　http://lib.scnu.edu.cn

部分内地中小学网址

北京四中网校　http://www.etiantian.com
北京大学附中远程教育网　http://www.pkuschool.com
清华大学附中　http://166.111.124.17
中国人民大学附中　http://www.rdfz.net
北京师范大学附中网校　http://beijing.cleverschool.com
北京景山学校　http://www.jsedu.com.cn
北京汇文网校　http://www.huiwen—cn.com
天津耀华中学　http://www.yaohua.org
江苏省常州高级中学　http://czsms.czedu.com.cn

杭州学军中学　http://www.hzxjhs.com/index_chinese.php

福州第八中学　http://www.fzbz.com.cn

厦门一中　http://www.yizhong.xm.fj.cn

厦门六中　http://www.liuzhong.xm.fj.cn

华南师范大学附中　http://www.hsfz.net.cn

广东碧桂园学校　http://bgy.gd.cn

顺德一中　http://www.yeschool.net

深圳南山实验学校　http://www.sznx.com.cn

广州东风东路小学　http://www.dfdlxx.com

广东南海石门中学　http://www.shimen.org

广东南海桂城中学　http://www.nhgz.gd.cn

广东省佛山市第一中学　http://www.fsyz.com.cn

南京师范大学附中　http://www.nsfz.net

南京金陵中学　http://www.jlhs.net/index.htm

部分内地大学网址

清华大学　http://www.tsinghua.edu.cn

北京大学　http://www.pku.edu.cn

北京大学医学部　http://www.bjmu.edu.cn

北京化工大学　http://www.buct.edu.cn

北京航空航天大学　http://www.buaa.edu.cn

北京交通大学　http://www.njtu.edu.cn

北京工业大学　http://www.bjpu.edu.cn

北京师范大学　http://www.bnu.edu.cn

北京理工大学　http://www.bit.edu.cn

沈阳大学　http://www.syu.edu.cn

沈阳航空工业学院　http://www.syiae.edu.cn

华东理工大学　http://www.ecust.edu.cn

华东师范大学　http://www.ecnu.edu.cn

复旦大学　http://www.fudan.edu.cn

上海交通大学　http://www.shnet.edu.cn

上海外国语大学　http://www.shisu.edu.cn

同济大学　http://www.tongji.edu.cn

浙江大学　http://www.zju.edu.cn

北京中医药大学　http://www.bjucmp.edu.cn

北京地质大学　http://www.cugb.edu.cn
河南大学　http://www.henu.edu.cn
郑州大学　http://www.zzu.edu.cn
中国科技大学　http://www.ustc.edu.cn
安徽大学　http://www.ahu.edu.cn
厦门大学　http://www.xmu.edu.cn
福州大学　http://www.fzu.edu.cn
华南理工大学　http://www.scut.edu.cn
华南师范大学　http://www.scnu.edu.cn
广州大学　http://www.gzhu.edu.cn
中山大学　http://www.zsu.edu.cn
广西大学　http://www.gxu.edu.cn
广西师范大学　http://www.gxnu.edu.cn
中国人民大学　http://www.ruc.edu.cn
北京林业大学　http://www.bjfu.edu.cn
中央音乐学院　http://www.ccom.edu.cn
石油大学　http://www.bjpeu.edu.cn
国防科技大学　http://www.nudt.edu.cn
首都师范大学　http://www.cnu.edu.cn
重庆大学　http://www.cqu.edu.cn
成都理工大学　http://www.cdit.edu.cn
电子科技大学　http://www.uestc.edu.cn
西南交通大学　http://www.swjtu.edu.cn
西南师范大学　http://www.swnu.edu.cn
四川大学华西医学中心　http://www.wcums.edu.cn
四川农业大学　http://www.sicau.edu.cn
西南农业大学　http://www.swau.edu.cn
重庆邮电学院　http://www.cqupt.edu.cn
西南政法大学　http://www.swupl.edu.cn
第三军医大学　http://www.tmmu.com.cn
重庆交通学院　http://www.cquc.edu.cn
天津大学　http://www.tju.edu.cn
南开大学　http://www.nankai.edu.cn
河北工业大学　http://www.hebut.edu.cn
中国民用航空学院　http://www.caic.edu.cn

东北大学　http://www. neu. edu. cn
中国医科大学　http://www. cmu. edu. cn
辽宁大学　http://www. lnu. edu. cn
大连理工大学　http://www. dlut. edu. cn
大连交通大学　http://www. dlrin. edu. cn

部分港澳台地区大学网址

香港大学　http://www. hku. hk
香港理工大学　http://www. polyu. edu. hk
香港科技大学　http://www. ust. hk
香港中文大学　http://www. cuhk. hk/b5
香港城市大学　http://www. cityu. edu. hk
澳门大学　http://www. umac. mo
台湾清华大学　http://www. nthu. edu. tw
台湾大学　http://www. ntu. edu. tw
台湾中央大学　http://www. ncu. edu. tw
台湾交通大学　http://www. nctu. edu. tw
台湾师范大学　http://www. ntnu. edu. tw
台湾中兴大学　http://www. nchu. edu. tw
台湾中央研究院　http://www. sinica. edu. tw

部分美国大学网址

加州理工学院　California Institute of Technology　http://www. caltech. edu
哥伦比亚大学　Columbia University　http://www. columbia. edu
哈佛大学　Harvard University　http://www. harvard. edu
普林斯顿大学　Princeton University　http://www. princeton. edu
布朗大学　Brown University　http://www. brown. edu
杜克大学　Duke University　http://www. duke. edu
耶鲁大学　Yale University　http://www. yale. edu
斯坦福大学　Stanfod University　http://www. stanford. edu
达特茅斯大学　Dartmouth University　http://www. dartmouth. edu
宾夕法尼亚大学　University of Pennsylvania　http://www. upen. edu
威廉与玛丽学院　College of William and Mary　http://www. wm. edu
莱斯大学　Rice University　http://www. rice. edu
华盛顿大学　Washington University in St. Louis　http://www. wustl. edu

乔治敦大学　Georgetown University　http://www.georgetown.edu
弗吉尼亚大学　University of Virginia　http://www.virginia.edu
卡内基美隆大学　Carnegie Mellon University　http://www.cmu.edu
塔夫斯大学　Tufts University　http://www.tufts.edu
加州大学伯克利分校　University of Califonia, Berkeley　http://www.berkeley.edu
密歇根大学安娜堡分校　University of Michigan, Ann Arbor　http://www.umich.edu/flash.html
北卡罗来纳大学教堂山分校　University of North Carolina, Chapel Hill　http://www.unc.edu
布兰迪斯大学　Brandeis University　http://www.brandeis.edu
加州大学洛杉矶分校　University of California, Los Angeles　http://www.ucla.edu
威克森林大学　Wake Forest University　http://www.wfu.edu
罗彻斯特大学　University of Rochester　http://www.rochester.edu
凯斯西储大学　Case Western Reserve University　http://www.cwru.edu
波士顿学院　Boston College　http://www.bc.edu
威斯康星大学麦迪逊分校　University of Wisconsin-Madison　http://www.wisc.edu
雪城大学　Syracuse University　http://www.syr.edu
加州大学戴维斯分校　University of California, Davis　http://www.ucdavis.edu
加州大学尔湾分校　University of California, Irvine　http://www.uci.edu
南加州大学　University of Southern California　http://cwis.usc.edu
宾州州立大学　Pennsylvania State University　http://www.upenn.edu
伊利诺大学香槟分校　University of Illinois, Urbana-Champaign　http://www.uiuc.edu
加州大学圣巴巴拉分校　University of California at Santa Barbara　http://www.ucsb.edu
壬色列理工学院　Rensselaer Polytechnic Institute　http://www.rpi.edu
瓦斯特理工学院　Worcester Polytechnic Institute　http://www.wpi.edu
犹太大学　Yeshiva University　http://www.yu.edu

部分加拿大大学网址

阿卡迪亚大学，挪亚省　Acadia University, Nova Scotia　http://www.acadiau.ca
皇后大学，安大略省　Queen's University, Ontario　http://www.queensu.ca
蒙特利尔大学　Universite de Montreal(in French)　http://www.umontreal.ca
艾伯塔大学　University of Alberta　http://www.ualberta.ca
英属哥伦比亚大学　University of British Columbia　http://www.ubc.ca
卡尔加里大学　University of Calgary　http://www.ucalgary.ca

新布伦斯维克大学　University of New Brunswick　http://www.unb.ca
多伦多大学　University of Toronto　http://www.utoronto.ca/uoft.html
英属哥伦比亚维多利亚大学　University of Victoria，British Columbia　http://www.uvic.ca

部分欧洲大学网址

巴黎美国大学　American University of Paris　http://www.aup.fr
意大利米兰科技大学　Politecnico di Milano，Italy　http://www.polimi.it
匈牙利布达佩斯理工大学　Technical University of Budapest，Hungary http://www.bme.hu
挪威卑尔根大学　University of Bergen，Norway　http://www.uib.no/index－eng.html
英国曼彻斯特大学　University of Manchester，England　http://www.mcc.ac.uk
芬兰瓦萨大学　University of Vaasa，Finland　http://www.uwasa.fi

参考文献

1. 顾明远主编:《教育技术》，高等教育出版社 1999 年版。

2. 南国农、李运林主编:《电化教育学》，高等教育出版社 1998 年版。

3. 何克抗主编:《现代教育技术》，北京师范大学出版社 1998 年版。

4. 乌美娜主编:《教学设计》，高等教育出版社 1994 年版。

5. 李克东、谢幼如编著:《多媒体组合教学设计》，科学出版社 1999 年版。

6. 李克东编著:《新编现代教育技术基础》，华东师范大学出版社 2002 年版。

7. 李运林、徐福荫编著:《教学媒体理论与实践》，北京师范大学出版社 2003 年版。

8. 祝智庭主编:《现代教育技术——走进信息化教育》，高等教育出版社 2001 年版。

9. 谢幼如等著:《多媒体教学软件设计》，电子工业出版社 1999 年版。

10. 钟玉琢主编:《多媒体技术》，清华大学出版社 1999 年版。

11. 施红芹等编著:《动态网页程序设计》，清华大学出版社 2001 年版。

12. 史嘉权等编著:《数据库系统教程》，清华大学出版社 2001 年版。

13. 王永庆编著:《人工智能原理与方法》，西安交通大学出版社 2002 年版。

14. 石纯一、黄昌宁编著:《人工智能原理》，清华大学出版社 1996 年版。

15. 邓杰主编:《教育技术学》，社会科学文献出版社 2001 年版。

16. [爱尔兰] 德斯豪德·基更编，丁新等译:《远距离教育理论原理》，中央广播电视大学出版社 1999 年版。

17. 中华人民共和国教育部制订:《普通高中技术课程标准（实验）》，人民教育出版社 2003 年版。

18. 教育部基础教育司:《初、中等学校校园网建设规范（征求意见稿）》，1999 年。

19. 教育部高等教育司:《计算机辅助教学软件制作规范（试用）》，1998 年。

20. 教育部教育信息化技术标准委员会:《教育资源建设技术规范》，2002 年。

21. 丁新:《中国远程教育发展的十大趋势》，《中国远程教育》2003 年第 1、2 期。

22. 程建钢等:《清华教育在线网络教育支撑平台的研究与设计》，《中国远程教育》2002 年第 5 期。

23. 李忠信:《教学网站的评价》，《中国电化教育》2001 年第 3 期。